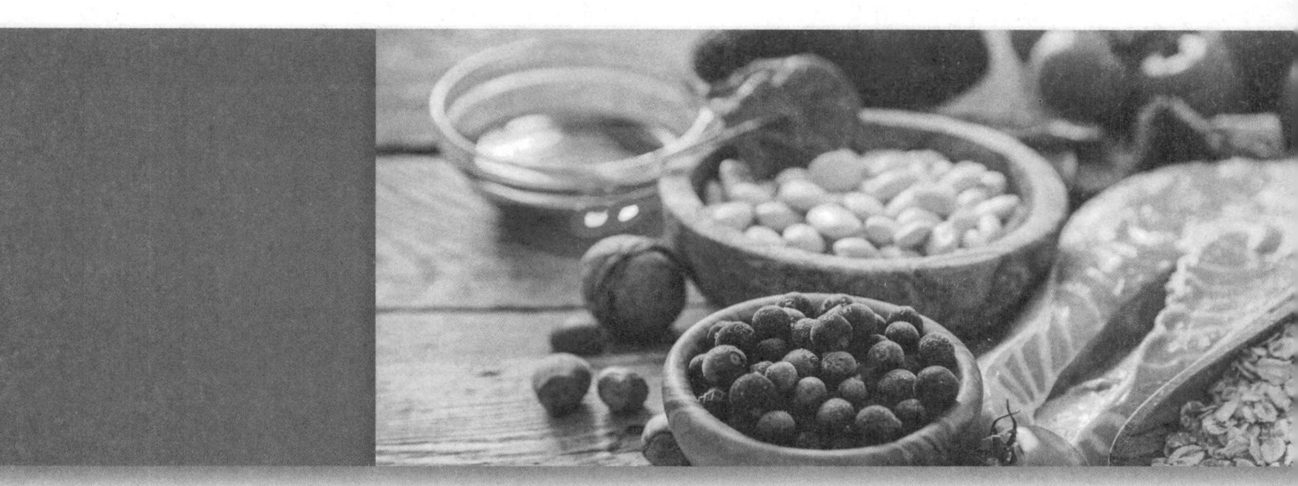

烹饪营养学

主　编　眭红卫
副主编　张　韵　王　婵

華中科技大學出版社
http://www.hustp.com
中国·武汉

内 容 简 介

本书分为上、下两篇，涵盖了“营养与健康”“人体的营养需求”“原料的营养价值”“营养与科学烹饪”“营养与平衡膳食”等内容。既传承了营养科学诞生至今经过几代人反复研究证实的成果，又及时反映了营养科学在本世纪取得的最新成就。

本书为烹饪与营养教育专业核心主干课程“烹饪营养学”的教学用书，亦可作为餐饮行业从业人员及广大营养保健爱好者的学习参考书。

图书在版编目(CIP)数据

烹饪营养学/眭红卫主编. —武汉：华中科技大学出版社，2017.7(2024.8 重印)
ISBN 978-7-5680-2635-2

Ⅰ. ①烹… Ⅱ. ①眭… Ⅲ. ①烹饪-食品营养-教材 Ⅳ. ①R154

中国版本图书馆 CIP 数据核字(2017)第 052640 号

烹饪营养学 眭红卫 主编
Pengren Yingyangxue

策划编辑：周 琳
责任编辑：余 琼 汪飒婷
封面设计：原色设计
责任校对：曾 婷
责任监印：周治超
出版发行：华中科技大学出版社(中国·武汉) 电话：(027)81321913
武汉市东湖新技术开发区华工科技园 邮编：430223
录 排：华中科技大学惠友文印中心
印 刷：武汉市籍缘印刷厂
开 本：787mm×1092mm 1/16
印 张：18.75
字 数：397 千字
版 次：2024 年 8 月第 1 版第 5 次印刷
定 价：52.00 元

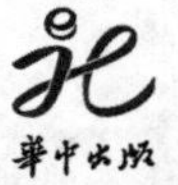

Foreword 前 言

本书为烹饪与营养教育专业核心主干课程“烹饪营养学”的教学用书，亦可作为餐饮行业从业人员及广大营养保健爱好者的学习参考书。全书分为上、下两篇，涵盖了“营养与健康”“人体的营养需求”“原料的营养价值”“营养与科学烹饪”“营养与平衡膳食”等内容。

“营养与健康”部分从当今社会人们最关心的“健康”话题入手，在讨论营养与健康关系的基础上揭示烹饪营养学对于烹饪与营养教育专业的专业学习与实践的重要意义；在“人体的营养需求”部分，以能量和七大营养素为主线，主要阐明营养素的生理功能、膳食供给量、食物来源，以及营养素摄取不当或代谢障碍带来的危害；“原料的营养价值”部分主要介绍植物类、动物类、加工类原料的营养特点及其在膳食中的地位、作用；“营养与科学烹饪”部分在分析烹饪中营养素变化与损失途径、各种烹饪方法对营养素影响的基础之上，探讨采用科学烹饪的手段与方法以最大限度减少烹饪中的营养损失和避免产生有害物质；在“营养与平衡膳食”部分，介绍世界各国主要的膳食与膳食结构类型，分析我国居民膳食结构的优点与存在的问题，提出构建我国居民平衡膳食的原则和方法。

本书对传统烹饪营养学知识体系进行了重新架构，将传统营养学中“不同生理条件人群营养”和“营养与慢性疾病”等内容有机整合到各内容板块中，不再作为独立教学内容。如在“营养素的供给量”部分增加特殊人群需要的内容，在“能量”部分融入肥胖内容，在“碳水化合物”部分融入糖尿病内容，在“脂类”部分融入脂质相关慢性疾病内容，在“原料的营养价值”和“营养与科学烹饪”部分融入预防恶性肿瘤的内容。这样的构架更简洁、明了，避免了前后内容的重复，使各个知识板块之间的逻辑关系紧密，而内容又相对独立。

本书紧跟现代营养学快速发展的步伐，及时引入营养学研究的新成果、新理念。如将“植物化学物”“视黄醇活性当量”“食物血糖生成指数”等营养学新概念纳入本书。

“烹饪营养学”是用营养学基本原理指导烹饪实践的一门应用性学科。本书的编写始终秉持学以致用的理念，将营养学基本知识和基本原理与烹饪实践和日常生活实践紧密结合，突出烹饪营养知识的应用性和对实践的指导性。

近年来在全球，营养与健康的观念逐渐深入人心，国内外学者加紧了对食品营养与保健价值的研究，取得了丰硕的成果，营养知识与理念已有了较大的更新；另外，关于食物营养的出版物大量出现，品质良莠不齐，其中不乏内容片面、观念陈旧的读物，有些甚至传播伪营养科学。本书既传承了营养科学诞生至今经过几代人反复研究证实的成果，又及时反映了营养科学在本世纪取得的最新成就。全书理论与实践相结合，理论部分科学、严谨，实践部分又有很强的实用指导性，能向读者传递正确的营养知识和现代的营养理念，对于推进全民营养教育及促进全民健康具有重要的社会现实意义。

本书的撰写任务由武汉商学院“烹饪营养学”课程组担当，其中第一章至第四章由眭红卫编写，第五、七章由张韵编写，第六、八章由王婵编写。受作者水平所限，本书难免存在缺点或不当之处，恳请同行专家、本书使用者予以批评指正，以利于本书的改进与完善。

本书由武汉商学院资助出版。

眭红卫

Contents 目录

上篇 基础营养

下篇 烹饪营养

上　篇

基础营养

Jichu Yingyang

第一章　营养与健康

一、健康

世界卫生组织（WHO）曾对“健康”做过定义，即健康（health）乃是一种在身体上、心理上和社会上的完满状态，而不仅仅是没有疾病和不虚弱的状态。

从世界卫生组织对健康的定义可以看出，健康包含了生理、心理和社会三个基本层面：生理层面的健康指的是一个人的躯体、器官、组织和细胞的正常；心理层面的健康是指一个人精神与智力的正常；社会层面的健康是指具有良好的人际交往和社会适应能力。此即所谓的三维健康观。

生理健康是指人体的组织结构完整和生理功能正常。而判断人的心理是否健康，有三项“基本原则”：心理反映客观现实，无论在形式或内容上均应同客观环境保持一致；一个人的认识、体验、情感、意识等心理活动和行为，是一个完整和协调一致的统一体；一个人在长期的生活经历过程中，形成的独特的个性心理特征具有相对的稳定性。更高级别的社会健康，则是指一个人在社会生活中的角色适应程度，包括职业角色、家庭角色及学习、娱乐中的角色转换与人际关系等方面的适应。

健康是人的基本权利之一，已日益成为社会发展和进步的重要标志；健康是生活质量的基础，是人类自我觉醒的重要方面；健康是生命存在的最佳状态：健康有着丰富深蕴的内涵。进入 21 世纪后，世界卫生组织提出了 21 世纪人的健康标准，其具体内容如下。

（1）有足够充沛的活力，能从容不迫地应付日常生活和工作压力。

（2）处事乐观，态度积极，乐于承担责任，事无巨细不挑剔。

（3）善于休息，睡眠良好。

（4）应变能力强，能适应环境的各种变化。

（5）能抵抗一般性感冒和传染病。

（6）体重适中，体形匀称，站立时头、臂、臀位置协调。

（7）眼睛明亮，反应敏锐，眼睑不发炎。

（8）牙齿清洁，无空洞，无漏感，齿龈色泽正常，无出血现象。

（9）头发有光泽，无头屑。

(10)肌肉、皮肤富有弹性,走路感觉轻松。

现代促进健康,不仅有依靠药物和手术来治疗疾病以恢复健康的方法与手段,还有通过预防接种、疫情监控来预防各种传染病,以及戒除不良生活习惯,注意合理营养、适度运动、保持良好习惯、调适心理和良好的社会适应状态等方法与手段。合理膳食、适度运动、心理平衡和良好习惯等可视为现代人保持健康的四要诀,被称为健康的"四大基石"。

大量的调查研究证明,如果按照"四大基石"指导生活方式,可使罹患慢性疾病的风险大大降低,如可使高血压患病率减少 55%,使脑卒中患病率减少 75%,使糖尿病患病率减少一半,使恶性肿瘤的发病率减少 1/3,最终使人类的预期寿命延长 10 年。

二、营养

(一)营养与营养素

营养(nutrition)是人类摄取和利用食物中的有效成分满足自身生理需要的必要生物过程,营养学就是研究膳食、营养与人体健康的科学。食物中含有的可给人体提供能量、机体构成和组织修复成分以及生理调节功能的化学成分,就称为营养素(nutrient)。

人体必需的营养素有 40 余种,概括为 7 大类:蛋白质、脂类、碳水化合物、矿物质、维生素、水和膳食纤维。其中人体对碳水化合物、蛋白质和脂肪的需求量较大,所以称碳水化合物、蛋白质和脂肪为宏量营养素。人体所需要的能量也由这三种营养素提供,三者又被称为产能营养素。人体对维生素和矿物质的需要量相对较小,故称维生素和矿物质为微量营养素,微量营养素的主要作用是调节机体功能。机体通过食物与外界联系,保持内在环境的相对稳定,并完成内外环境的统一与平衡。

(二)合理营养

合理营养是指通过合理的膳食和科学的烹调加工,向机体提供足够的能量和各种营养素,并保持各营养素之间的平衡,以满足人体的正常生理需要且能维持人体健康。合理营养的核心要求是营养素要全面、平衡、适度。

三、营养与健康的关系

合理营养是健康的基础,合理的营养可以增进健康。两者的密切关系可从以下几个方面得到体现。

(一)营养与人类优生

对于一个家庭来说,优生关系着下一代人的健康;对于一个国家和民族而言,优生关系着国家和民族人口的整体健康素质。营养是优生的物质基础,大量的研究表明,营养不良的妇女生下的新生儿死亡率较高;胚胎时期的营养不良会导致后天的身体与智力发育受到影响;某些先天性畸形与母亲的营养状况有密切关系——营养素缺乏或过多都会引起胎儿畸形。

(二)营养与儿童体格发育

儿童体格发育状况可反映其健康状态。一个人乃至一个民族的体格发育除与先天性的遗传因素有关外,后天性营养也非常重要。在人们营养状况得以明显改善的今天,我国儿童、青少年的身高、体重不断增长,即是合理营养能促进儿童体格发育的有力证明。

(三)营养与人群平均寿命

研究表明,长寿与否取决于心态、饮食、生活规律及运动等生活方式。在这些生活方式中,饮食营养对健康长寿起到了至关重要的作用。纵观世界上最为长寿的国家和地区,无一不具有良好的营养水平。如日本,以及意大利、法国、摩纳哥等地中海沿岸国家,其居民的长寿与其膳食营养结构有很大关系。

(四)营养与人体免疫力

免疫力是指机体抵抗外来侵袭,维护体内环境稳定性的能力。如空气中充满了各种各样的微生物(如细菌、病毒、支原体、衣原体、真菌等),在人体免疫力不足的情况下,它们都可以侵入人体成为病原体从而损害人体健康。

此外,现代医学科学还发现,免疫是一个与衰老有密切关系的因素,免疫功能减退是衰老的最重要原因之一。机体免疫系统的一些特殊细胞能将入侵体内的细菌、病毒和体内已衰老死亡的细胞、已突变的细胞以及引起变态反应的物质,统统地加以吞噬和消灭,从而维持体内环境的稳定,保持机体健康。而营养不良可使机体免疫系统遭到损害,从而促进衰老。

(五)营养与疾病

1. 营养素摄取不当与疾病

营养与疾病的关系,首先体现在营养素的摄取不当与疾病的发生有直接的关系,即某种营养素的缺乏或过量可直接导致某种疾病。如缺铁导致贫血症,缺维生素 A 导致夜盲症,能量过剩导致肥胖等。

2. 营养与相关慢性疾病

营养与疾病的关系,还体现在营养与慢性疾病的关系上。现代人可因长期的膳食不合理与营养不均衡,导致肥胖、高血压、高脂血症、动脉粥样硬化性疾病、糖尿病、肿瘤等慢性疾病的发生。近年来，在我国与膳食营养相关的慢性疾病发病率急剧上升，呈现“井喷”现象。

2015年，国家卫计委发布了《中国居民营养与慢性病状况报告(2015)》。报告显示：

我国超重肥胖问题凸显：全国18岁及以上成人超重率为30.1%，肥胖率为11.9%，比2002年上升了7.3和4.8个百分点，6～17岁儿童、青少年超重率为9.6%，肥胖率为6.4%，比2002年上升了5.1和4.3个百分点。

关于重点慢性疾病的患病情况：2012年全国18岁及以上成人高血压患病率为25.2%，糖尿病患病率为9.7%，与2002年相比，患病率呈上升趋势。根据2013年全国肿瘤登记结果分析，我国癌症发病率为235/10万，肺癌和乳腺癌分别位居男、女性发病首位，十年来我国癌症发病率呈上升趋势。

关于重点慢性疾病的死亡情况：2012年全国居民慢性病死亡率为533/10万，占总死亡人数的86.6%。心脑血管病、癌症和慢性呼吸系统疾病为主要死因，占总死亡的79.4%，其中心脑血管病死亡率为271.8/10万，癌症死亡率为144.3/10万(前五位分别是肺癌、肝癌、胃癌、食道癌、结直肠癌)，慢性呼吸系统疾病死亡率为68/10万。

关于慢性疾病的危险因素：我国现有吸烟人数超过3亿，15岁以上人群吸烟率为28.1%，其中男性吸烟率高达52.9%，非吸烟者中暴露于二手烟的比例为72.4%。2012年全国18岁及以上成人的人均年酒精摄入量为3 L，饮酒者中有害饮酒率为9.3%，其中男性为11.1%。成人经常锻炼率为18.7%。吸烟、过量饮酒、身体活动不足和高盐、高脂等不健康饮食是慢性病发生、发展的主要行为危险因素。

由营养影响人类健康的关系可见，人类从胚胎时期开始到生命止息都离不开营养过程，且营养状况直接或间接地对人体的生长、发育、智力、免疫、衰老、寿命、疾病等产生影响。合理营养不仅能提高一代人的健康水平，而且还可改善民族素质，造福子孙后代。

人类在漫长的生活实践中，意识到营养之于人体的重要意义，对人体营养逐渐由感性经验上升到科学认识，在这个过程中形成了营养学这门学科。

四、营养学及其发展历程

营养学是研究人体营养规律及其改善措施的科学。所谓营养规律，包括普通成人和其他生理时期人群在一般生活条件下、特殊生理条件下或在特殊环境条件下的营养规律。改善措施包括生物科学的措施和社会性的措施。

营养学是一门古老的科学，在我国三千年前就有食医，讲究“医食同源”，并将各种食物的营养作用以“四性”“五味”来概括。古医书《黄帝内经》中提出了“养助益充”学说，即五谷为养、五果为助、五畜为益、五菜为充，堪称我国古代的平衡膳食思想，与现代营养学的膳食平衡理论不谋而合。

西方营养学的发展也经历了古典营养学和现代营养学两个主要历史阶段。西方古典营养学理论是以地、水、火、风为基础的四大要素学说，有其局限性。现代营养学起源于19世纪末，正值自然科学崛起阶段，在自然科学发展的基础上逐渐形成了现代营养学。

现代营养学产生至今，其发展可分为三个阶段。总的来说，经历了从宏观到微观，然后在社会需要的促进下又重新开始重视宏观调控的过程。在这一发展过程中，营养学的分工越来越细，形成了分析营养学、临床营养学、妇幼营养学、老年营养学等分支学科，烹饪营养学也是其中之一。

五、烹饪营养学

烹饪营养学是应用现代营养科学的基本原理指导烹饪过程的一门应用性学科，它是随着烹饪科学和营养科学的不断发展，研究领域的不断扩宽发展而来的。

烹饪营养学的研究目的：通过烹饪过程提高食物的营养价值，改善食物结构和膳食类型、保证合理营养和人类健康。

烹饪营养学的研究范围：包括各类烹饪原料的营养价值，烹饪工艺过程对原料营养素组成和数量的影响，科学烹饪与科学配餐等。

中国是一个烹饪王国，中国烹饪古老而悠久，劳动人民在漫长的烹饪实践中，积累了丰富的实践经验，使中国烹饪在原料的选择、使用方面，烹调方法的运用及烹饪肴馔方面，都具有鲜明的中国特色。

仔细分析中国烹饪的工艺过程就可以发现，前辈们对烹饪营养知识的积累已相当丰富。

(1)从原料的选择来看，范围极广，品种很多。粮食蔬菜、家畜野兽、禽虫鳞介、果蔬菌藻，几乎无所不包。而且极其注重配伍，充分体现了现代营养学合理膳食的原则。

(2)从烹饪加工过程来看，大部分也是较为合理的，如旺火急炒、上浆挂糊等。

然而，在传统烹饪过程中也有一些不合理、违背营养学原则的地方。如有些传统的烹饪技法(如炸、烤、熏等)不仅会造成营养素的损失，而且会产生有害物质。因此，如何通过烹饪设备和烹饪技法的创新，实现烹饪原料营养价值最大化，使食物的感官品质与营养特性相得益彰，是今后烹饪营养学着力研究的方向。

作为烹饪及饮食行业的从业者，学习和掌握烹饪营养学意义重大。通过学习，掌握营养学基本知识和原理，可以用于指导烹饪实践，研制出“色、香、味、形、养”俱全的美味佳肴；可以向人们宣传营养知识，传达科学饮食观念，指导人们选择合理膳食；还可以为营养调查提供膳食调查资料，部分反映人群的营养状况，使营养工作者能从政策上和社会措施上采取适当的手段来改善人们的营养状况和条件。

第二章 能 量

第一节 能量概述

一、能量概述

一切生物都需要能量(energy)来维持生命活动。能量是一个系统做功的能力,它有5种常见形式,即太阳能、化学能、机械能、热能和电能。在人体内以热能最常见,由于人体内各种产能物质的氧化都伴随着热能的散发,故过去营养学上把能量称为热能或热量。

按照能量守恒定律,能量不能创造也不能消失,只可以从一种形式转变成另一种形式。植物吸收太阳能,利用 CO_2 和 H_2O 合成碳水化合物,将太阳能转变成化学能储存起来;而动物在食用植物时,实际上是从这些食物中间接地利用了太阳能。植物还可以合成脂类和蛋白质,当然也是从太阳能中取得的能源。

能量是人体营养研究的重要内容。人体的一切活动都与能量代谢分不开,如果体内能量代谢停止,生命也就停止。人体与外界环境之间的交流,需不断产生和消耗能量。人体的一切生命活动如细胞的生长繁殖、营养物质的运输、代谢废物的清除、细胞组织的自我更新等都需要能量。没有能量,任何一个器官都无法进行工作。人体不仅在活动时需要能量,而且在安静时也需要能量来维持体温、维持血液循环和呼吸等生命活动的照常进行。

所以,能量是人体一切活动的基础,能量是营养的基础。

二、能量单位

能量单位有卡(calorie,cal)、千卡(kilocalorie,kcal)、焦耳(Joule,J)、千焦(kiloJoule,kJ)、兆焦(megaJoule,MJ)等。

能量的国际单位是焦耳，营养学上更惯用千卡作为能量单位。1 J 指用 1 N 的力，其作用点在力的方向上移动 1 m 的距离所做的功。1 kcal 指在 1 个标准大气压下，1 L 纯净水由 15 ℃升高到 16 ℃所需要的能量。

能量单位之间的换算关系如下：

$1\ \text{MJ}=10^6\ \text{J}$	$1\ \text{kJ}=10^3\ \text{J}$
1 kcal＝4.186 kJ	1 kJ＝0.239 kcal
1000 kcal＝4.186 MJ	1 MJ＝239 kcal

第二节　人体能量的来源

人体的能量主要来源于食物中的产能营养素，包括碳水化合物（糖类）、脂类（主要为脂肪）和蛋白质。这些物质通过被氧化释放能量，以维持机体代谢、神经传导、呼吸、循环及肌肉收缩等功能，同时在产能过程中释放热量以维持体温。故常把碳水化合物、脂肪和蛋白质称为三大产能营养素。

一、产能营养素

每克碳水化合物、脂肪、蛋白质在体内氧化产生的能量值称为能量系数。每克碳水化合物、脂肪、蛋白质在体外的测热器内充分氧化燃烧可产生的能量分别为 17.15 kJ（4.10 kcal）、39.54 kJ（9.45 kcal）和 23.64 kJ（5.65 kcal），但食物在人体消化道内并不能完全被消化吸收，习惯上按三者的消化率分别为 98%、95%和 92%来计算。碳水化合物和脂肪在体内可以完全氧化成 CO_2 和 H_2O，其终产物及产生的能量与体外相同；蛋白质在体内不能完全氧化，其终产物除 CO_2 和 H_2O 外，还有一些含氮化合物如尿素、尿酸、肌酐等，每克蛋白质在体内产生的这些含氮物质如在体外测热器中继续完全氧化，还可产生 5.44 kJ（1.30 kcal）的能量。

故三种产能营养素的能量系数分别如下。

1 g 碳水化合物：4.10 kcal×98%≈ 4 kcal（16.7 kJ）

1 g 脂肪：9.45 kcal×95%≈9 kcal（37.7 kJ）

1 g 蛋白质：（5.65－1.30）kcal×92%≈4 kcal（16.7 kJ）

二、其他能量来源

除三大营养素之外，酒精（乙醇）也能提供较高的能量，其能量系数为 7 kcal

(29.3 kJ)。但酒精在体内氧化产生的能量只以热的形式出现，并向外界散发，不能用于机体做功，故又称为空热。

最新研究结果显示，食物中不可利用的膳食纤维，虽然不能在小肠消化吸收，但在大肠内可以被细菌发酵，产生短链脂肪酸并产生能量。因此，碳水化合物的能量系数应为可利用的碳水化合物的能量值 4 kcal(16.7 kJ)加上不可利用的碳水化合物的能量值 1.9 kcal(8.0 kJ)。美国据此对食物能量公式进行了调整，提出了新的“食物代谢能量换算系数推导系统”，简称可代谢能量(metabolizable energy，ME)。

ME(kJ)＝16.7×蛋白质(g)＋37.7×脂肪(g)＋16.7×可利用碳水化合物(g)＋8.0×不可利用碳水化合物(g)

或 ME(kcal)＝4×蛋白质(g)＋9×脂肪(g)＋4×可利用碳水化合物(g)＋1.9×不可利用碳水化合物(g)

当食物混合着不同的产能营养素或食物成分时，则分别按其不同物质的构成求出它的总能量。食物产能能力的高低，取决于它的构成。常常把食物分成高能量、中等能量与低能量等类别，以帮助人们进行食物的选择。

第三节　人体能量的消耗

成年人的能量消耗主要用于维持基础代谢、身体活动和食物热效应三个方面的需要。婴幼儿、儿童、青少年还应包括生长发育的能量消耗；孕妇还应包括子宫、乳房、胎盘、胎儿的生长及体脂储备；乳母还要满足乳汁分泌的需要。

一、基础代谢

(一)基础代谢与基础代谢率

基础代谢(basal metabolism，BM)指维持人体最基本生命活动所必需的能量消耗，是人体能量消耗的主要部分，占人体总能量消耗的 60%～70%。WHO/FAO(联合国粮食及农业组织)对基础代谢的定义：在经过 10～12 h 空腹和良好的睡眠、清醒仰卧、恒温条件(一般为 22～26 ℃)下，无任何身体活动及紧张思维活动、全身肌肉松弛、消化系统处于静止状态时所需的能量消耗。此时机体处于维持最基本的生命活动状态，能量消耗仅用以维持体温、心跳、呼吸、各器官组织和细胞基本功能等生命活动。

基础代谢所消耗的能量通常以基础代谢率(basal metabolic rate，BMR)来表示。基础代谢率是指单位时间内单位体表面积用于基础代谢所消耗的能量,单位为 kJ/(m² · h)或 kcal/(m² · h)。不同年龄、性别人群的基础代谢率见表 2-1。

表 2-1 人体基础代谢率(kJ/(m² · h))

年龄/岁	男	女	年龄/岁	男	女
1～	221.8	221.8	30～	154.0	146.9
3～	214.6	214.2	35～	152.7	146.4
5～	206.3	202.5	40～	151.9	146.0
7～	197.9	200.0	45～	151.5	144.3
9～	189.1	179.1	50～	149.8	139.7
11～	179.9	175.7	55～	148.1	139.3
13～	177.0	168.6	60～	146.0	136.8
15～	174.9	158.8	65～	143.9	134.7
17～	170.7	151.9	70～	141.4	132.6
19～	164.0	148.5	75～	138.9	131.0
20～	161.5	147.7	80～	138.1	129.3
25～	156.9	147.3			

由于基础代谢率的测定比较复杂,WHO 提出用静息代谢率(resting metabolic rate, RMR)代替基础代谢率。静息代谢是一种与基础代谢很接近的代谢状态,测定过程要求全身处于休息状态,与测定基础代谢相同,但不是空腹而是在进食后 3～4 h 后测量,此时机体仍在进行着若干正常的消化活动。这种状态比较接近于人们正常生活中处于休息的状态,在这种条件下测出的代谢率,称为静息代谢率,并为一些研究者所利用。静息代谢率的值略高于基础代谢率。人体静息代谢率参考值见表 2-2。

表 2-2 人体静息代谢率参考值(kcal/24 h)

年龄/岁	体重/kg								
	40	50	57	64	70	77	84	91	100
男性									
10～	1351	1526	1648	1771	1876	1998	2121	2243	2401
18～	1291	1444	1551	1658	1750	1856	1964	2071	2209
30～	1343	1459	1540	1621	1691	1772	1853	1935	2039
＞60	1027	1162	1256	1351	1423	1526	1621	1716	1837
女性									
10～	1234	1356	1441	1527	1600	1685	1771	1856	1966
18～	1084	1231	1334	1437	1525	1628	1731	1833	1966
30～	1177	1264	1325	1386	1438	1499	1560	1621	1699
＞60	1016	1121	1195	1268	1331	1404	1478	1552	1646

(二)基础能量消耗(basic energy expenditure,BEE)的计算

1.用体表面积计算

1984 年,我国学者赵松山等提出了比较适合中国人的体表面积计算公式:

$$体表面积(m^2)=0.00659\times身高(cm)+0.0126\times体重(kg)-0.1603$$

根据此公式先计算出体表面积,然后根据表 2-1 查出相应的 BMR,即可计算出人体一天基础代谢的能量消耗,计算方法如下。

$$BEE=基础代谢率(kJ/(m^2\cdot h))\times体表面积(m^2)\times24(h)$$

2.直接用 Harris-Benedict 公式计算

Harris 和 Benedict 提出了下列计算公式。

$$男:BEE=66.5+13.8\times体重(kg)+5.0\times身高(cm)-6.8\times年龄(岁)$$

$$女:BEE=655.1+9.5\times体重(kg)+1.8\times身高(cm)-4.7\times年龄(岁)$$

在临床或现场实际工作中,可根据被测者的身高、体重和年龄直接用以上公式计算出 BEE。

3.用 WHO 建议的方法计算

WHO 于 1985 年建议使用 Schofield 提出的公式计算,见表 2-3。

表 2-3 WHO 建议的计算公式

年龄/岁	男/(kcal/d)	女/(kcal/d)
0～3	(60.9×W)－54	(61.0×W)－51
3～10	(22.7×W)＋495	(22.5×W)＋499
10～18	(17.5×W)＋651	(12.2×W)＋746
18～30	(15.3×W)＋679	(14.7×W)＋496
30～60	(11.6×W)＋879	(8.7×W)＋829
＞60	(13.5×W)＋487	(10.5×W)＋596

注:W 为体重(kg)。

根据 Schofield 公式计算亚洲人的 BEE 偏高,中国营养学会建议,儿童、青少年的 BEE 可按此公式计算,但 18～59 岁人群应该在该公式计算结果的基础上减去 5%。

4.粗略估算

成年男性按每千克体重每小时基础代谢所消耗的能量为 1 kcal 计算;女性按 0.95 kcal 计算。因而 BEE 的简单计算方法如下。

$$男:BEE=1(kcal)\times24(h)\times体重(kg)$$

$$女:BEE=0.95(kcal)\times24(h)\times体重(kg)$$

(三)影响基础代谢的因素

基础代谢率受很多因素的影响,主要有以下几个方面。

1. 体型与机体构成

瘦长体型者与矮胖体型者有不同的代谢率，首先是因为两者体内脂肪组织比例不同，肥胖者体脂比例大，而机体内去脂组织(或称瘦组织)是代谢活性组织，脂肪组织则是相对惰性组织；另外瘦长体型者的相对体表面积也大于矮胖型，体表面积大者相对散热面也大，BMR 也较高。因此，肌肉不发达，体脂含量多者 BMR 较低，瘦长体型者 BMR 高于矮胖体型者。

2. 年龄

人的一生中，婴幼儿期是代谢最活跃的阶段，其中包括基础代谢，以后到青春期又出现一个较高代谢阶段。成年以后，随着年龄的增加代谢缓慢地降低。所以婴幼儿、儿童、青少年 BMR 最高，青壮年期较稳定，30 岁以后每 10 年 BMR 降低约 2%，60 岁以后下降更多。

3. 性别

在同一年龄、同一体表面积的情况下，女性的基础代谢率低于男性，可能与女性的身体成分中去脂组织所占比例低于男性有关。女性在孕期和哺乳期因需要合成新组织，BMR 增加。

4. 种族

在同样身高、体表面积的情况下，爱斯基摩人和印第安人的 BMR 最高，欧美人次之，亚洲人较低。

5. 营养状态

长期能量摄入不足、营养不良者 BMR 偏低。完全禁食 10 余天后 BMR 降低 25%，这可能是机体采取的一种适应机制。

6. 内分泌

甲状腺、垂体、肾上腺功能亢进时，活动时间长、强度大时，能量消耗得多，BMR 偏高。

7. 其他

如环境温度、应激状态、精神紧张等都可影响机体的基础代谢。如感冒发烧时，体温每升高 1 ℃，BMR 约增加 13%；天气寒冷时 BMR 提高等。

每个人的 BMR 值在一定的时间内不会有很大的波动，一般占人体能量消耗的60%～75%。

二、身体活动

除了基础代谢以外，身体活动也是人体能量消耗的重要部分。身体活动包括工作和生活中的各种活动，如职业活动、家务劳动、社交活动、娱乐和体育活动等。通常情况下，身体活动的能量消耗占人体总能量消耗的 15%～30%。

影响身体活动能量消耗的主要因素为劳动强度和持续时间，不同强度的活动，其能量消耗不同，如打篮球每分钟消耗能量 36 kJ，游泳消耗能量 50.2 kJ/min，走路消耗能量 10.5～23 kJ/min，上课消耗能量 4.2～8.4 kJ/min，看电视消耗能量 6.3～6.7 kJ/min，睡觉消耗能量 4.2～5.0 kJ/min 等。活动持续时间越长，能量消耗越多。

此外，体格状况、工作熟练程度等也会影响到身体活动的能量消耗。肌肉越发达，体重越重，活动时消耗能量越多；工作越不熟练，能量消耗越多。

营养学上，根据活动强度的不同，将我国成人的活动强度分为三个级别，即轻体力活动、中等体力活动和重体力活动（表 2-4）。

表 2-4　建议我国成人活动水平分级

活动水平	职业工作时间分配	工作内容举例	PAL	
			男	女
轻	75%时间坐或站立 25%时间站着活动	办公室工作、修理电器钟表、售货员、酒店服务员、化学实验操作、讲课等	1.55	1.56
中等	25%时间坐或站立 75%时间特殊职业活动	学生日常活动、机动车驾驶、电工安装、车床操作、金工切割等	1.78	1.64
重	40%时间坐或站立 60%时间特殊职业活动	非机械化农业活动、炼钢、舞蹈、体育运动、装卸、采矿等	2.10	1.82

表中的 PAL(physical activity level)为体力活动水平系数，可用它来计算成人能量的推荐摄入量，即用 BMR 乘以不同的体力活动水平系数进行计算。

应该指出的是，人们在工作中所消耗的能量虽然是生活中能量消耗的重要部分，但下班以后的业余活动也是不可忽视的。下班后的活动不同，每个人的能量消耗可以有很大不同。所以，对于一个个体，应该按他的具体情况分析，才能更加准确。

身体活动是促使能量消耗增加的重要因素，这部分能量是人体能量消耗变化最大，也是人体控制能量消耗、保持能量平衡、维持健康最重要的部分。

三、食物热效应

食物热效应（thermic effect of food，TEF）是指由于摄食引起的额外能量消耗，又称为食物特殊动力作用（specific dynamic action，SDA）。人体在摄食过程中，由于要对食物中营养素进行消化、吸收、合成、代谢、转化等，需要额外消耗能量，同时引起体温升高和散发能量。

摄取不同成分的食物对能量的额外消耗有所不同，一般碳水化合物的 TEF 为 5%～10%，脂肪为 0%～5%，而蛋白质最高，可达 20%～30%。食用混合膳食时，食物的热效应相当于基础代谢的 10%，或全天总能量消耗的 6%，为每天 600 kJ(143 kcal)左右。这种额外增加的能量不能为机体用于机械或其他形式的代谢耗能，故可以说是一种消耗性的能量，只用于机体的产热与热的调节。

食物热效应除了与食物营养成分有关外，还与进食量和进食频率有关。吃得越多，能量消耗越多；进食快比进食慢者食物热效应高。这种食物的热效应在进食 7～8 h 后达到高峰。

四、生长发育

处于生长发育时期的人群，其一天的能量消耗还应包括生长发育所需要的能量。新生儿按每千克体重计算，相对比成年人多消耗 2～4 倍的能量；3～6 个月的婴儿，每天所摄入的能量有 15%～23%被机体用于生长发育的需要而保留在体内，平均每增加 1 g 的体内新组织约需 4.78 kcal 的能量。在幼儿、儿童及青少年阶段，因为机体仍在生长发育过程中，也有类似的情况。孕妇由于子宫内胎儿的生长发育，间接地承担并提供其迅速发育所需的能量，加上自身器官及生殖系统的发育需要，需消耗相当一部分的能量。生长发育所需的能量占整天能量消耗的一个相当的部分。

除上述能量消耗外，乳母由于承担哺乳任务，有附加的能量消耗。哺乳期的能量附加量由两部分组成，一是乳汁中含有的能量，二是产生乳汁所需要的能量。营养良好的乳母哺乳期所需要的附加能量可部分来源于孕期脂肪的储存。

第四节　能量供给量与食物来源

一、人体能量需要量的确定

确定各类人群或每个人的能量需要量，对于指导人们改善饮食结构、维持能量平衡、提高健康水平非常重要。人体的能量需要量是指维持人体正常生理功能所需要的能量。FAO/WHO/UNU(联合国大学)专家委员会在 1985 年将能量需要量定义为能长期保持良好的健康状态，并具有良好的体型、机体构成和活动水平，且能够胜任必要的经济、社会活动所需要的能量。未成年人、孕妇和乳母，能量需要量还应包括满足组织生长和分泌乳汁的能量储备需要。

在正常情况下，能量需要量实际上就是人体的总能量消耗量，故应从实际测定或合理估计的能量消耗量来确定能量需要量。确定人体能量消耗的主要方法如下。

(一)计算法

人体的能量消耗量或需要量可用基础能量消耗(BEE)乘以体力活动水平系数(PAL)来估算。

(二)调查记录法

1.能量消耗调查法

对一天内各种活动及持续时间进行详细记录,然后根据日常活动能量消耗率表(表2-5),结合被调查者的体表面积,分别计算每种活动消耗的能量,最后计算一天总能量消耗。

表 2-5　日常活动能量消耗率(kJ/(m^2·min))

活动名称	能量消耗率	活动名称	能量消耗率
睡眠	2.736	洗手	5.777
午睡	3.192	上下坡	26.966
坐位休息	3.628	上下楼	18.518
站位休息	3.690	走路	11.234
乘坐汽车	4.820	跑步	28.602
整理床铺	8.841	打排球	13.615
穿脱衣服	7.012	打乒乓球	14.146
洗衣服	26.967	单杠运动	16.564
扫院子	11.820	双杠运动	18.108
拖地板	11.698	跳高	22.334
室内上课	3.770	集合站队	5.268

2.膳食调查法

对一段时间内每天摄入食物的种类、数量进行详细记录,计算出平均每天食物总的能量。如果机体能够保持健康、维持体重恒定,说明能量摄入量等于能量消耗量,即可认为是其一天能量需要量。调查至少持续5天。

若能量的摄入量超过消耗量时,多余的能量将以脂肪的形式储存在体内,使体重增加。一般每增加1 kg体重,机体将储存25～33 MJ(平均为29 MJ)的能量;反之,体重每减少1 kg,机体将平均消耗29 MJ的能量。此时可按下列公式计算平均每天能量消耗量。

体重增加时:每天能量消耗量(MJ)=(每天能量摄入量(MJ)－体重增加量(kg)×29(MJ))/调查天数(d)

体重减少时:每天能量消耗量(MJ)=(每天能量摄入量(MJ)＋体重减少量(kg)×29(MJ))/调查天数(d)

（三）实验室测定法

1.直接测定法

这种方法的基本原理是在隔热的条件下，测量人体散发出的所有能量，包括人体以辐射、传导、对流以及蒸发等各种方式散发的能量。测定方法是在一个密封隔热的小室中，被测对象在室内进行特定的活动，室内灵敏的温度测量器能测量出循环进入和流出小室的空气温差，进而得出由被测对象的活动所引起的温度升高的值，根据总热量的变动可求出在特定时间内被测者释放的能量。或是让被测者进入四周被水包围的小室中，被测者在室内的各种活动产生的能量可使水温升高，根据水温变化即可计算出被测者释放的能量。此方法的优点是所测得的数据准确，缺点是小室的容量有限，不易作为人们日常的各种活动的实际测定，实验室的造价昂贵，故在实际工作中较少采用。目前，仅用于肥胖和内分泌疾病的研究。

2.间接测定法

在产能营养素供能的过程中，需要消耗 O_2，产生 CO_2，并释放能量。机体 O_2 的消耗量、CO_2 的生成量与产生的能量之间存在一定的比例关系，如常把消耗1 L O_2 所产生的能量值称为食物的氧热价或氧的热当量(thermal equivalent of oxygen)。碳水化合物、蛋白质和脂肪的氧热价分别为 21.0 kJ/L、18.8 kJ/L 和 19.7 kJ/L。一般混合膳食的氧热价为 20.2 kJ/L。根据一定时间内氧的消耗量及氧热价即可计算出需要的能量，公式如下。

能量需要量＝氧热价(kJ/L)×氧的消耗量(L)

这种不直接测量能量本身，而是以测量机体在代谢过程中 O_2 的被利用与 CO_2 的生成来计算能量消耗量的方法即为间接测热法。如可用呼吸计测量一定时间内受试者呼气量、呼入与呼出气中 O_2 和 CO_2 浓度差，求出 O_2 耗量和 CO_2 产生量，进而计算能量消耗量。

二、能量供给量

能量需要量(estimated energy requirement，EER)是制订能量供给量的依据。目前，国际一致认为能量的推荐摄入量即为人群能量需要量的平均值(EAR)。与其他营养素不同，能量的推荐摄入量不必增加安全系数，这是考虑到能量消耗的个体差异比较大，要确保一个能量需要量比较低的个体在推荐摄入量的水平而不至于体重增加。故能量推荐摄入量不用 RNI 表示，而直接使用 EER 来描述。EER 的制订须考虑性别、年龄、体重、身高和体力活动的不同。成人 EER 的定义：一定年龄、性别、体重、身高和身体活动水平的健康群体中，维持能量平衡所需要摄入的膳食能量。儿童 EER 的定义：一定年龄(3 岁以上儿童)、体重、身高、性别的个体，维持能量平衡和正常生长发育所需要的膳食能量摄入量。孕妇的 EER 包括胎儿组织沉积所需要的能量；对于乳母，EER 还需要加上泌乳所需的能量需要量。中国居民膳食能量需要量见表 2-6。

表 2-6　中国居民膳食能量需要量(EER)(身体活动水平：轻)

人　群	EER/(kcal/d)	
	男	女
0 岁～	90 kcal/(kg・d)	
0.5 岁～	80 kcal/(kg・d)	
1 岁～	900	800
2 岁～	1100	1000
3 岁～	1250	1200
4 岁～	1300	1250
5 岁～	1400	1300
6 岁～	1400	1250
7 岁～	1500	1350
8 岁～	1650	1450
9 岁～	1750	1550
10 岁～	1800	1650
11 岁～	2050	1800
14 岁～	2500	2000
18 岁～	2250	1800
50 岁～	2100	1750
65 岁～	2050	1700
80 岁～	1900	1500
孕妇(早)	—	＋0
孕妇(中)	—	＋300
孕妇(晚)	—	＋450
乳母	—	＋500

三、能量的主要食物来源

能量主要来源于食物中的三大营养素——碳水化合物、脂肪和蛋白质，所以富含三大营养素的食物均为高能量或较高能量食物。谷薯杂豆类食物碳水化合物含量较高，是膳食能量最经济的来源；大豆和坚果中脂肪及蛋白质含量较高，动物性食物也往往富含脂肪和蛋白质，这些食物均为富能量食物；另外，油炸食物、甜点等亦是高能量食物。蔬菜、水果一般含能量较少。部分食物能量含量见表 2-7。

表 2-7　部分食物能量含量(kcal/100 g 可食部)

食物名称	能量含量	食物名称	能量含量
色拉油	898	黄河蜜瓜	11
奶油	879	冬瓜	12
猪肉(肥)	807	油菜	11
核桃(干)	627	海带	13
芝麻酱	618	西红柿(番茄)	19
油炸土豆片	612	蘑菇	23
巧克力	586	泡发海参	25
牛肉干	550	西瓜	25
曲奇饼	546	柑橘	51
鸭皮	538	香蕉	91

第五节　能量代谢与健康

一、能量平衡

人体能量代谢的最佳状态是达到能量消耗与能量摄入的平衡，这种能量平衡能使机体保持健康并能胜任必要的社会经济活动。能量代谢失衡即能量缺乏或过剩，都对机体健康不利。

若人体摄入能量不足，机体会运用自身储备的能量甚至消耗自身组织以满足生命活动需要。长期能量不足，在一定时期内机体会出现基础代谢降低、体力活动减少和体重下降以减少能量的消耗，使机体产生对低能量摄入水平的适应状态，引起儿童生长发育停滞，成人消瘦和工作能力下降。能量摄入不足造成太少的脂肪储存，身体对环境的适应能力和抗病能力也因此而下降。

若能量摄入过剩，则会在体内储存起来。人体内能量的主要储存形式是脂肪。长期摄入能量过多，会使人发胖，增加心脑血管疾病、糖尿病等疾病的危险性，对身心健康不利。

因此，维持机体能量平衡是健康的基础。

二、能量过剩与肥胖

肥胖是一种既有遗传基因缺陷又有过食和运动不足等环境因素影响的多因素慢性

疾病，其严格的定义是身体脂肪的过量储存，表现为脂肪细胞增多和(或)细胞体积增大，即全身脂肪组织块增大，与其他组织失去正常比例的一种状态。

(一)肥胖的分类与原因

肥胖分为继发性肥胖和单纯性肥胖。继发性肥胖是由于脑垂体-肾上腺轴发生病变、内分泌紊乱或其他疾病、外伤引起的内分泌障碍而导致的肥胖。单纯性肥胖是由于营养(能量)过剩所造成的全身性脂肪过量积累而导致的肥胖。此外，还有遗传学肥胖，其是指遗传物质发生改变而导致的肥胖，此类肥胖极为罕见，常有家族性肥胖倾向。

肥胖的原因复杂，迄今尚不完全清楚。多年来的研究提示，与肥胖相关的因素很多，如遗传因素、饮食因素、体力活动因素、神经精神因素等。

多数研究者认为，机体长期处于能量过剩状态是单纯性肥胖的直接起因。导致能量过剩的原因为能量摄入过多和(或)能量消耗过少。随着我国经济的发展，人们的生活水平提高，居民的膳食结构发生变化，高蛋白质、高脂肪食物的摄入量增加，导致能量的摄入量超标，极易引起肥胖。不良饮食习惯也是影响肥胖发生的重要因素，如经常暴饮暴食、夜间加餐、喜食肥甘厚味等。另一方面，现代人的工作和生活方式有了很大的改变，体力活动减少，劳动强度也大为降低，人们处于静态生活的时间增加，如果平时不注意进行适当的体育锻炼，很容易导致能量消耗过少而引起肥胖。

(二)肥胖的判定

目前已建立许多判断肥胖的标准和方法，常用的有以下几种。

1. 体重指数

体重指数(body mass index，BMI)是评价肥胖常用的指标。其计算公式为：

$$\text{BMI}=\text{体重(kg)}/\text{身高(m)}^2$$

BMI考虑了身高和体重两个因素，常用于成人的体型判断。目前，不同地区、组织对BMI与体型关系的划分标准不一，WHO、亚洲和中国的成人BMI划分标准分别见表2-8、表2-9和表2-10。

表 2-8 WHO对成人BMI的划分标准

分　类	BMI/(kg/m^2)
低体重	<18.5
正常范围	18.5～24.9
超重	≥25.0
肥胖前状态	25.0～29.9
一级肥胖	30.0～34.5
二级肥胖	35.0～39.9
三级肥胖	≥40.0

表 2-9　2002 年亚洲成人 BMI 的划分标准

分　类	BMI/(kg/m^2)
体重过低	<18.5
正常范围	18.5～22.9
超重	≥23.0
肥胖前状态	23.0～24.9
一级肥胖	25.0～29.9
二级肥胖	≥30.0

表 2-10　2003 年中国成人 BMI 的划分标准

分　类	BMI/(kg/m^2)
体重过低	<18.5
正常范围	18.5～23.9
超重	24.0～27.9
肥胖	≥28.0

2. 肥胖度

用肥胖度衡量肥胖是文献常用的方法，为 WHO 极力推荐。其计算公式为：

肥胖度=(实际体重(kg)－标准体重(kg))/ 标准体重(kg)×100%

如此计算得到的肥胖度又叫作超体重百分比。

其中，标准体重的计算目前尚无统一的标准，通常使用较多的标准体重计算公式有 Broca 公式和平田公式，即：

标准体重(kg)=身高(cm)－110(身高 165 cm 以上或年龄<40 岁者)或

标准体重(kg)=身高(cm)－105(身高 165 cm 以下或年龄>40 岁者)(Broca 公式)

标准体重(kg)=(身高(cm)－100)×0.9(平田公式)

肥胖度衡量肥胖的判断标准见表 2-11。

表 2-11　肥胖度判断标准

评　价	肥 胖 度
超重	≥10%
轻度肥胖	20%～29%
中度肥胖	30%～49%
重度肥胖	≥50%

3. 身体脂肪率

身体脂肪率即体脂百分含量。

上述体重指数和肥胖度这两项衡量肥胖的指标，主要是考虑了体重和身高因素，用于对一般人群的超重和肥胖程度进行判断，非常的方便和实用，是目前使用较多的评价肥胖指标。但是，对于某些特殊人群，BMI 和肥胖度就不能准确反映超重和肥胖程度。

这是因为虽然肥胖和过重都是机体能量正平衡的结果，但是肥胖和过重之间并不能画等号。肥胖可导致过重，但肌肉发达者如运动员和体力劳动者，体重可能过重，但体脂并不多，呈现假性肥胖；而一些骨骼较小者，体重虽然不超标，但体脂可能较多，呈现隐性肥胖。由此可见，用体重来评价肥胖或超重，方法虽简单，但较粗略。因此，在科学研究中，常用仪器测定体脂百分含量来判断肥胖。

一般来说，成人体脂百分含量有性别差异，女性体脂百分含量高，而且不论男女体脂百分含量都随着年龄的增长而增加。WHO 评价肥胖的标准为男性体脂百分含量大于 25%、女性大于 30%。日本学者提出的依据体脂百分含量判断肥胖的标准：轻度肥胖，男性 20%～24.9%，女性 30%～34.9%；中度肥胖，男性 25%～29.9%，女性 35%～39.9%；重度肥胖，男性 30%及以上，女性 40%及以上。

测定体脂百分含量的方法有多种，如体密度测定法、生物电阻抗法、核磁共振扫描法等，均能较精确地测定体脂百分含量，但因仪器设备比较昂贵，故此类方法目前主要用于科研中。

（三）肥胖的危害

肥胖可引起人体生理、生化及病理等一系列变化，导致机体多种代谢障碍，成为某些疾病的病因或易发因素。

1. 肥胖与高血压

动物实验和人类研究结果均表明，体重增加会导致心输出量和循环血容量的增加，加重心血管系统的负担，血压升高。资料显示，BMI≥24 者的高血压患病率是 BMI<24 者的 2.5 倍，BMI≥28 者的高血压患病率是 BMI<24 者的 3.3 倍。高血压经减重治疗后，血压也随平均体重的下降而降低。

2. 肥胖与糖尿病

体重超重、肥胖和腹部脂肪蓄积是 2 型糖尿病发病的重要危险因素。肥胖患者脂肪细胞对胰岛素不敏感，糖进入肥大脂肪细胞膜时需较多的胰岛素，致使胰腺 β 细胞负担过重，终至衰竭而出现糖尿病。肥胖持续的时间越长，发生 2 型糖尿病的危险性越大。资料显示，BMI≥24 者的 2 型糖尿病的患病率为 BMI<24 者的 2.0 倍，BMI≥28 者的 2 型糖尿病患病率为 BMI<24 者的 3.0 倍。

3. 血脂异常

资料显示，BMI≥24 者的血脂异常（甘油三酯≥200 mg/100 mL）检出率为 BMI<24 者的 2.5 倍，BMI≥28 者的血脂异常检出率为 BMI<24 者的 3.0 倍。

4. 动脉粥样硬化性疾病

BMI 增高是冠心病发病的独立危险因素，冠心病的发病率随 BMI 的上升而增高。高血压、糖尿病和血脂异常都是动脉粥样硬化性疾病的重要危险因素，而超重和肥胖导致这些危险因素聚集，大大促进了动脉粥样硬化的形成。BMI≥24 和 BMI≥28 的个体，有 2 个及以上危险因素聚集者动脉粥样硬化性疾病的患病率分别为 BMI＜24 者的2.2和2.8倍。

5.肥胖与其他疾病

肥胖患者易患胆囊疾病；肥胖使关节负担过重而引起腰背、下肢关节疼痛，诱发关节病变；肥胖还易引起痛风、脂肪肝等。

(四)肥胖的防治

1.饮食防治肥胖

(1)控制膳食总能量：预防肥胖，要根据个人的工作情况与劳动强度，合理安排膳食，保持能量摄入水平与能量消耗水平相当，避免能量过剩。减肥则要减少膳食能量摄入，造成机体能量的负平衡，迫使身体消耗体内脂肪，直至体重恢复到正常水平。对能量的控制要循序渐进并适可而止，切忌骤然猛降或降至最低安全水平以下，每天摄入能量以不少于 1000 kcal 为宜。

(2)调整膳食结构：减肥膳食要在低能量膳食基础上，摄入低脂肪、适量优质蛋白质、含复杂碳水化合物(如谷类)和较高比重新鲜蔬果的膳食，即在平衡膳食基础之上，减少总能量摄入。减少能量摄入应以减少脂肪摄入为主，摄入适量优质蛋白质(鱼、瘦肉、蛋白、豆类等)；减少能量摄入时，也要相应减少谷类等主食的摄入量，但不应减少其在食物总量中的比例。蔬菜水果的体积大而能量密度低，又富含各种维生素和矿物质，以蔬菜水果替代部分其他食物，能增加饱腹感而不至于摄入过多能量。

(3)养成良好饮食习惯：进食要有规律，可少吃多餐，避免少餐多吃；放慢进食速度，细嚼慢咽，可减少进食量；进食后适当活动；少吃含高脂肪的油炸、油腻食物，少吃含高糖分的甜点和饮料；尽量采用煮、煨、炖、蒸等方法烹饪食物，减少烹调油用量。

2.运动防治肥胖

各种体力活动都可以增加机体的能量消耗，活动强度越大，能量消耗越多。要根据自己的身体状况，从事适当的体力活动，坚持体育锻炼。减肥过程中增加运动能量消耗，是造成机体能量负平衡的另一手段。运动不仅增加能量消耗，还有益于脂肪代谢的调节，促进脂肪分解，减少脂肪合成。

实践证明，目前公认的最安全、可靠的减肥方法是饮食减肥与运动减肥的有机结合。

第三章　宏量营养素

第一节　蛋　白　质

蛋白质(protein)是重要的宏量营养素，在七大营养素中起着特殊而又中心性的作用。蛋白质是细胞组分中含量最丰富、功能最多的生物大分子，总是与生命现象共同存在，是生命的物质基础。

一、蛋白质的组成与结构

(一)蛋白质的元素组成

蛋白质是一类复杂的高分子有机化合物，主要含有碳、氢、氧、氮四种元素，多数蛋白质还含有硫和磷，有些蛋白质还含有铁、铜、锰、锌等。由于碳水化合物和脂肪中不含氮元素，所以蛋白质是人体氮的唯一来源，因而氮元素被称为蛋白质的特征元素。蛋白质的平均含氮量约为 16%，这是蛋白质元素组成的一个特点，也是凯氏定氮法测定蛋白质含量的计算基础，即以测出的含氮量乘以 6.25 即可折算成蛋白质含量。

(二)蛋白质的基本单位——氨基酸

蛋白质是由氨基酸构成的。氨基酸在结构上具有共同特点，即每种氨基酸分子至少都含有一个氨基(—NH_2)和一个羧基(—COOH)，并且都有一个氨基和一个羧基连接在同一个碳原子上，R 基表示氨基酸的侧链基团(图 3-1)。不同的氨基酸的 R 基是不同的，也就是说 R 基的不同决定了氨基酸的种类不同。

构成人体蛋白质的氨基酸约有 20 种，按其营养特性可分为 3 类，即必需氨基酸、半必需氨基酸和非必需氨基酸(表 3-1)。

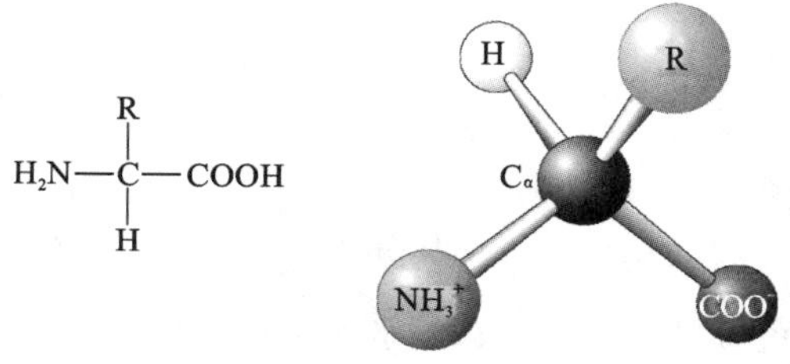

图 3-1 氨基酸的结构

表 3-1 构成人体蛋白质的氨基酸

必需氨基酸	半必需氨基酸	非必需氨基酸
亮氨酸	酪氨酸	谷氨酸
异亮氨酸	半胱氨酸	丙氨酸
赖氨酸	甘氨酸	脯氨酸
蛋氨酸	精氨酸	天门冬氨酸
苯丙氨酸	丝氨酸	天门冬酰胺
苏氨酸	脯氨酸	谷氨酰胺
色氨酸		
缬氨酸		
组氨酸		

必需氨基酸(essential amino acid,EAA)是指人体内不能合成,或合成速度极慢,不能满足人体需要,必须由食物供给的氨基酸。必需氨基酸有 8 种:异亮氨酸、亮氨酸、苏氨酸、苯丙氨酸、色氨酸、赖氨酸、蛋氨酸、缬氨酸。另外,组氨酸是婴幼儿的必需氨基酸,所以婴幼儿的必需氨基酸有 9 种。

有些氨基酸在体内可由其他氨基酸转变而来,有些可由更简单的单体合成,这些氨基酸被称为非必需氨基酸(nonessential amino acid)。非必需氨基酸并非不重要,它们也是人体需要的,只是它们可被人体合成或从其他氨基酸转变而来,不一定必须从食物获取。

如酪氨酸可由苯丙氨酸转变而来,半胱氨酸可由蛋氨酸转变而来,故它们在人体内的合成受到体内苯丙氨酸和蛋氨酸含量的限制,它们在食物中的含量会影响人体对苯丙氨酸和蛋氨酸的需要量。这些在某些条件下合成受限的氨基酸被称为半必需氨基酸(semi-essential amino acid)或条件必需氨基酸(conditional essential amino acid)。当膳食中酪氨酸和半胱氨酸含量丰富时,体内不必耗用苯丙氨酸和蛋氨酸来合成这两种氨基酸。在计算食物必需氨基酸组成和进行食物蛋白质营养价值评价时,常常将苯丙氨酸和酪氨酸合并计算,将蛋氨酸和半胱氨酸合并计算。

还有一些氨基酸如脯氨酸、精氨酸、丝氨酸和甘氨酸等虽可在人体内合成,但可能受发育和病理等因素的影响,如严重的低体重儿、应激状态或某些疾病时合成受限,易发生缺乏。这些氨基酸也常常被称为条件必需氨基酸。

(三)蛋白质的结构

1. 蛋白质的一级结构

氨基酸是蛋白质的基本结构单位,氨基酸之间以肽键连接。肽键(—CO—NH—)是由氨基酸的 α-羧基与相邻氨基酸的 α-氨基脱水缩合而成。以肽键连接成的化合物称肽,由 2 个氨基酸组成的肽叫二肽,由 3 个氨基酸组成的肽叫三肽等;常将 10 个以下氨基酸组成的肽叫寡肽,10 个以上氨基酸组成的肽称多肽。许多氨基酸以肽键连接在一起时,形成含有数十个或数百个氨基酸残基的多肽链,即为蛋白质的一级结构(图 3-2)。

一级结构对蛋白质的性质有决定性意义,蛋白质的一级结构决定了它的氨基酸的种类、数量、排列顺序。如人胰岛素多肽链由 51 个氨基酸组成,其中甘氨酸 4 个,异亮氨酸 2 个,缬氨酸 4 个,谷氨酸 7 个,半胱氨酸 6 个,苏氨酸 3 个,丝氨酸 3 个,亮氨酸 6 个,酪氨酸 4 个,天门冬氨酸 3 个,苯丙氨酸 3 个,组氨酸 2 个,丙氨酸、精氨酸、脯氨酸、赖氨酸各 1 个。通常,一个蛋白质分子可含有数千个氨基酸。一级结构的破坏,就是蛋白质的分解过程。

2. 蛋白质的高级结构

天然蛋白质分子并不是一条走向随机的松散肽链,每一种天然的蛋白质都在一级结构的基础上形成自己特有的空间结构。蛋白质的空间结构包括二级、三级、四级结构。二级结构是多肽链在空间折叠、盘曲成为紧密的结构;三级结构是多肽链在二级结构的基础上进一步折叠和扭曲,成为球形的紧密结构;四级结构是由多肽链在三级结构基础上缔合而成的。即蛋白质的空间结构是由多肽链在空间折叠、盘曲成紧密结构后缔合在一起而形成(图 3-3)。

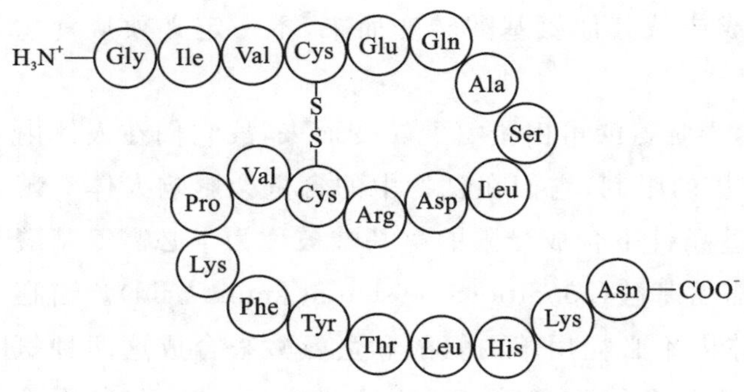

图 3-2　蛋白质的一级结构(多肽链)

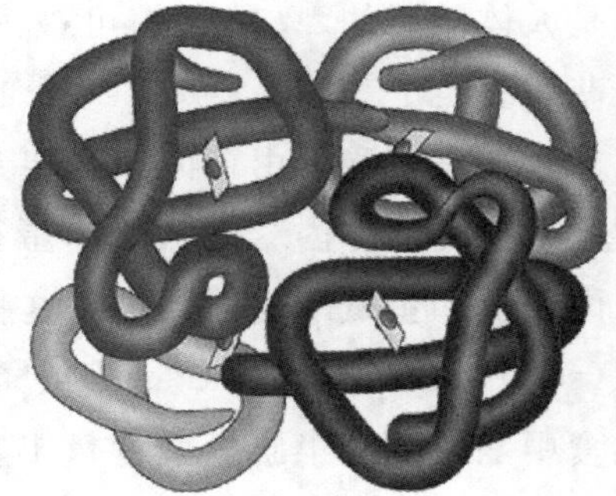

图 3-3　血红蛋白的四级结构

所以,蛋白质是一类结构复杂的大分子聚合物,其结构的复杂性和多样性决定了其功能上的复杂性和多样性。

二、蛋白质的生理功能

（一）构成机体，修补组织

人体任何细胞、组织和器官，都以蛋白质为重要组成成分。成年人体内含 16%～18%的蛋白质；细胞内除水分外，蛋白质约占细胞内物质的 80%。因此，构成机体组织是蛋白质最重要的生理功能，蛋白质被称作生命的物质基础。

机体需要蛋白质组成新的细胞组织，维持人体生长发育；体内蛋白质始终处于不断分解又不断合成的动态平衡中，蛋白质在不断分解破坏的同时，必须由蛋白质进行修补和更新，研究证实成人体内每天有 1%～3%的蛋白质需要更新，如肠黏膜细胞平均 6 天更新一次，红细胞平均 120 天更新一次；身体受伤后也需要蛋白质作为修复材料。适量的蛋白质摄入将有利于婴幼儿、儿童、青少年、孕妇、乳母体格和组织、器官的生长发育，有利于健康成人体内蛋白质更新和疾病的康复。

（二）构成体内多种重要生理活性物质

机体生命活动之所以能有条不紊地进行，有赖于多种生理活性物质的调节。蛋白质参与体内重要生理活性物质的构成，从而参与调节生理功能，完成特殊生理作用。

如蛋白类酶在机体合成代谢和分解代谢中起着重要的催化作用；蛋白质类激素如胰岛素、甲状腺素等调节着各种生理过程并维持着内环境的稳定；免疫蛋白具有维持机体免疫功能的作用；收缩蛋白如肌球蛋白具有调节肌肉收缩的功能；血红蛋白具有携带、运送氧的功能；一些专用的结合蛋白如视黄醇结合蛋白、运铁蛋白等可在体内完成维生素 A、铁等营养素的运输。

（三）提供能量

当机体需要时，蛋白质可被代谢分解，释放出能量。1 g 蛋白质在体内约产生 16.7 kJ(4.0 kcal)能量。

蛋白质的这种功能可以由碳水化合物、脂肪所替代。通常只有在体内碳水化合物、脂肪代谢不足以供给能量所需时，蛋白质才分解。因此，供能并非蛋白质的主要功能。人体每天所需能量中，10%～15%来自蛋白质比较合理。

（四）维持机体内环境稳定

血液中的清蛋白、球蛋白参与调节和维持体内的酸碱平衡、胶体渗透压以及水分在体内的正常分布，维持内环境的稳定，以进行代谢、神经冲动传导、信息传递及思维活动等。

三、蛋白质的消化、吸收与代谢

（一）消化

食物蛋白质的消化从胃开始，胃中的胃蛋白酶对蛋白质有消化作用。由于食物在胃内停留的时间短，蛋白质在胃内的消化很不完全，消化产物及未被消化的蛋白质进入小肠，小肠中的胰蛋白酶、糜蛋白酶和肠肽酶继续将蛋白质进行消化，所以小肠是蛋白质消化的主要场所。在胃肠中经过多种消化酶的作用，高分子的蛋白质分解为氨基酸或短肽。

（二）吸收

经过胃肠内的消化，蛋白质被水解为氨基酸或含2～3个氨基酸的短肽，在小肠内被吸收。关于氨基酸的吸收机制，一般认为主要是耗能的主动转运过程，且肠黏膜细胞膜上有转运氨基酸的载体蛋白辅助蛋白质吸收。

（三）代谢

氨基酸被吸收后沿着肝门静脉进入肝脏，人体蛋白质更新释放的氨基酸70％～80％也可被重新利用。一部分氨基酸在肝脏内进行分解或合成蛋白质，另一部分氨基酸继续随血液分布到各个组织器官，合成各种特异性的组织蛋白质；未被利用的氨基酸经代谢转化为含氮化合物，如尿素、氨、尿酸和肌酐等，由尿或其他途径排出体外，或转化为糖原和脂肪；也有一些氨基酸被分解供能。肝脏是蛋白质代谢的主要器官，肾脏是蛋白质代谢废物排泄的主要器官。

在消化道内蛋白质不可能全部被消化吸收，未被消化的蛋白质和被部分消化的蛋白质不易被肠壁吸收，如吸收了少量即可引起过敏反应，出现荨麻疹、哮喘等症状。未被消化的蛋白质在大肠内受到细菌的作用，发生腐败，产生有毒物质，大部分随粪便排出体外，少量被肠黏膜吸收，随血液运往肝脏，进行生理解毒，然后随尿液排出。

四、氮平衡

机体在一定时间内摄入氮量和排出氮量的关系可用氮平衡（nitrogen balance）表示。由于摄入氮和排出氮几乎都来自蛋白质，所以氮平衡是反映体内蛋白质代谢情况的一种方法，常用于了解人体蛋白质的需要量和评价人体的营养状况。

氮平衡的关系可表示为：

$$B = I - (U + F + S)$$

式中：B代表氮平衡；I代表摄入氮；U代表尿氮；F代表粪氮；S代表皮肤等途径损失氮；

(U+F+S)代表排出氮。

即:氮平衡=摄入氮-排出氮

氮平衡的关系有下列三种情况。

(一)零氮平衡(zero nitrogen balance)

B=0,即摄入氮等于排出氮,表示体内蛋白质的分解与合成处于平衡状态,多见于正常健康成年人。但实际上摄入氮比排出氮多5%机体才处于平衡状态。

据测定,一个体重65 kg的健康成年人一天(24 h)损失的氮为尿氮2.4 g、粪氮0.8 g、皮肤排出氮0.2 g、其他途径损失氮0.1 g。则其一天排出氮为3.5 g,相当于22 g蛋白质,即该成年人一天至少需要22 g蛋白质供其利用才能维持氮平衡。

(二)正氮平衡(positive nitrogen balance)

B>0,即摄入氮大于排出氮,表示体内蛋白质的合成大于分解。处于生长发育时期的婴幼儿、儿童、青少年,孕妇、乳母以及处于康复期的患者,均应处于正氮平衡状态。

(三)负氮平衡(negative nitrogen balance)

B<0,即摄入氮小于排出氮,表示体内蛋白质的分解大于合成。蛋白质摄入不足、机体创伤、应激、慢性消耗性疾病均会造成负氮平衡。

(四)氮平衡与健康

如果膳食中蛋白质长期摄入不足,将出现负氮平衡。负氮平衡的出现表示组织蛋白质分解的同时,不能进行相应的蛋白质合成,以维持组织细胞的更新。蛋白质更新速度快的组织,如小肠黏膜,首先受到影响,导致消化不良、慢性腹泻;继后肝脏受到影响,脂肪浸润,血浆蛋白质合成不足,出现水肿;肌肉蛋白质合成不足,肌肉萎缩;抗体合成减少,抵抗力下降。长期的负氮平衡,在成年人可表现为疲倦、体重显著下降、肌肉萎缩、贫血、血浆蛋白质合成减少,并可逐渐发展为营养性水肿;在幼儿、青少年主要表现为生长发育迟缓、消瘦、体重过轻、贫血、水肿,甚至智力发育障碍。

如果膳食中蛋白质长期摄入过量,则机体会增加蛋白质的分解排出,导致肝脏、肾脏负担加重,脏器受损。

五、食物蛋白质营养价值的评价

食物蛋白质是人体蛋白质的重要来源,对于食物蛋白质的营养价值,常结合其在体内的消化、吸收、利用等情况进行综合评定。由于各种食物蛋白质的含量和质量不一样,导致人体对不同食物蛋白质的消化、吸收和利用程度不同,食物蛋白质的营养价值相差很大。常用的评价指标有以下几种。

(一)蛋白质含量

食物蛋白质含量的测定常用凯氏定氮法(Kjeldahl method),即通过测定食物中的氮含量,再乘以蛋白质的折算系数(约 6.25,即 100/16),就可以得到食物蛋白质含量。部分食物蛋白质含量见表 3-2。

表 3-2　部分食物蛋白质含量(g/100 g 可食部)

食物名称	含量	食物名称	含量
奶酪	25.7	口蘑	38.7
牛肉(瘦)	20.3	黑大豆	36.0
鳜鱼	19.9	花生仁	24.8
基围虾	18.2	北豆腐	12.2
鸡翅	17.4	粳米(标一)	7.7
鸡肝	16.6	马铃薯(土豆)	2.0
鸭血	13.6	香蕉	1.4
鸡蛋	13.3	海带	1.2
生蚝	10.9	西红柿	0.9
牛乳	3.0	柑橘	0.7

蛋白质含量是评价食物蛋白质营养价值的重要指标之一,是评价食物蛋白质营养价值的基础,食物蛋白质含量高是其蛋白质营养价值高的一个重要前提条件。一般对同类食物而言,蛋白质含量越高,其营养价值相对更高;但比较不同类食物蛋白质的营养价值,则不仅要考虑蛋白质含量,更应考虑蛋白质的质量。蛋白质的质量取决于其被人体消化吸收和利用的程度。

(二)蛋白质的消化率

蛋白质的消化率(digestibility)是反映食物蛋白质在消化道内被分解的程度以及消化后的氨基酸和肽被吸收程度的一项指标,常用在消化道内被吸收的蛋白质占摄入蛋白质的百分数来表示。其表达式为:

蛋白质消化率(%)=(吸收氮÷摄入氮)×100%

其中,吸收氮=摄入氮-(粪氮-粪代谢氮),粪氮绝大部分来自未能消化吸收的食物氮,但也含消化道脱落的肠黏膜细胞和代谢废物中的氮,后两者称为粪代谢氮。这些粪代谢氮是在人体进食足够热量但完全不摄取蛋白质的情况下在粪便中测得的。按照上式计算,其结果称为食物蛋白质的真消化率。

如在测定时忽视粪代谢氮,所得的结果称为表观消化率,其表达式为:

蛋白质的表观消化率(%)=[(摄入氮-粪氮)÷摄入氮]×100%

蛋白质的消化率除了受蛋白质本身的性质影响外，还受人体和食物两方面多种因素的影响，前者包括全身状态、消化功能、精神情绪、饮食习惯和该食物感官状态是否适应等；后者除食物属性之外还包括食物纤维的含量、烹调加工方式、共同进食的其他食物的影响等。如大豆整粒进食时蛋白质消化率仅约60%，但加工为豆腐，其蛋白质消化率可提高至90%。一般烹调方法中的蒸、煮对蛋白质的消化率影响较小；煎炸温度过高或时间太长会破坏部分氨基酸，还会影响蛋白质的消化率。

一般烹调加工方法下，动物性蛋白质的平均消化率高于植物性蛋白质。植物性蛋白质的消化率低，主要是因为植物性蛋白质被植物纤维所包围，不能与消化酶充分接触。常见食物蛋白质的真消化率见表3-3。

表 3-3　几种常见食物蛋白质的真消化率(%)

食物名称	真消化率	食物名称	真消化率
鸡蛋	97±3	燕麦	86±4
牛奶	95±3	小米粉	79
肉、鱼	94±3	大豆粉	87±7
玉米	85±6	菜豆	78
大米粉	88±4	花生酱	88
面粉(精制)	96±4	中国混合膳食	96

(三)蛋白质的利用率

1. 必需氨基酸的含量比例——氨基酸模式

(1)氨基酸模式　所谓氨基酸模式(amino acid pattern)，就是蛋白质中各种必需氨基酸的构成比例。其计算方法是将该种蛋白质中的色氨酸含量定为1.0，分别计算出其他必需氨基酸的相应比值，这一系列比值就是该种蛋白质的氨基酸模式。几种食物蛋白质和人体蛋白质氨基酸模式见表3-4。

表 3-4　几种食物蛋白质和人体蛋白质氨基酸模式

氨基酸	全鸡蛋	牛奶	牛肉	大豆	面粉	大米	人体
异亮氨酸	3.2	3.4	4.4	4.3	3.8	4.0	4.0
亮氨酸	5.1	6.8	6.8	5.7	6.4	6.3	7.0
赖氨酸	4.1	5.6	7.2	4.9	1.8	2.3	5.5
蛋氨酸+半胱氨酸	3.4	2.4	3.2	1.2	2.8	2.8	2.3
苯丙氨酸+酪氨酸	5.5	7.3	6.2	3.2	7.2	7.2	3.8
苏氨酸	2.8	3.1	3.6	2.8	2.5	2.5	2.9
缬氨酸	3.9	4.6	4.6	3.2	3.8	3.8	4.8
色氨酸	1.0	1.0	1.0	1.0	1.0	1.0	1.0

氨基酸模式反映了人体蛋白质以及各种食物蛋白质在必需氨基酸的种类和含量上

存在的差异。这种差异影响着食物蛋白质被人体的利用程度，差异越小，即食物蛋白质氨基酸模式与人体蛋白质氨基酸模式越接近，人体对该食物蛋白质的利用率越高，则该食物蛋白质的营养价值也相对越高。比较上述几种食物蛋白质的氨基酸模式，发现鸡蛋蛋白质和牛奶蛋白质的氨基酸模式与人体蛋白质氨基酸模式最为接近，故在实验中常将它们作为参考蛋白质(reference protein)。

(2)限制氨基酸　如果食物蛋白质中一种或几种必需氨基酸缺乏或含量偏低，不能满足机体蛋白质合成需要，将使食物蛋白质被人体利用合成为机体蛋白质的过程受到限制，造成其蛋白质营养价值降低，这些含量相对较低的必需氨基酸称为限制氨基酸(limiting amino acid)。若有两种以上必需氨基酸不足，则依不足的程度大小依次称为第一、第二、第三……限制氨基酸。几种食物的限制氨基酸见表 3-5。

表 3-5　几种食物的限制氨基酸

食 物 名 称	第一限制氨基酸	第二限制氨基酸	第三限制氨基酸
大米	赖氨酸	苏氨酸	缬氨酸
小麦	赖氨酸	苏氨酸	缬氨酸
玉米	赖氨酸	色氨酸	苏氨酸
花生	蛋氨酸	色氨酸	苏氨酸
大豆	蛋氨酸	色氨酸	苏氨酸

(3)食物蛋白质的营养分类　根据氨基酸模式，在营养学上通常把食物蛋白质分为三类，即完全蛋白质、半完全蛋白质和不完全蛋白质。

完全蛋白质是指所含的必需氨基酸种类齐全，数量充足，各种氨基酸比例适宜，容易吸收利用，不仅能保证人体正常的需要，还可以促进儿童的生长发育，又常称为优质蛋白质。如奶类中的乳清蛋白和酪蛋白、蛋类中的卵清蛋白、鱼类和肉类中的肌蛋白、大豆中的大豆球蛋白等都是完全蛋白质。半完全蛋白质是指所含的必需氨基酸种类基本齐全，但各种氨基酸之间的比例不适宜，不能很好地满足人体需要。如果把这类蛋白质(如谷蛋白、玉米蛋白等)作为唯一的蛋白质来源，则只能维持生命，不能促进生长发育。不完全蛋白质是指所含的必需氨基酸种类不全，不能提供人体所需的全部必需氨基酸，既不能维持生命，也不能促进生长发育。如果不完全蛋白质长期作为膳食蛋白质的唯一来源，将损害人体健康，甚至危及生命。如肉皮、蹄筋中的胶原蛋白是不完全蛋白质。

2. 蛋白质生物价

蛋白质生物价(biological value，BV)是反映食物蛋白质消化吸收后，被机体利用程度的一项指标，用食物蛋白质被人体吸收后在体内储留氮与被人体吸收氮的比值表示。其表达式为：

$$蛋白质生物价=(储留氮\div吸收氮)\times100$$

其中，储留氮＝吸收氮－(尿氮－尿内源氮)，吸收氮＝摄入氮－(粪氮－粪代谢氮)。尿氮和尿内源氮的检测原理和方法与粪氮、粪代谢氮一样。

蛋白质生物价的最大值为100，蛋白质生物价越高，表明食物蛋白质中氨基酸被机体利用的程度也越高。蛋白质生物价的高低主要取决于氨基酸模式，大凡食物蛋白质所含的必需氨基酸种类齐全，比例适当，与机体组织相近似，少量即可维持氮平衡，表明其品质优良，蛋白质生物价高；如所含必需氨基酸种类不全或含量不足，或含量尚可，但比例不当，食后不能很好被利用，其蛋白质生物价便较低。

蛋白质生物价对指导肝、肾病患者的膳食很有意义。蛋白质生物价高表明食物蛋白质中氨基酸主要用来合成人体蛋白，极少有过多的氨基酸经肝、肾代谢而释放能量或由尿排出多余的氮，从而大大减少肝、肾的负担。常见食物蛋白质生物价见表3-6。

表3-6　常见食物蛋白质生物价

食物蛋白质	蛋白质生物价	食物蛋白质	蛋白质生物价
鸡蛋	94	大米	77
脱脂牛奶	85	红薯（甘薯）	72
鱼	83	马铃薯	67
牛肉	76	小麦	67
猪肉	74	生大豆	57

3. 蛋白质的净利用率

蛋白质的净利用率（net protein utilization，NPU）是反映食物蛋白质实际被机体利用程度的一项指标，实际上包括了食物蛋白质被消化和利用两方面的情况，能更加全面地反映食物蛋白质的营养价值。其表达式如下：

蛋白质的净利用率＝蛋白质生物价×蛋白质消化率＝（储留氮÷摄入氮）×100％

4. 蛋白质功效比值

蛋白质功效比值（protein efficiency ratio，PER）是测定蛋白质利用率的另一简便方法，用实验期内动物平均每摄取1 g蛋白质所增加的体重（g）表示。其表达式为：

蛋白质功效比值＝动物增加体重（g）÷摄入食物蛋白质（g）

一般用出生后21～28天刚断奶的雄性大白鼠（体重50～60 g）作实验动物，以含被测蛋白质10％的合成饲料饲养28天进行测定。同时须以经过标定的酪蛋白为参考蛋白质，在同样条件下，作为对照组进行测定。

同一种食物在不同的实验条件下，所测得的功效比值往往有差异。为了使实验结果具有一致性和可比性，实验期间同时用经过标定的酪蛋白（PER值为2.5）为参考蛋白，在同样条件下作为对照组进行测定。被测蛋白质的功效比值可按下式计算：

被测蛋白质功效比值＝（实验组功效比值÷对照组功效比值）×2.5

由于所测蛋白质主要用于提供生长之需要，所以该指标被广泛用于婴幼儿食品的蛋白质营养价值的评价中。

5. 氨基酸评分

目前国际上常用氨基酸评分（amino acid score，AAS）或蛋白质化学评分作为评定食物蛋白质营养价值的指标。基本方法是将被测蛋白质的必需氨基酸组成与推荐的理想蛋白质或参考蛋白质的氨基酸模式相对比，其计算公式为：

氨基酸评分=(每克待评蛋白质中某种氨基酸含量(mg)÷每克参考蛋白质中该种氨基酸含量(mg))×100

通常用蛋白质生物价最高的鸡蛋蛋白质作为参考蛋白质，评分最低的氨基酸即是该被测食物蛋白质的第一限制氨基酸，该评分也是待评食物蛋白质的氨基酸评分。故确定某一食物蛋白质氨基酸评分分为两步，第一步计算被测蛋白质每种必需氨基酸的评分值；第二步是在上述计算结果中，找出最低的必需氨基酸(第一限制氨基酸)评分值，即为该蛋白质的氨基酸评分。

几种食物蛋白质氨基酸评分见表3-7。

表3-7 几种食物蛋白质的氨基酸评分

食物名称	氨基酸评分	食物名称	氨基酸评分
全蛋	100	花生	65
人奶	100	小米	63
牛奶	95	全麦	53
大豆	74	芝麻	50
大米	67	玉米	49

氨基酸评分的方法比较简单，缺点是没有考虑食物蛋白质的消化率。为此，20世纪90年代初，FAO/WHO的有关专家委员会正式公布及推荐经消化率修正的氨基酸评分——蛋白质可消化性评分(protein digestibility-corrected amino acid score，PDCAAS)。其计算公式为：

蛋白质可消化性评分=氨基酸评分×真消化率

这种方法可替代蛋白质功效比值，对除孕妇和1岁以下婴儿以外的所有人群的食物蛋白质进行评价。几种食物蛋白质可消化性评分见表3-8。

表3-8 几种食物蛋白质可消化性评分

食物蛋白质	PDCAAS	食物蛋白质	PDCAAS
酪蛋白	1.00	菜豆	0.68
鸡蛋	1.00	燕麦粉	0.57
大豆分离蛋白	0.99	花生粉	0.52
牛肉	0.92	小扁豆	0.52
豌豆粉	0.69	全麦	0.40

综合上述，从所有评定指标来看，蛋白质含量越高、氨基酸模式越接近人体蛋白质构成模式，且被人体消化吸收的程度越高的食物蛋白质，其营养价值越高。

六、食物蛋白质营养价值的改善

不同食物蛋白质的氨基酸组成不同，导致了食物蛋白质营养价值的差异。为了提高蛋白质的营养价值，将两种或两种以上的食物混合食用，其中所含有的必需氨基酸取长补短，相互补充，达到较好的比例，从而提高蛋白质的利用率，这种作用称为蛋白质的互补作用。

利用蛋白质的互补作用，可有效提高混合食物蛋白质的营养价值。几种食物混合后 BV 见表 3-9。

表 3-9　几种食物混合后 BV

食物名称	单独食用 BV	混合食用所占比例(%)		
小麦	67	37	—	31
大米	57	32	40	46
大豆	64	16	20	8
豌豆	48	15	—	—
玉米	60	—	40	—
牛肉干	76	—	—	15
混合食用 BV	—	74	73	89

我国劳动人民有传统的混合膳食习惯，如粮豆混食、荤素搭配等，从理论和实践上都证明是科学、合理的。在利用蛋白质的互补作用原理改善混合食物蛋白质营养价值时，为达到较好互补效果，应遵循以下三个原则：第一，搭配的种类越多越好；第二，搭配的食物种属越远越好；第三，食用时间越近越好，同时食用效果最好。

七、蛋白质的供给量与食物来源

(一)蛋白质的供给量

蛋白质的供给量主要以各类人群的蛋白质需要量为基础。氮平衡法是确定蛋白质需要量的方法之一，通常以健康人为实验对象，膳食中控制不同蛋白质摄入量，以氮的摄入与排出维持零氮平衡时蛋白质摄入量为机体蛋白质需要量。在蛋白质需要量的基础上，考虑膳食结构、消化吸收、烹调中的损失及群体中存在的个体差异等因素，增加一个安全系数，即可得蛋白质的膳食供给量。

世界各国提出的蛋白质膳食供给量标准各有差异。在工业发达国家，一直认为成人每天按 0.8 g/kg 体重摄入蛋白质可得到满足，因其膳食中优质蛋白质所占比例较大。

我国的膳食以植物性食物为主，蛋白质质量较差，因而当前我国成人的推荐蛋白质摄入量为每天 1 g/kg 体重。中国居民膳食蛋白质推荐摄入量见表 3-10。

表 3-10　中国居民膳食蛋白质推荐摄入量(RNI)

人　群	RNI/(g/d)	
	男	女
0 岁～	9(AI)	9(AI)
0.5 岁～	20	20
1 岁～	25	25
2 岁～	25	25
3 岁～	30	30
4 岁～	30	30
5 岁～	30	30
6 岁～	35	35
7 岁～	40	40
8 岁～	40	40
9 岁～	45	45
10 岁～	50	50
11 岁～	60	55
14 岁～	75	60
18 岁～	65	55
孕妇(中)	—	＋15
孕妇(晚)	—	＋30
乳母	—	＋25

注：AI 为适宜摄入量。

(二)蛋白质的食物来源

蛋白质广泛存在于食物中，肉类、鱼类、蛋类、奶类、谷类、豆类、坚果类甚至蔬菜水果中都含有蛋白质，按其来源可分为动物性和植物性两大类。含蛋白质数量丰富且质量良好的食物有肉类、鱼类、蛋类、奶类、豆类。

一般而言，动物性蛋白质是优于植物性蛋白质的，但过量摄取动物性蛋白质，常伴有较多的动物脂肪和胆固醇的摄入；而且，动物性蛋白质中含硫氨基酸较多，如过多摄入，可加速骨骼中钙的流失，引起骨质疏松。另外，摄入过多蛋白质与一些癌症相关，尤其是结肠癌、乳腺癌、肾癌、胰腺癌、前列腺癌等。因此，应根据机体的需要摄入适量的蛋白质，并充分发挥蛋白质的互补作用，均衡地摄取各种动、植物性食物。

第二节 脂 类

脂类(lipids)是一类具有重要生物学作用的有机化合物,它们都能溶解于有机溶剂,而不溶于水。脂类约占人体体重的12.5%,是人体必需的宏量营养素之一,是人体的重要组成成分。

一、脂类的分类与营养功能

脂类包括脂肪(fats)和类脂(lipoids)两大类,类脂主要有磷脂、固醇类等。食物中的脂类95%是脂肪,5%是其他脂类。人体内储存的脂类中,脂肪含量高达99%。

(一)脂肪

1.脂肪的组成

脂肪,又称为甘油三酯或中性脂肪,是由一分子甘油和三分子脂肪酸以酯键结合而成(图3-4),故脂肪水解后可产生一分子甘油和三分子脂肪酸。脂肪酸是脂肪的关键成分,脂肪的性质及生理作用与其所含脂肪酸的种类有很大关系。

$$
\begin{array}{l}
CH_2-O-\overset{\displaystyle O}{\overset{\|}{C}}-R_1 \\
| \\
CH-O-\overset{\displaystyle O}{\overset{\|}{C}}-R_2 \\
| \\
CH_2-O-\overset{\displaystyle O}{\overset{\|}{C}}-R_3
\end{array}
$$

图3-4 脂肪的结构

2.脂肪酸

(1)脂肪酸的种类与生理特性

脂肪酸有四十余种,根据其碳链的长短、饱和程度、空间结构、双键位置的不同,有多种不同的分类方式。常常根据脂肪酸的饱和程度,即不饱和键的数目,将脂肪酸分为饱和脂肪酸(saturated fatty acid,SFA)和不饱和脂肪酸(unsaturated fatty acid,USFA)。

饱和脂肪酸是指分子结构中碳碳之间以单键形式相连,即碳碳双键数目为0的脂肪酸。食物油脂中常见的饱和脂肪酸有软脂酸(palmitic acid)和硬脂酸(stearic acid),它们在动物脂肪如猪油、牛油、羊油中含量较多。饱和脂肪酸是使血液胆固醇升高的主要脂肪酸,膳食摄入过高时,饱和脂肪酸与胆固醇形成酯,容易在动脉内膜沉积形成粥样斑块，成为引起血管硬化的主要原因。

不饱和脂肪酸是指分子结构中碳碳之间有 1 个及 1 个以上双键的脂肪酸。不饱和脂肪酸又可分为单不饱和脂肪酸（monounsaturated fatty acid，MUFA）和多不饱和脂肪酸（polyunsaturated fatty acid，PUFA）两种，两者都具有降低血脂的作用。

单不饱和脂肪酸是指分子结构中相互连接的碳原子之间存在着一个不饱和双键，即碳碳双键数目为 1 的脂肪酸。食物油脂中所含的单不饱和脂肪酸主要为油酸（oleic acid）。油酸在橄榄油和茶油中含量非常高，橄榄油中油酸含量高达 83％，茶油中油酸含量为 79％，其他如花生油（45％）、猪油（44％）、棕榈油（44％）、芝麻油（39％）等油脂中油酸含量也较高。

研究者在心血管病的流行病学调查中发现，地中海地区一些国家的居民，其每天脂肪的摄入量很高，供能比达 40％，但其冠心病发病率和血胆固醇水平远低于欧美国家。究其原因，发现该地区居民以橄榄油为主要食用油，而橄榄油富含单不饱和脂肪酸，由此引起人们对单不饱和脂肪酸的重视。单不饱和脂肪酸降低血脂的作用与多不饱和脂肪酸相近，但其对氧化作用的敏感性较多不饱和脂肪酸低，可能对预防动脉粥样硬化更有优越性。所以在膳食中降低饱和脂肪酸的前提下，以单不饱和脂肪酸取代部分饱和脂肪酸有重要意义。

多不饱和脂肪酸是有 2 个或 2 个以上双键，即双键数目≥2 的脂肪酸。食物油脂中有重要营养意义的多不饱和脂肪酸有亚油酸（linoleic acid，LA）、α-亚麻酸（α-linolenic acid，ALA）、花生四烯酸（arachidonic acid，AA）、二十二碳六烯酸（DHA）和二十碳五烯酸（EPA）等。

亚油酸和 α-亚麻酸主要存在于植物油中，如葵花子油、玉米油、大豆油、芝麻油、花生油中含亚油酸丰富；α-亚麻酸的食物来源远不及亚油酸广泛，通常在一般植物油中含量较少，但在胡麻油（亚麻子油）中含量高达 35％，此外，核桃油、菜子油、大豆油中 α-亚麻酸含量也较其他植物油高一些。

亚油酸和 α-亚麻酸在人体内不能自身合成，必须通过食物供给，这样的脂肪酸称为必需脂肪酸（essential fatty acid，EFA）。人体可以利用亚油酸和 α-亚麻酸来合成人体需要的其他脂肪酸。

花生四烯酸、DHA 和 EPA 因其碳链较长（含有 20 个或 20 个以上的碳原子）且双键数目较多，又被称为长链多不饱和脂肪酸。它们对于人体有重要的生理意义，能够降低血脂，软化血管，对心血管疾病具有一定的防治作用。此外，DHA 和花生四烯酸还是胎儿、婴幼儿大脑和视网膜组织发育必需的脂肪酸，有健脑益智、促进视觉发育等作用。DHA 和 EPA 主要存在于鱼油中，特别是深海鱼油中含量较高，海洋哺乳动物（如海豹）油脂中也很丰富，人体内可由 α-亚麻酸合成 DHA 和 EPA。花生四烯酸在深海鱼油中较为丰富，仅少量存在于母乳、肉类、肝脏、蛋黄等食物中，人体可利用亚油酸合成花生四烯酸。

值得注意的是，多不饱和脂肪酸对人体健康虽然有很多益处，但因双键数目较多，化学性质活泼，易发生脂质过氧化反应而产生自由基和活性氧，对细胞组织可造成一定的损伤。因此在考虑脂肪需要量时，必须同时考虑饱和脂肪酸、单不饱和脂肪酸和多不饱和脂肪酸之间的合适比例。

不饱和脂肪酸按其空间结构还可分为顺式脂肪酸(cis-fatty acid)和反式脂肪酸(trans-fatty acid)。顺式结构是指连接到双键两端碳原子上的 2 个氢原子都在碳链的同侧，而反式结构的 2 个氢原子在碳链的两侧(图 3-5)。

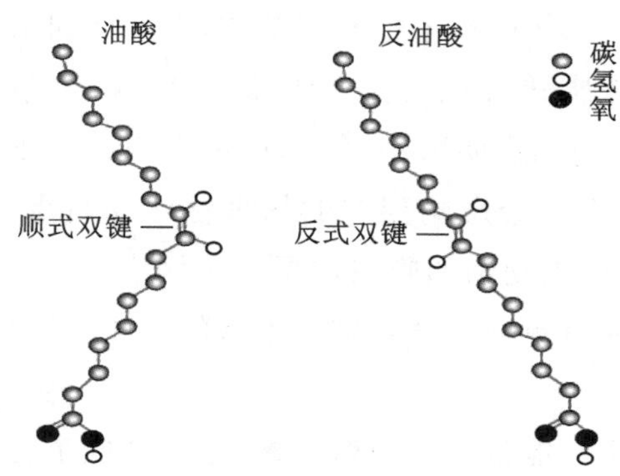

图 3-5　顺式脂肪酸与反式脂肪酸

天然油脂中的不饱和脂肪酸大多为顺式结构，而反式脂肪酸是经人为加工将普通植物油改造成“氢化油”的过程中的产物。由于这种加工工艺可使在室温下呈液态的植物油变成固态或半固态的油脂，不仅更便于运输，使保存期延长，而且用其加工的食品有色亮味香、口感酥脆、不易变质、食品销售期延长等特点，故受到各国食品制造与加工业界的广泛青睐。到目前为止，这种含反式脂肪酸的“氢化油”的使用已有一定的历史。

近年来，世界上有许多国家及越来越多的研究发现，反式脂肪酸可能对人体健康造成多种危害。如导致心脑血管疾病、糖尿病、乳腺癌和老年痴呆等的发病率上升，甚至可能影响儿童生长发育和神经系统健康。相关专家们普遍认为，反式脂肪酸对人的心脏损害程度远远高于任何一种动物油。

通常，在食品标签的配料表上若注有“氢化植物油”“植物奶油”“起酥油”“植脂末”“代可可脂”等字样的食品中即含有反式脂肪酸。在市售的加工食品中，有相当一部分都含有这种脂肪酸，如人造黄油、方便面、方便汤、快餐、冷冻食品、烘焙食物、薯片、炸薯条、早餐麦片、巧克力及各种糖果、沙拉酱、蛋黄派、巧克力、咖啡伴侣等。目前不主张多食用含反式脂肪酸的食物。

此外，脂肪酸尚可按其碳链的长短不同而分成四类。

①短链脂肪酸(short-chain fatty acids，SCFA)：碳链中含有 4～8 个碳原子的脂肪酸，主要存在于乳脂和某些棕榈油中。

②中链脂肪酸(medium-chain fatty acids，MCFA)：碳链中含有 10～14 个碳原子的

脂肪酸，存在于某些种子油（如椰子油）中。

③长链脂肪酸（long-chain fatty acids，LCFA）：碳链中含有16～18个碳原子的脂肪酸，是脂类中主要的脂肪酸。

④超长链脂肪酸（very long chain fatty acids，VLCFA）：碳链中含有20个以上碳原子的脂肪酸，一般存在于海产油脂（如深海鱼油）中。

（2）食物中的脂肪酸　天然食物中含有多种脂肪酸，多以脂肪的形式存在。通常动物脂肪以含饱和脂肪酸为主，植物脂肪以不饱和脂肪酸为主。动物脂肪一般含40%～60%的饱和脂肪酸，30%～50%的单不饱和脂肪酸，多不饱和脂肪酸含量极少；其所含有的脂肪酸主要有硬脂酸、软脂酸、油酸、花生四烯酸等。植物脂肪含10%～20%的饱和脂肪酸和80%～90%的不饱和脂肪酸；植物油中所含有的脂肪酸主要有亚油酸、油酸、亚麻酸等。脂肪酸的饱和程度会影响到它的物理性状如熔点，脂肪随其脂肪酸的饱和程度越高，其熔点也越高，所以动物油脂在常温下呈固态，称为脂；植物油脂常温下呈液态，称为油。寒带地区的深海鱼油中含有较为丰富的DHA、EPA。

3.脂肪的生理功能

（1）供给能量　脂肪是高能量密度的营养素，是人体能量的重要来源，也是体内过剩能量的一种储存方式。积存的体脂是机体的能量仓库，当人体能量来源不足时，可动用人体储存的脂肪来补充。每1 g脂肪在体内约产生37.6 kJ(9 kcal)能量，一般合理膳食的总能量有20%～30%由脂肪提供。

（2）构成身体成分　成年人的体脂占体重的10%～20%，肥胖者可达30%～60%。人体内脂肪储存于脂肪组织中，如皮下、肠系膜、肌肉间隙、结缔组织、肾脏等处，对器官有支撑、固定和衬垫作用，可保护内脏器官免受外力伤害。

（3）提供必需脂肪酸　亚油酸和α-亚麻酸为人体必需脂肪酸，它们在人体内不能合成，必须由食物供给，多存在于植物油中。必需脂肪酸有重要的生理功能：它们是磷脂的重要组成成分，与细胞的结构和功能密切相关；是合成前列腺素的前体，前列腺素在体内有多种生理功能；与胆固醇的代谢密切相关等。必需脂肪酸缺乏可引起生长迟缓、生殖障碍、皮肤受损（皮疹、皮肤起鳞痂）等；还可引起肝脏、肾脏、神经和视觉方面的多种疾病。

（4）促进脂溶性维生素的吸收　脂溶性维生素包括维生素A、D、E、K，它们常与脂肪并存，必须随着脂类物质的吸收而吸收。

（二）磷脂

磷脂（phospholipid）是指甘油三酯中1个或2个脂肪酸被含磷酸的其他基团所取代的一类脂类物质。所有的细胞中都含有磷脂，它们是除脂肪以外，体内含量较多的脂类，尤以脑、神经和肝脏中含量最高。

磷脂中较重要的是卵磷脂（lecithin）和脑磷脂（cephalin）。卵磷脂是膳食和体内最丰富的磷脂之一，由甘油、脂肪酸、胆碱组成；脑磷脂由甘油、脂肪酸、胆胺组成。磷脂是生物膜的重要组成成分；对脂类的运转和代谢起着重要作用，它能促进脂肪和胆固醇代谢，防止形成脂肪肝；磷脂在脑和神经组织中含量较高，因而有健脑作用。

（三）固醇类

固醇类是一类含有同样多个环状结构的脂类化合物，广泛存在于动植物性食物中，主要有动物固醇和植物固醇。动物固醇主要是指胆固醇（cholesterol），是人体内主要的固醇类物质，也存在于动物组织内，以大脑及神经组织、内脏、卵黄中含量最为丰富。胆固醇有重要的生理功能，它是细胞膜的重要组成成分，人体内 90％的胆固醇存在于细胞中；胆固醇还是人体许多重要活性物质的合成材料，如胆汁酸、维生素 D、肾上腺皮质激素、性激素等。因胆固醇广泛存在于动物性食物中，人体也可以利用自身合成的内源性胆固醇，所以通常不存在胆固醇缺乏。

另一方面，胆固醇多则为患，过多就会沉积在血管壁上，是高脂血症、动脉粥样硬化等的危险因素。研究表明，人体内胆固醇升高的主要原因是内源性因素。人体每天所需胆固醇约有 4/5 是在体内代谢产生的，只有 1/5 需从食物补充，每人每天从食物中摄取 200 mg 胆固醇即可满足身体需要，另外食物胆固醇的吸收率随着食物胆固醇含量的增加而下降。所以，对于健康人来说，不必过分控制胆固醇摄入量，注意膳食中的能量平衡比注意胆固醇摄入量更为重要。当然，高脂血症及相关疾病患者例外。

植物固醇是存在于植物性食物中分子结构与胆固醇相似的固醇类物质，是植物细胞的重要组成成分，如豆固醇、谷固醇和麦角固醇等。植物固醇在肠道内可以与胆固醇竞争，减少胆固醇吸收；麦角固醇经日光、紫外线照射可转变为维生素 D 供人体吸收利用。

二、脂类的消化、吸收与代谢

（一）消化

膳食中的脂类主要为甘油三酯，此外还有少量的磷脂、固醇类等。食物进入口腔后，脂类消化就已开始，唾液腺分泌的脂肪酶可水解部分食物脂肪。对成人来说，这种消化能力很弱，而婴儿口腔中的脂肪酶可有效地分解乳汁中的脂肪。脂类在胃里的消化也极其有限，胃内虽含有少量的脂肪酶，但其酸性环境不利于脂肪的乳化，故脂肪在胃内几乎不能被消化。婴儿胃酸较少，且乳汁中脂肪呈乳化状态，在胃内有少部分可被消化。所以，脂类的消化主要在小肠中进行。

食物脂肪进入小肠后，首先在胆汁作用下，乳化成细小的微粒。脂肪微粒与小肠中的胰液、小肠液充分接触，在胰脂肪酶和肠脂肪酶的作用下水解，生成游离脂肪酸和甘油一酯，偶尔也有完全水解成为甘油和脂肪酸。胰液中还有一定量的胆固醇酯酶和磷脂酶，分别水解胆固醇酯和卵磷脂，生成的产物有脂肪酸、胆固醇、甘油、磷酸、胆碱等。食物的胆固醇和小部分磷脂在肠内可以不经消化而直接吸收。

（二）吸收

食物中的脂类经上述消化过程后，生成甘油一酯、脂肪酸、胆固醇及磷脂等，这些产物与胆汁乳化成混合微团(mixed micelles)，这种微团体积很小(直径 20 nm)，是一种水溶性复合物，可被肠黏膜细胞吸收。脂类的吸收主要在十二指肠下段和盲肠。甘油及中短链脂肪酸无须混合微团协助，直接吸收入小肠黏膜细胞后，进而通过门静脉进入血液。长链脂肪酸及其他脂类消化产物甘油一酯、磷脂和胆固醇等随微团吸收入小肠黏膜细胞，在小肠黏膜细胞内酯化生成相应的甘油三酯、磷脂和胆固醇酯。这些反应可看成脂类的改造过程，即将食物中动、植物的脂类转变为人体的脂类。在小肠黏膜细胞中，生成的甘油三酯、磷脂、胆固醇酯及少量胆固醇，与细胞内合成的载脂蛋白构成乳糜微粒(chylomicron，CM)，经肠绒毛的中央乳糜管汇合入淋巴管，通过淋巴系统最终进入血液循环，随血液到达全身，以满足机体的需要，或进入肝脏代谢。

（三）转运与代谢

肝脏将来自食物的脂肪和内源性脂肪及蛋白质等合成极低密度脂蛋白(very low density lipoprotein，VLDL)，并随血流满足机体对甘油三酯的需要；随着甘油三酯的减少，同时又不断地聚集血中的胆固醇，最终形成甘油三酯少而胆固醇多的低密度脂蛋白(low density lipoprotein，LDL)，满足机体对各种脂类的需要。LDL 是胆固醇的主要携带者，它的浓度增高预示存在动脉粥样硬化的潜在危险。体内还可以合成高密度脂蛋白(high density lipoprotein，HDL)，其重要功能是将体内胆固醇、磷脂运送到肝脏代谢，可防止脂质在动脉壁沉积造成动脉粥样硬化，从而起到保护作用。CM、VLDL、LDL 和 HDL 是人体内的四种重要血浆脂蛋白，血液中脂类的运输是由血浆中的脂蛋白(表 3-11)完成的。

表 3-11　血浆中的脂蛋白

脂蛋白种类	化学组成/(%)		主要功能
CM	蛋白质：0.5～2 磷脂：5～7	甘油三酯：80～95 总胆固醇：1～4	运输外源性脂类进入血液
VLDL	蛋白质：5～10 磷脂：15	甘油三酯：50～70 总胆固醇：15～19	运输内源性甘油三酯至全身
LDL	蛋白质：20～25 磷脂：20	甘油三酯：10 总胆固醇：45～50	转运胆固醇到全身组织
HDL	蛋白质：50 磷脂：25	甘油三酯：5 总胆固醇：20	转运外周组织胆固醇到肝脏代谢和排出——“血管清道夫”

吸收后的脂类大部分储存于脂肪组织，作为能量储备，需要时动用；一部分作为新细胞组成成分，存于脑、肾、心、脾、肺等重要器官或被腺体利用，合成其分泌物如乳汁、皮脂、性激素等；一部分在肝内转变为磷脂和糖原进行储存；一部分氧化分解成二氧化碳和水，释放能量。肝脏是脂类消化、吸收与代谢的重要器官。

(四)影响胆固醇吸收、代谢的因素

食物中胆固醇的吸收、代谢会受到一些因素的影响，这些因素包括：

1. 食物胆固醇

胆固醇吸收率随着摄食量的增加而递减。实验证明，饮食中胆固醇含量＜450 mg时，50%可被吸收，若每天进食胆固醇 1600 mg，仅有 32%被吸收。

2. 食物脂肪和脂肪酸

高脂肪膳食能促进胆汁分泌，脂肪水解产物又是混合微团的重要成分，它还促进肠黏膜细胞合成乳糜微粒，故食物脂肪有利于胆固醇的吸收。膳食中含饱和脂肪酸过高，可使血浆胆固醇升高；摄入较多不饱和脂肪酸如亚油酸，血浆胆固醇水平即降低，这是由于不饱和脂肪酸能促进磷脂的合成和提高卵磷脂-胆固醇酰基转移酶(LCAT)活性，生成较多胆固醇酯，由 HDL 转运至肝脏，再经肠道排出体外。

3. 植物固醇

植物固醇不仅本身吸收很差，而且还能抑制胆固醇的吸收。这可能是因为：①植物固醇的分子结构与胆固醇极为相似，竞争性抑制肠内胆固醇酯的水解，以及肠壁内游离胆固醇的再酯化，促使其从粪便中排泄；②植物固醇竞争性地占据微粒内胆固醇的位置，影响胆固醇与肠黏膜细胞接触的机会，从而妨碍其吸收。

4. 膳食纤维

食物中的膳食纤维如纤维素、果胶、琼脂等容易和胆汁盐结合形成复合物，妨碍微粒的形成，故能降低胆固醇的吸收。

5. 年龄与性别

随着年龄增长，血浆胆固醇有所增加。50 岁以前，男女之间差别不太明显，60 岁后，女性显著升高，超过男性，在 65 岁左右达到高峰，此与妇女绝经有关。血浆胆固醇的变化主要取决于 LDL，而脂蛋白代谢受性激素的影响。在男性和缺乏雌激素的女性中，给予雌激素则血中 HDL 和 VLDL 水平增高，而 LDL 浓度下降。女性绝经后雌激素水平下降，致使血胆固醇升高。

三、食物脂肪营养价值的评价

食物脂肪的营养价值受很多因素的影响，通常取决于脂肪的消化率、脂肪酸的种类

与含量、脂溶性维生素的含量等方面。对食物脂肪营养价值的评价主要有以下三个指标。

(一)脂肪的消化率

食物脂肪的消化率与其熔点密切相关,熔点越低越容易消化,熔点接近或低于体温的脂肪消化率可高达97%～98%,高于体温的脂肪消化率为90%左右,熔点高于50 ℃的脂肪,不容易消化,其消化率一般在80%～90%。熔点与食物脂肪中所含不饱和脂肪酸的种类和含量有关,含不饱和脂肪酸和短链脂肪酸越多的脂肪,熔点越低,消化率越高。一般来说,植物油中不饱和脂肪酸含量较高,熔点较低,而动物油中饱和脂肪酸含量较高,熔点较高,故植物油的消化率普遍高于动物油(表3-12)。

表3-12 几种食用油的消化率

名称	消化率/(%)	名称	消化率/(%)	名称	消化率/(%)
菜子油	99	麻油	98	奶油	98
棉子油	98	花生油	98	猪油	94
大豆油	98	茶油	91	牛油	89
橄榄油	98			羊油	81

(二)脂肪酸的组成

食物脂肪中脂肪酸的组成,即脂肪酸的种类及含量是评价脂肪营养价值的主要因素。

1.必需脂肪酸含量

亚油酸(n-6)和α-亚麻酸(n-3)为人体必需脂肪酸。必需脂肪酸有重要的生理作用,且在人体内不能合成,必须从食物脂肪中获得。所以必需脂肪酸含量越高,食物脂肪的营养价值就越高。一般植物油(椰子油除外)中必需脂肪酸含量高于动物油,其营养价值优于动物脂肪。多种植物油中富含n-6系列的亚油酸,如大豆油、芝麻油、玉米油、花生油等,所以膳食中亚油酸的摄取通常较为充足;属于n-3系列的α-亚麻酸来源相对稀少,主要存在于亚麻子油中,在核桃油等坚果油脂中含量相对较高(表3-13)。

2.单不饱和脂肪酸含量

单不饱和脂肪酸是指含有1个双键的脂肪酸,油酸是最常见的单不饱和脂肪酸,在动植物油中广泛存在(表3-13),在橄榄油(含量83%)和茶油(含量79%)中含量非常高。单不饱和脂肪酸降低血脂的作用与多不饱和脂肪酸相近,但其对氧化作用的敏感性较多不饱和脂肪酸低,在储存和烹饪加工过程中稳定性更高。

表 3-13　常见食用油的脂肪酸组成

食用油	饱和脂肪酸/(%)	不饱和脂肪酸/(%)		
		油酸(n-9)	亚油酸(n-6)	α-亚麻酸(n-3)
核桃油	7.6	20	65	8.0
胡麻油	9.5	18	37	36.0
橄榄油	10.0	83	7	—
茶油	10.0	79	10	1.0
菜子油	13.0	20	16	9.0
芝麻油	14.0	39	46	0.8
葵花子油	14.0	19	63	4.5
玉米油	14.5	27	56	0.6
大豆油	15.9	22	52	7.0
花生油	18.5	40	38	0.4
猪油	43.2	44	9	—
牛油	61.8	29	2	1.0

3. 长链多不饱和脂肪酸含量

长链多不饱和脂肪酸是指链长在 18 个碳原子以上并含有多个顺式双键的脂肪酸，主要包括花生四烯酸(AA，n-6)、二十碳五烯酸(EPA，n-3)和二十二碳六烯酸(DHA，n-3)等，它们不仅是细胞膜结构的成分，而且在脑和视网膜的发育上有突出的功用，其中 DHA 是影响儿童智力和视敏度的重要物质。这些长链多不饱和脂肪酸的食物来源范围比较狭窄，尤其是 DHA 和 EPA，它们主要存在于寒带地区的深海鱼油中；其他天然食物中长链多不饱和脂肪酸的含量较少或缺乏(表 3-14)。

表 3-14　部分食物 DHA＋EPA 含量(mg/100 g 可食部)

食物名称	DHA＋EPA
梭子蟹	468
小黄鱼	399
墨鱼	233
鲈鱼	170
绿鳍马面豚	143
基围虾	143
沙丁鱼	123
鳙鱼	117
乌鳢	86.4
青鱼	54.6

(三)脂溶性维生素含量

天然食物中的脂溶性维生素往往存在于食物的脂肪中,一般脂溶性维生素含量高的脂肪,其营养价值也高。植物油富含维生素 E,尤其是谷类种子的油脂如麦胚油、米糠油、玉米油等维生素 E 含量很高。动物肝脏、奶和蛋中的脂肪也富含维生素 A 和维生素 D,但动物的储存脂肪中几乎不含维生素,器官脂肪则含量较少。

四、脂类供给量与食物来源

(一)脂类的供给量

脂肪的供给可受民族、地区、季节、气候条件、职业、饮食习惯等因素的影响,变动范围较大。在我国每天膳食营养素供给量建议中未明确规定脂肪的供给数量,但提出脂肪的供给应注意保持在其总摄食能量中占有的适当比例。中国居民膳食营养素参考摄入量(DRIs)推荐,成人脂肪能量占总摄入能量的比例为 20%～30%;儿童、青少年、老年人、孕妇和乳母膳食脂肪的适宜供能比与成人相同,为 20%～30%;0～6 个月婴儿脂肪的适宜供能比为 40%～60%,7～12 个月婴儿为 40%,1～3 岁幼儿定为 35%(表 3-15)。

表 3-15　中国居民膳食脂肪和脂肪酸参考摄入量

人群	总脂肪	SFA	n-6 PUFA		n-3 PUFA			
	AMDR	U-AMDR	LA	AMDR	ALA	AMDR	EPA+DHA	
	/(%E)	/(%E)	AI/(%E)	/(%E)	AI/(%E)	/(%E)	AI/mg	AMDR/g
0 岁～	48(AI)	—	7.3(ARA150 mg)	—	0.87	—	100(DHA)	—
0.5 岁～	40(AI)	—	6.0	—	0.66	—	100(DHA)	—
1 岁～	35(AI)	—	4.0	—	0.60	—	100(DHA)	—
4 岁～	20～30	<8	4.0	—	0.60	—	—	—
7 岁～	20～30	<8	4.0	—	0.60	—	—	—
18 岁～	20～30	<10	4.0	2.5～9.0	0.60	0.5～2.0	—	0.25～2.0
≥60 岁	20～30	<10	4.0	2.5～9.0	0.60	0.5～2.0	—	0.25～2.0
孕妇及乳母	20～30	<10	4.0	2.5～9.0	0.60	0.5～2.0	250(DHA 200)	—

注:%E 为占能量的百分比;AMDR 为宏量营养素可接受范围。

膳食脂肪除供给能量外,还提供必需脂肪酸,必需脂肪酸应不少于总能量的 3%。在考虑总脂肪和必需脂肪酸摄入量的基础上,必须同时考虑饱和脂肪酸、单不饱和脂肪酸和多不饱和脂肪酸的合理摄取。我国推荐成人、老年人、孕妇及乳母饱和脂肪酸供能比小于 10%,4～17 岁人群饱和脂肪酸供能比小于 8%;推荐成人、老年人、孕妇及乳母 n-6多不饱和脂肪酸适宜供能比为 2.5%～9.0%;推荐成人、老年人、孕妇及乳母 n-3 多不饱和脂肪酸适宜供能比为 0.5%～2.0%;推荐 0～6 个月婴儿、7～36 个月婴幼儿 DHA 的适宜摄入量为 100 mg/d,孕妇和乳母 EPA+DHA 的适宜摄入量为 250 mg/d,其中 200 mg 为 DHA,将成人和老年人 EPA+DHA 的适宜摄取水平定为 0.25～2.0 g/d(表 3-15)。

之前 WHO 和我国 DRIs 对膳食胆固醇摄入量的推荐值是小于 300 mg/d。然而,有研究显示,即使胆固醇摄入量达到 768 mg/d,也未发现胆固醇摄入与冠心病发病和死亡有关。专家们认为,目前仍缺乏胆固醇增加慢性疾病危险的阈值摄入量,无法确定膳食胆固醇的摄入量上限。

随着我国人民生产和生活水平的不断提高,脂肪的供给量已逐渐增多,城市居民中膳食脂肪的供能比已超过 30%,且动物脂肪摄入量较高,应引起重视。

(二)脂类的食物来源

脂类的食物来源主要包括各种动植物性食物中的脂类和烹调用油。植物性食物以大豆和坚果种子如花生、芝麻、核桃、瓜子仁、菜子等含油量丰富。大豆含油量约 20%,花生含油量在 40%以上,而干核桃中脂肪含量接近 60%。谷类食物含脂肪量较少,水果、蔬菜的脂肪含量则更少。植物油含不饱和脂肪酸多,并是人体必需脂肪酸的良好来源,因而也是人类食用脂肪的良好来源。

动物性食物如猪肉、牛肉、羊肉,以及它们的制品如各种肉类罐头等都含有大量脂肪,其饱和脂肪酸含量较多。禽蛋类和鱼类脂肪含量稍低(蛋黄及蛋黄粉含量甚高)。乳和乳制品也可提供一定量的脂肪。

常常从动植物组织中提炼出油脂,作为烹调油和供食品加工使用。常见的烹调油有大豆油、花生油、菜子油、芝麻油、玉米油、葵花子油、茶油、橄榄油等,此外,由一些动物组织还可以炼制成动物脂肪用于烹调。烹调用油是膳食脂肪的重要来源。近年来,随着农业生产和油脂加工技术水平的提高,一些更有保健价值的食用油被开发出来,如富含 α-亚麻酸的紫苏油,富含 γ-亚麻酸的月见草油以及含多种维生素和磷脂的米糠油等。许多加工食品如糕点、饼干和油炸食品等可含有大量油脂,也是人们膳食脂肪的来源。部分食物脂肪含量见表 3-16。

表 3-16　部分食物脂肪含量(g/100 g 可食部)

食物名称	脂肪含量	食物名称	脂肪含量
猪肉(肥)	88.6	曲奇饼	31.6
猪肉(瘦)	6.2	大豆	16.0
牛肉(瘦)	2.3	花生仁	44.3
鸡翅	11.8	核桃(干)	58.8
鸭肝	7.5	粳米(标一)	0.6
草鱼	5.2	马铃薯	0.2
基围虾	1.4	马铃薯片(油炸)	48.4
生蚝	1.5	海带	0.1
鸡蛋	8.8	西红柿	0.2
牛乳	3.2	蘑菇(鲜)	0.1

含磷脂较丰富的食物有蛋黄、内脏、大豆、坚果等。含胆固醇较高的食物有动物的脑、肾、心、肝和蛋黄等，水产品、肉类、奶油中也含有一定量的胆固醇。植物性来源的食物不含胆固醇，但谷类、坚果和豆类等植物性食物中含有植物固醇，植物固醇可降低血胆固醇含量。

五、脂类与人体健康

(一)脂类摄入不当对健康的影响

如果膳食脂类长期供应不足，可引起必需脂肪酸、类脂和某些脂溶性维生素的缺乏，可导致皮肤干燥、鳞状上皮脱屑、生长发育迟缓、智力低下、性器官发育不良、生殖障碍等。

由于人体对脂类的实际需要量不高，因而脂类摄入不当中的主要问题是脂肪摄入过多，从而给人体健康带来危害。摄入脂肪过多会引起肥胖和脂肪肝；膳食中脂肪总摄入量与动脉粥样硬化性疾病、冠心病、高血压等心血管疾病的发病率和死亡率呈正相关；高脂肪膳食，可引起某些癌症的发病率增高，如乳腺癌、前列腺癌、大肠癌、胰腺癌等与长期过量地进食脂肪食物有直接关系。

(二)脂类与相关疾病

脂类的摄入不当或代谢异常与一些慢性疾病的发生发展有着密切关系。随着生活水平的提高，人们摄入的脂肪尤其是动物脂肪及胆固醇的数量明显增加，在全球范围内，血脂异常、动脉粥样硬化性疾病和冠心病等与脂类相关的慢性疾病逐年增高，严重威胁着人们的身体健康。

常见的血脂异常主要有高脂血症和高脂蛋白血症等。高脂血症是指血中脂类浓度升高，无论是血浆胆固醇含量增高，还是甘油三酯的含量增高，或是两者皆增高，统称为高脂血症。高脂蛋白血症指的是血浆脂蛋白浓度升高。高脂血症在临床上常与高脂蛋白血症同时存在。

动脉粥样硬化是指动脉内壁中形成脂质斑块，严重影响动脉管壁的弹性和正常功能，这些脂质斑块主要由胆固醇和胆固醇酯组成。

冠心病是指供应心脏本身的冠状动脉管壁形成粥样斑块造成血管腔狭窄、供血不足而引起的心肌功能障碍和(或)器质性病变。

动脉粥样硬化是导致冠心病的主要因素，血脂异常又是动脉粥样硬化的主要相关因素，而血脂的变化与膳食脂类有密切关系。

1. 膳食脂类与血脂异常的关系

(1)膳食脂肪摄入量　2002 年中国居民营养与健康状况调查结果发现，在控制年龄、地区和总能量等混杂因素后，随着膳食脂肪供能比的增加，人群超重/肥胖率、2 型糖尿病患病率及血胆固醇水平随之增加，显示膳食总脂肪应控制在适宜水平，有利于维持血脂在正常水平。

（2）膳食胆固醇摄入量　既往有较多研究显示，膳食胆固醇摄入量与血浆低密度脂蛋白胆固醇（LDL-C）和血清总胆固醇（TC）浓度呈线性剂量反应关系，并因此增大了发生动脉粥样硬化和冠心病的危险性，限制膳食胆固醇的摄入量被认为是预防心血管疾病的重要措施。

胆固醇是人体可以合成的类脂，经膳食摄入的胆固醇仅占体内合成胆固醇的 1/7～1/3。膳食胆固醇的吸收及其对血脂的影响因遗传和代谢状态而存在较大的个体差异。部分人胆固醇摄入量高时还反馈抑制自身胆固醇的合成。因此，有专家认为胆固醇摄入量不会直接反映血胆固醇水平。迄今仍缺乏胆固醇增加慢性疾病危险性的阈值摄入量的研究。另外，值得注意的是，有关鸡蛋摄入量与心血管疾病危险性的前瞻性研究发现，鸡蛋摄入量与冠心病和脑卒中没有关联。由此提示，膳食胆固醇的来源不同对血脂及心血管疾病的影响也可能不同。

（3）膳食脂肪酸种类　食用含过量饱和脂肪酸的食物会导致血浆胆固醇水平上升，有导致相关疾病作用。不饱和脂肪酸有降低血液胆固醇和 LDL 的作用，特别是长链多不饱和脂肪酸 DHA 和 EPA 有明显降低血脂的作用，可以防止动脉粥样硬化和血栓的形成。但多不饱和脂肪酸在降低 LDL 的同时，HDL 也随之下降，是其不足之处。以单不饱和脂肪酸替代饱和脂肪酸具有与多不饱和脂肪酸同样降低血脂的作用，且有报道指出，食用含单不饱和脂肪酸较高的膳食和食用含多不饱和脂肪酸较高的膳食相比，具有可使 LDL 降低，而 HDL 不下降的优点。

反式脂肪酸对心血管疾病的影响，是近年来研究的热点。反式脂肪酸不仅与饱和脂肪酸一样能增加 LDL，同时还降低 HDL，增加血中的甘油三酯，与疾病的发生率呈正相关。

（4）磷脂　磷脂是强乳化剂，能使血液中胆固醇颗粒变小并保持悬浮状态，从而有利于胆固醇透过血管壁为组织所利用，促进胆固醇酯化形成胆固醇酯，有利于胆固醇的转运，使血中胆固醇浓度降低，避免胆固醇在血管壁沉积，有利于防治动脉粥样硬化。

2. 相关疾病的膳食调控

预防和控制血脂异常和动脉粥样硬化性疾病等相关疾病，可以合理饮食为基础。根据膳食因素对相关疾病的影响，膳食调控的原则如下：

（1）控制总能量摄入，保持理想体重。因许多相关疾病患者常常伴有超重或肥胖，故应控制膳食总能量，并适当增加运动量，使体重保持正常，有利于疾病的防治。

（2）限制脂肪和胆固醇的摄入。减少膳食脂肪摄入量，使脂肪供能比在 30%以下，控制饱和脂肪酸摄入，适当增加单不饱和脂肪酸和多不饱和脂肪酸的摄入，使三种脂肪酸摄取达到适宜水平。另外，还应限制摄取高胆固醇食物。

(3)适当增加植物性蛋白质,少吃甜食,保证充足膳食纤维的摄入。大豆蛋白质有很好的降血脂作用,应提高大豆及豆制品的摄入。限制精制糖摄入,少吃甜食及饮高糖饮料,多吃蔬菜水果,适当多吃粗粮,以保证足够膳食纤维摄入。

(4)摄入充足维生素和矿物质。

(5)饮食宜清淡少盐。

(6)适当多吃保护性食品,少饮酒。适当多吃含抗氧化保护性成分的食物,如番茄、葡萄(子)、柚子、坚果、花椰菜(花菜)、莓类水果、大蒜、菠菜、燕麦、大豆、葛根、芝麻、韭菜、灵芝、人参、枸杞等。

第三节 碳水化合物

碳水化合物(carbohydrate)俗称糖类,是由碳、氢、氧三种元素组成的一类有机化合物。碳水化合物是人类生存的最基本物质和最重要的能量来源。自然界的碳水化合物主要来自植物的光合作用。

一、碳水化合物的种类与营养价值

碳水化合物种类较多,目前常常根据聚合度将碳水化合物分为糖、低聚糖和多糖三类。碳水化合物的分类见表 3-17。

表 3-17 碳水化合物分类

分类(聚合度,DP)	亚组	组成
糖(1～2)	单糖	葡萄糖、果糖、半乳糖
	双糖	蔗糖、乳糖、麦芽糖、海藻糖
	糖醇	山梨糖醇、甘露糖醇、木糖醇、麦芽糖醇
低聚糖(3～9)	异麦芽低聚糖	麦芽糊精
	其他寡糖	低聚果糖、大豆低聚糖(棉子糖、水苏糖)
多糖(≥10)	淀粉多糖	淀粉、糖原
	非淀粉多糖	纤维素、半纤维素、果胶、亲水胶质物

(一)糖

糖(sugar)包括单糖、双糖和糖醇。

1. 单糖

单糖(monosaccharide)是最简单的糖，人体消化酶无法将其水解成更简单的物质。重要的单糖有葡萄糖、果糖和半乳糖。

(1)葡萄糖(glucose)　存在于水果、蜂蜜、血液中，是构成双糖、寡糖和多糖的基本单位。它是机体吸收、利用最好的单糖。机体各器官都能利用它作为能源和制备许多其他重要的化合物，如核糖和脱氧核糖、糖蛋白、糖脂、脂类和非必需氨基酸等。某些器官实际上完全依靠葡萄糖供给能量，例如，大脑没有能量储备，必须依靠血液中葡萄糖来供能。大脑每天需 100～120 g 葡萄糖，血糖降低，脑功能即受影响，长期的低血糖休克可造成大脑不可逆性损害。此外，肾髓质、肺组织和红细胞等也必须依靠葡萄糖供能。血液中的葡萄糖称为血糖，机体血糖浓度保持相对恒定(3.8～6.1 mmol/L)对于保证上述组织能源的供应具有重要意义。

人们直接食用葡萄糖的情况很少，葡萄糖主要由淀粉水解而来。此外，还可来自蔗糖、乳糖等的水解。

(2)果糖(fructose)　果糖主要存在于水果、蜂蜜中，机体的果糖主要来自于肠道中蔗糖的水解。果糖的吸收速度比葡萄糖慢，且果糖的代谢可不受胰岛素制约，故更适合糖耐量降低者。吸收时部分果糖被肠黏膜细胞转变成葡萄糖和乳酸。肝脏是唯一实际利用果糖的器官，它可将果糖迅速转化，所以整个循环血液中果糖含量很低。

果糖的甜度很高，是天然碳水化合物中最甜的糖。若以蔗糖的甜度为 100，葡萄糖的甜度为 74，而果糖甜度为 173。因而果糖是食品工业中重要的甜味物质，工业上利用淀粉制成高果糖糖浆并应用于食品工业。

(3)半乳糖(galactose)　半乳糖很少以单糖形式存在于食物中，它主要是与葡萄糖组成乳糖，存在于乳汁中。半乳糖有甜味，在体内被吸收后转化为葡萄糖。

2. 双糖

双糖(disaccharide)是由两个单糖分子脱水缩合而成。食物中常见的双糖主要有蔗糖、麦芽糖和乳糖等。

(1)蔗糖　蔗糖由 1 分子葡萄糖和 1 分子果糖构成，广泛分布于植物界，常大量存在于植物的根、茎、叶、花、果实和种子内，在甘蔗、甜菜中含量尤为丰富，俗称白糖、砂糖或红糖，是食品工业中最重要的甜味物质，在人类营养上也有重要意义。

在某些西方国家，人们喜爱甜食，每天食用的蔗糖量可高达 100 g 以上，当地居民中体重过高和患糖尿病、心血管疾病、龋齿者比例较高，这与蔗糖的大量摄入有关。

(2)麦芽糖　由 2 分子葡萄糖构成，一般植物含量很少，但种子发芽时可因为酶的作用分解淀粉生成，尤其在麦芽中含量较多。人体内麦芽糖主要来自淀粉的水解。麦芽糖的甜度约为蔗糖的 1/2，是食品工业中重要的糖质原料。

(3)乳糖　乳糖由 1 分子葡萄糖和 1 分子半乳糖构成，是哺乳动物乳汁中的主要碳水化合物，其含量因动物不同而异。通常人乳中约含 7%，牛乳中约含 5%。乳糖不易溶解，且不太甜，但对婴儿营养特别重要，是婴儿时期主要食用的糖类物质。成人的小肠液中若缺乏乳糖酶或因年龄增加而致乳糖酶的活性下降，会造成腹胀、腹痛、腹泻等不适症状，称为乳糖不耐受症（lactose intolerance）。此病症在亚洲及非洲国家较为常见。

3. 糖醇

糖醇（alditol）是单糖的衍生物，常见的糖醇有山梨糖醇、甘露糖醇、麦芽糖醇、木糖醇等。糖醇有甜味，对酸、热有较高的稳定性，不容易发生美拉德反应，且具有能量值低，代谢不受胰岛素调节，不能被口腔中微生物利用等优势，常作为甜味剂，替代食糖用于糖尿病患者食品和防龋齿等食品中。用糖醇制取的甜味食品常称无糖食品，糖醇现在已成为国际食品和卫生组织批准的无须限量使用的安全性食品之一。糖醇广泛存在于蔬菜水果、菌藻类中。

（二）低聚糖

低聚糖（oligosaccharide）又称寡糖，是由 3～9 个单糖分子通过糖苷键构成的一类小分子多糖。重要的低聚糖有异麦芽低聚糖、低聚果糖、大豆低聚糖等。

1. 异麦芽低聚糖

异麦芽低聚糖是一类单糖（葡萄糖）数目不等的低聚糖的统称，主要有异麦芽三糖、异麦芽四糖、异麦芽五糖等。随着聚合度的增加，其甜味逐渐降低。自然界中异麦芽糖极少以游离状态存在，在某些发酵食品如酱油、乙醇中含有少量。目前食品行业主要以淀粉为原料通过发酵制取异麦芽低聚糖。

2. 低聚果糖

低聚果糖是蔗糖分子的果糖残基上结合 1～3 个果糖分子而构成的低聚糖，主要存在于蔬菜、水果中，尤其是在洋葱、大蒜、牛蒡、芦笋、香蕉等食物中含量较高。

3. 大豆低聚糖

大豆低聚糖是大豆中可溶性糖的总称，主要包括棉子糖和水苏糖。棉子糖又称蜜三糖，由 1 分子葡萄糖、1 分子果糖和 1 分子半乳糖组成；水苏糖是一种四糖，由 1 分子葡萄糖、1 分子果糖和 2 分子半乳糖组成。大豆低聚糖不能在小肠消化吸收，可被结肠中的细菌发酵产气，又称为大豆胀气因子。

低聚糖可溶于水，其甜度为蔗糖的 30%～60%。低聚糖难以被胃和小肠中的消化酶所分解，即在小肠中不能消化吸收，到达结肠后，可被结肠内的微生物（尤其是双歧杆菌）发酵利用，从而对人体有重要的营养意义。低聚糖通过“结肠发酵”作用，其部分分解产物可作为能源促进双歧杆菌的增殖，使其在肠道内成为优势菌种，抑制致病菌的生长繁殖，起到保护肠道的作用，故低聚糖常被称为双歧杆菌增殖因子。此外，低聚糖还具有膳食纤维的功能和抗龋齿作用等。

（三）多糖

多糖（polysaccharide）是由 10 个或 10 个以上的单糖分子脱水缩合而成的高分子聚

合物。多糖在性质上与单糖、双糖和低聚糖不同，一般不溶于水，无甜味，可分为淀粉多糖和非淀粉多糖。

1.淀粉多糖

淀粉多糖(starch polysaccharide)主要有淀粉和糖原。

(1)淀粉　淀粉(starch)广泛地存在于许多植物的种子、块茎和根中，谷类、根茎类蔬菜、杂豆类和某些坚果中丰富的淀粉是膳食中主要的能量来源。根据聚合方式的不同，淀粉可分为直链淀粉和支链淀粉。直链淀粉和支链淀粉在结构和性质上有一定区别，它们在淀粉中所占比例随植物品种而不同，一般直链淀粉的含量为20%～30%，支链淀粉的含量为70%～80%。淀粉在水解过程中可生成各种糊精和麦芽糖等一系列中间产物，最终产物是葡萄糖。

(2)糖原　糖原(glycogen)是动物体内储存的一种多糖，又称为动物淀粉，主要存在于肝脏和肌肉中，因此有肝糖原和肌糖原之分。正常情况下，肝脏中糖原的含量达10%～20%，肌肉中的含量达4%，人体约含糖原400 g。糖原在体内的储存有重要意义，它能迅速地分解为葡萄糖，快速供给能量。肝糖原可维持血糖浓度的稳定，当血液中葡萄糖含量增高时，多余的葡萄糖就转变成糖原储存于肝脏中；当血液中葡萄糖含量降低时，肝糖原就分解为葡萄糖进入血液中，以保持血液中葡萄糖的一定含量。肌糖原可提供机体运动时所需的能量。

2.非淀粉多糖

80%～90%的非淀粉多糖(non-starch polysaccharide，NSP)是植物细胞壁的成分，主要包括纤维素、半纤维素、果胶、树胶等，它们在人体内不能消化吸收，在营养学上被称为膳食纤维。膳食纤维相关知识将在本书第五章第二节阐述。

二、碳水化合物的消化、吸收与代谢

碳水化合物的消化自口腔开始。口腔分泌的唾液中含有唾液淀粉酶，能催化淀粉及糖原的水解，水解后的产物可有葡萄糖、麦芽糖、异麦芽糖、麦芽寡糖以及糊精等的混合物。但由于食物在口腔停留时间短暂，以致口腔中碳水化合物的消化作用意义不大。在胃内，由于胃酸及胃蛋白酶的作用，唾液淀粉酶失去活性，胃液不含任何能水解碳水化合物的酶，故碳水化合物在胃中几乎完全没有什么消化。

小肠是碳水化合物消化的主要场所。小肠中，在胰淀粉酶的作用下，可使淀粉变成麦芽糖、糊精及少量葡萄糖等。淀粉在口腔及肠腔中消化后的上述各种中间产物，以及食物中的其他碳水化合物可以在小肠黏膜上皮细胞表面进一步彻底消化。小肠黏膜上皮细胞刷状缘上含有丰富的糊精酶、麦芽糖酶、异麦芽糖酶、蔗糖酶及乳糖酶等，它们彼此分工协作，最后把食物中可消化的碳水化合物完全消化成葡萄糖、果糖及半乳糖。

碳水化合物必须经过消化变成单糖后才能被小肠黏膜上皮细胞吸收，吸收的主要部位是空肠。单糖吸收的方式既有主动吸收，又有被动扩散，故各种单糖的相对吸收速度不同。葡萄糖、半乳糖以主动吸收为主，果糖的吸收方式主要是被动扩散。如果以葡萄糖的吸收速度为 100，果糖则只有 43。

一些不能在小肠内消化的碳水化合物如低聚糖、膳食纤维等，可被结肠内的微生物如双歧杆菌、乳酸杆菌等分解为氢气、甲烷、二氧化碳及短链脂肪酸等，并被这些微生物利用以及被大肠黏膜吸收。

葡萄糖被吸收后在体内可发生三个方面的变化，一是直接进入组织细胞，氧化供能；二是暂时不被细胞需要的葡萄糖在肝脏和肌肉里被合成糖原储存起来；三是以肝糖原和肌糖原储存的葡萄糖是有限的，如果肝脏和肌肉储存不了，剩余的葡萄糖就转变成脂肪储存在脂肪组织中。

三、碳水化合物的生理功能

(一)提供能量

碳水化合物是人类最主要的能量来源。每克碳水化合物在体内约产生 16.7 kJ (4.0 kcal)的能量。维持人体健康所需要的能量中，应有 50%～65%由碳水化合物提供。碳水化合物作为主要的能源物质，与其他产能营养素相比，具有无可比拟的特点和优势。

首先，碳水化合物可以被人体所有组织直接利用，中枢神经系统只能利用葡萄糖提供能量，大脑不储存任何能量，其能量主要来源于血糖，如果血糖供给不足，则会引起大脑功能障碍，出现昏迷、痉挛甚至死亡。所以碳水化合物对维持神经组织的功能有着重要意义。此外，碳水化合物也是心脏、红细胞、白细胞等重要组织细胞的唯一能量来源。

其次，碳水化合物在体内释放能量较快，能及时供给能量，且其氧化供能后的最终产物为二氧化碳和水，易于排出，对机体无害。

此外，碳水化合物在自然界存在量大，容易取得，价格低，且大量食用无油腻感，是人类最广泛、最经济的能量来源。

(二)构成机体组织

碳水化合物是构成机体组织的重要物质，并参与细胞的组成和多种活动。每个细胞中都有碳水化合物，其含量为 2%～10%，主要以糖脂、糖蛋白等形式存在；核糖核酸和脱氧核糖核酸两种重要生命物质中均含有碳水化合物；一些具有重要生理功能的物质，如抗体、酶和激素的组成成分，也需碳水化合物参与。

(三)蛋白质节约作用

通常，机体需要的能量主要由碳水化合物提供。但当膳食中碳水化合物供应不足，能量供应不能满足需要时，将由蛋白质和脂肪产生能量来弥补，则有部分蛋白质分解用于提供能量。过多的蛋白质用作能量消耗掉是对蛋白质资源的浪费。因此，当机体摄入足够量的碳水化合物时则能节省一部分蛋白质作为能量的消耗，有利于氮在体内的储留，即碳水化合物具有蛋白质节约作用(protein sparing action)。

（四）辅助脂肪代谢

脂肪在体内代谢所产生的乙酰基，需要与碳水化合物代谢产生的草酰乙酸结合，才能进入三羧酸循环而最终被彻底氧化分解产生能量。当膳食中碳水化合物供应不足时，草酰乙酸供应相应减少，而体内脂肪或食物脂肪被动员并加速分解为脂肪酸来供应能量。这一代谢过程中，由于草酰乙酸不足，脂肪酸不能彻底氧化而产生过多的酮体，酮体不能及时被氧化而在体内蓄积，以致产生酮血症和酮尿症。膳食中充足的碳水化合物可以防止过量酮体的生成，因此这种作用称为碳水化合物的抗生酮作用(antiketogenesis)。

（五）解毒护肝作用

碳水化合物在体内代谢所产生的葡萄糖醛酸，是体内一种重要的结合解毒剂，在肝脏中能与许多有害物质如细菌毒素、酒精、砷等结合，以消除或减轻这些物质的毒性或生物活性，从而保护肝脏免受有毒物质的损害。

（六）增强肠道功能

乳糖、功能性低聚糖、非淀粉多糖类如纤维素和果胶等，可在结肠内发酵，促进肠道益生菌群增殖，刺激肠道蠕动，有利于肠道健康。

四、碳水化合物供给量与食物来源

（一）碳水化合物供给量

碳水化合物的供给量主要决定于饮食习惯、生活水平和劳动强度等。因碳水化合物在体内主要用于能量消耗，所以常以供能比来表示人体对碳水化合物的需要量。中国营养学会推荐：0～6 个月婴儿的碳水化合物的适宜摄入量(AI)为 60 g/d，7～12 个月婴儿的碳水化合物的适宜摄入量(AI)为 85 g/d，1 岁以上人群碳水化合物的适宜供能比范围为 50%～65%。故若成人能量为 2000 kcal，按 55%计，其碳水化合物实际摄入量应为 275 g。此外，对 4 岁以上人群建议控制膳食中精制糖的摄入量，每天不超过总能量的10%，或摄入量小于 50 g/d(表 3-18)。

表 3-18　中国居民膳食碳水化合物参考摄入量

人　群	总碳水化合物		糖	
	EAR/(g/d)	AMDR/(%E)	AMDR/(%E)	AMDR/(g/d)
0 岁～	—	60 g/d(AI)	—	—
0.5 岁～	—	85 g/d(AI)	—	—
1 岁～	120	50～65	—	—
4 岁～	120	50～65	<10	<50
7 岁～	120	50～65	<10	<50
11 岁～	150	50～65	<10	<50
14 岁～	150	50～65	<10	<50
18 岁～	120	50～65	<10	<50
50 岁～	120	50～65	<10	<50
65 岁～	—	50～65	<10	<50
80 岁～	—	50～65	<10	<50
孕妇	130	50～65	<10	<50
乳母	130	50～65	<10	<50

(二)碳水化合物的食物来源

碳水化合物主要来自谷类、薯类、杂豆类、根茎类蔬果、坚果等植物性食物,这些食物中的碳水化合物以淀粉为主,还有较为丰富的非淀粉多糖、低聚糖等。此外,食糖、甜点、甜味蔬果、含糖饮料和蜂蜜等是单糖和双糖的主要来源;奶类及其制品是乳糖的唯一来源。常见食物碳水化合物含量见表 3-19。

表 3-19　常见食物碳水化合物含量(g/100 g 可食部)

食物名称	含　量	食物名称	含　量
藕粉	93.0	大豆	34.2
粉条	84.2	红薯	24.7
栗子(干)	78.4	香蕉	22.0
粳米(标一)	77.4	马铃薯	17.2
小麦粉(富强粉)	75.2	桂圆(龙眼)	16.6
玉米面	73.1	山药	12.4
绿豆	62.0	葡萄	10.3
面条	61.9	菠菜	4.5
馒头	47.0	牛乳	3.4
腰果	41.6	猪肉(里脊)	0.7

五、碳水化合物与人体健康

(一)碳水化合物摄入不当对健康的影响

1. 碳水化合物摄入不足

碳水化合物摄入不足,或过度活动又不增加碳水化合物的供给,导致细胞中的碳水化合物储备耗竭,可使血糖值下降到正常值以下,发生低血糖。低血糖可导致心悸、乏力,其最严重的后果是中枢神经系统功能紊乱,甚至能引起低血糖昏迷和死亡。另一方面,机体为了维持血糖浓度的稳定和满足脑部的供能,体内糖异生反应得到激活,脂肪动员加强,大量的脂肪酸经过β-氧化提供能量的同时产生酮体,可导致酮症酸中毒。此外,肝糖原的正常储备是保持肝脏的正常解毒功能和肝脏免受有害因素损害所必需的。当肝糖原储备较充足时,能增强肝细胞的再生,使肝脏对某些化学毒物如酒精、砷等有较强解毒能力,对各种细菌感染引起的毒血症也有较强的解毒作用。当人体糖供应不足时,肝细胞再生受到影响,易导致肝脏受到损伤,从而使人体对肝炎病毒的免疫力下降。

2. 碳水化合物摄入过量

膳食中碳水化合物摄入超过人体需要时,由于机体对碳水化合物(糖原)的储存量有限,多余的碳水化合物(葡萄糖)将转变为脂肪储存在脂肪组织中,引起肥胖;肥胖又是许多慢性疾病如心血管疾病、高血压、高脂血症、糖尿病等的危险因素;长期的高碳水化合物摄入对糖尿病发生和发展不利。另外,精制糖如蔗糖摄入过量,易诱发龋齿。

(二)碳水化合物与糖尿病

糖尿病(diabetes mellitus,DM)是一种有遗传倾向的全身慢性代谢性疾病,是因胰岛素分泌绝对不足或胰岛素生物效应降低等原因引起碳水化合物等营养素的代谢紊乱。糖尿病以血糖升高作为临床上的主要标志,其典型的临床症状为“三多一少”,即多饮、多食、多尿及体重降低。起病后如未得到有效治疗和控制,久病可引起多个系统损害,出现广泛的微血管和大血管病变,导致失明、肾功能衰竭、肢端坏疽、心血管病变及脑血管病变等。

1. 糖尿病的种类与诊断标准

(1)糖尿病种类　糖尿病可分为原发性糖尿病(包括1型糖尿病、2型糖尿病)、继发性糖尿病和妊娠糖尿病等几种类型。

1型糖尿病为胰岛素依赖型,又称幼年型,可发生在任何年龄,但多见于小儿及青少年,发病年龄多为30岁以下,患者体内胰岛素分泌减少,必须依赖外源性胰岛素。1型糖尿病在我国的糖尿病患者中约占5%。

2型糖尿病为非胰岛素依赖型,又称成年型,多见于中老年人,发病年龄多在40岁以上，患者体内胰岛素分泌数量不少，但效应较差。其病因尚未明确，患者常肥胖，多有生活方式的不合理，如高糖、高脂、高能量饮食，活动量少等。2 型糖尿病在我国的糖尿病患者中占 90%～95%。

继发性糖尿病是指由胰腺疾病、内分泌疾病等所引起的糖尿病。在原发疾病治愈时，继发性糖尿病的症状即随之消失。

妊娠糖尿病一般发生在妊娠后期，占妊娠妇女的 2%～3%。发病原因是妊娠期胎盘分泌的激素引起胰岛素抵抗，亦与妊娠期进食过多有关。发生妊娠期糖尿病的患者一般年龄偏大(超过 30 岁)，常有糖尿病家族史或异常产史，肥胖也是妊娠糖尿病的危险因子。大部分患者分娩后可恢复正常，但成为糖尿病的高危人群。

(2)糖尿病的诊断标准　糖尿病的诊断标准见表 3-20。

表 3-20　糖尿病的诊断标准

项　目	静脉血浆葡萄糖值/(mmol/L)	
	空腹	餐后 2 h
正常	<6.1	<7.8
糖尿病	≥7.0	≥11.1
糖耐量减退	<7.0	7.8～11.1
空腹血糖调节受损	5.6～7.0	<7.8

2. 膳食营养因素与糖尿病

(1)碳水化合物　过去一贯认为糖尿病患者应严格控制碳水化合物的摄入量，每天只能摄入 100～200 g 主食。因碳水化合物是膳食中主要的能量来源，碳水化合物摄入不足，患者普遍感到饥饿，不能胜任日常工作；另一方面，机体会动员脂肪和蛋白质供能，一旦脂肪分解过多而碳水化合物不足，会引起酮症酸中毒。随着对糖尿病的深入研究发现，适量碳水化合物能改善葡萄糖耐量，提高胰岛素的敏感性。故目前对糖尿病患者碳水化合物的摄入量未有严格的限制，但对其种类和质量却有较严格的要求，宜选用复合型碳水化合物如谷物、豆类、蔬菜水果等；尽量少吃或不吃单糖、双糖类碳水化合物如蜂蜜、麦芽糖、甜点、含糖饮料等。

选用碳水化合物食物时，血糖生成指数(glycemic index，GI)是较重要的参考依据。血糖生成指数表示含有 50 g 有价值的碳水化合物的食物与相当量的葡萄糖相比，在一定时间内(一般为餐后 2 h)引起体内血糖应答水平的百分比值。用公式表示为：

GI＝(含有 50 g 碳水化合物某食物的 2 h 血糖应答/50 g 葡萄糖的 2 h 血糖应答)×100

即 GI 值反映的是与参照食物(葡萄糖或白面包)相比，某含碳水化合物食物使血糖水平相对升高的相对能力。高 GI 食物，进入胃肠后消化快、吸收率高，葡萄糖释放快，葡萄糖进入血液后峰值高，即血糖高且升高快；低 GI 食物，在胃肠中停留时间长，吸收率低，葡萄糖释放缓慢，葡萄糖进入血液后的峰值低、下降速度也慢，即血糖较低且平稳。部分食物的血糖生成指数见表 3-21。

表 3-21 部分食物的血糖生成指数

GI	食物
≥100	葡萄糖、麦芽糖
80～90	馒头(富强粉)、白面包、绵白糖、大米饭、面条(小麦粉)
70～79	玉米片、煮红薯、南瓜、蜂蜜、马铃薯泥、苏打饼干、西瓜
60～69	全麦面包、软性饮料、荞麦面馒头、大麦粉、菠萝、葡萄干
50～59	橘子汁、芒果、煮甜玉米、荞麦、猕猴桃、香蕉、山药
40～49	巧克力、加糖酸奶、蒸芋头、乳糖、葡萄、黑米粥、整粒小麦
30～39	扁豆、红薯粉、苹果、梨、酸乳酪、水蜜桃汁、藕粉、炖豆腐
20～29	桃、牛奶、绿豆、整粒大麦、柚、李子、豆腐干、果糖、樱桃
10～19	稻麸、煮黄豆、雪魔芋、五香蚕豆、花生、低脂奶粉

(2)膳食纤维　膳食纤维可减缓葡萄糖吸收的速度，刺激葡萄糖的利用，降低餐后血糖水平，有效地改善糖代谢，还具有降低血脂、减肥、防止便秘等作用，对糖尿病有良好的防治作用。

(3)脂类　高脂膳食使胰岛素受体数目在许多器官内减少，降低了胰岛素的活性，糖原的合成率和葡萄糖的氧化率下降。高脂膳食使血液中游离脂肪酸成倍增加，造成对糖尿病更不利的影响。由于糖尿病常见的并发症为心脑血管疾病及高脂血症，因此糖尿病患者应控制脂肪和胆固醇的摄入。脂肪的摄入量控制在占总能量的20%～30%，宜多摄入含多不饱和脂肪酸的植物油；合理控制胆固醇的摄入量。

(4)蛋白质　糖尿病患者体内的糖异生作用旺盛，蛋白质分解代谢增加，蛋白质消耗量大，故应适当增加蛋白质的摄入量，其供能比应为15%～20%。对合并肾脏病变的糖尿病患者应根据肾功能的情况而定。

(5)维生素　由于糖尿病患者的主食和水果的摄入受到限制，加上代谢相对旺盛，所以很容易出现维生素的缺乏。糖尿病患者应提供丰富的B族维生素及维生素C、维生素A和维生素E等。

(6)矿物质　矿物质对糖尿病有多方面的影响，其中关系最密切的有铬、锌、钙、磷等。铬是人体必需的微量元素，三价铬是葡萄糖耐量因子的组成成分，是胰岛素的辅助因子，可增加胰岛素受体，促进葡萄糖进入细胞，对碳水化合物代谢有直接作用。含活性铬的食物有啤酒酵母、干酪、蛋、肝、香蕉、牛肉、面粉、鸡以及马铃薯等。锌也是人体重要的微量元素，每分子胰岛素中有两个锌原子，锌与胰岛素活性有关，锌能协助葡萄糖在细胞膜上的转运，缺锌时机体对胰岛素的敏感性降低。糖尿病患者常伴有钙、磷紊乱，大量钙、磷丢失常导致糖尿病患者发生继发性骨质疏松及特异性骨病。因此在治疗糖尿病的同时，应补充适量钙、磷及维生素D。糖尿病患者应限制钠盐的摄入，每天摄入的钠应少于3 g(相当于6.7 g食盐)，伴有高血压者应少于2.4 g钠(相当于6 g食盐)。

3.糖尿病的膳食调控

膳食调控是任何糖尿病患者都必须严格执行和长期坚持的一项措施。通过饮食调控可以减轻胰岛β细胞的负担，是轻型患者的主要调控手段；对于重型患者，除了药物治疗外，还需严格控制饮食。糖尿病膳食调控的基本原则如下。

(1)合理控制总能量：合理控制总能量是糖尿病膳食调控的首要原则，以下各项原则都必须以此为前提。能量摄入以维持或略低于理想体重为宜。体重是评价能量摄入量是否合适的基本指标，最好定期(每周一次)测量体重，并根据体重的变化及时调整能量的供给量。肥胖者应逐渐减少能量摄入，消瘦者则适当增加，以维持体重达到或略低于理想体重。

(2)选用高分子碳水化合物，严格限制小分子糖的摄入，适当增加膳食纤维的摄入。在合理控制总能量的基础上，碳水化合物供给量以占总能量的50%～60%为宜。宜选用糖吸收较慢的高分子复合型碳水化合物，如全麦、糙米、玉米、荞麦、红薯等；限制小分子糖(如蔗糖、饴糖、葡萄糖等)的摄入。

可溶性膳食纤维能吸水膨胀，吸附并延缓碳水化合物在消化道的吸收，减弱餐后血糖的急剧升高，有助于患者的血糖控制，同时还具有降血脂作用。不溶性膳食纤维能促进肠蠕动，加快食物通过肠道，减少吸收，具有间接缓解餐后血糖升高和减肥的作用。富含膳食纤维的食物有全谷、粗粮、整粒豆、薯类、蔬菜、水果等。

(3)控制脂肪和胆固醇的摄入：心脑血管疾病及高脂血症是糖尿病常见的并发症，因此糖尿病饮食应注意控制脂肪和胆固醇的摄入。一般膳食脂肪应占总能量的20%～30%，其中饱和脂肪酸的比例应小于10%；因糖尿病患者机体抗氧化能力减弱，虽然多不饱和脂肪酸有降低血脂和预防动脉粥样硬化的作用，也不宜超过总能量的10%，单不饱和脂肪酸可占总能量的10%～20%，或饱和脂肪酸、单不饱和脂肪酸、多不饱和脂肪酸的比值为1∶1∶1。合理控制膳食中胆固醇摄入量，尤其是对于同时患有高脂血症者。

(4)选用优质蛋白质：糖尿病患者宜多选用豆类、鱼、禽、瘦肉等食物，膳食中应有1/3的蛋白质为优质蛋白质。蛋白质提供的能量可占总能量的10%～20%，总能量偏低的膳食蛋白质比例应适当提高；患有肝、肾疾病者，蛋白质摄入量应降低，但要特别注意保证优质蛋白质的供给。

(5)摄入丰富的维生素和矿物质：糖尿病患者较易发生维生素和矿物质缺乏，因此供给足够的维生素和矿物质是糖尿病膳食调控的原则之一。同时，在保证矿物质基本供给量的基础上，还可适当增加钾、镁、铬、锌等元素的供给，但应限制钠盐摄入以防止和减轻高血压、高血脂、动脉粥样硬化和肾功能不全等并发症。

(6)合理进餐制度，定时定量，终身膳食控制：糖尿病膳食宜因人而异，强调个体化。应根据病情特点、血糖尿糖变化、是否有并发症等情况，结合患者的饮食习惯合理安排膳食和分配餐次，进餐要定时定量。糖尿病患者必须终身进行膳食控制。

第四章　微量营养素

第一节　矿　物　质

一、矿物质概述

人体具有一定的化学组成，其质和量都与地球表层的元素组成基本一致，人体中几乎含有自然界存在的所有元素。已发现有 20 多种元素是构成人体组织、维持生理功能和生化代谢所必需的，这些元素在体内按严格的规律和方式，有条不紊地进行一系列互相联系的化学反应，除碳、氢、氧、氮以有机物质的形式存在以外，其余各元素均为无机的矿物质(mineral)或称无机盐。矿物质约占人体重量的 5%。

(一)常量元素与微量元素

在人体组织中含量大于 250 μg/g 的元素称为常量元素或宏量元素(macroelement)。人体对常量元素的需要量相对较多，一般都在克的水平，如钙(Ca)、磷(P)、钠(Na)、钾(K)、氯(Cl)、硫(S)、镁(Mg)等 7 种。在人体组织中含量小于 250 μg/g 的元素称为微量元素(microelement)或痕量元素(trace element)。人体对微量元素的需要量相对较少，一般都在毫克或微克的水平，如铁(Fe)、碘(I)、铜(Cu)、锌(Zn)、硒(Se)、钴(Co)、铬(Cr)、钼(Mo)、锰(Mn)、氟(F)等 10 种为人体必需微量元素，镍(Ni)、硅(Si)、硼(B)、钒(V)等 4 种为人体条件必需微量元素，铅(Pb)、镉(Cd)、汞(Hg)、砷(As)、铝(Al)、锡(Sn)、锂(Li)等 7 种具有潜在毒性，但在低剂量时，可能具有一定人体功能。

(二)矿物质的特点

1.矿物质在体内不能合成,必须从食物和饮用水中摄取

摄入体内的矿物质不能自行消失,经机体新陈代谢,每天都有一定量矿物质随粪、尿、汗、头发、指甲及皮肤黏膜脱落而排出体外,也可随月经、哺乳、排精等过程丢失。因此,矿物质必须不断地从膳食中供给。

2.矿物质在体内的分布有其特殊性

如铁集中分布在红细胞,碘主要集中在甲状腺,钴主要集中在红骨髓,锌主要在肌肉,钙、磷主要在骨骼和牙齿,钒主要在脂肪组织。

3.矿物质之间存在协同或拮抗作用

如膳食中钙和磷比例不合适,可影响两种元素的吸收;过量的镁干扰钙的代谢;过量的锌影响铜的代谢;过量的铜可抑制铁的吸收。

4.某些微量元素易产生毒性作用

某些微量元素在体内虽需要量很少,但其生理剂量与中毒剂量范围较窄,摄入过多易产生毒性作用。

(三)矿物质的生理功能

1.参与机体组织的构成

矿物质是骨、牙、神经、肌肉、肌腱、腺体、血液的重要组成成分。头发、指甲、皮肤以及腺体分泌物中,都含有本身所特有的一种或多种元素。如钙、磷、镁是骨骼和牙齿的重要成分,磷和硫是蛋白质的成分,铁为血红蛋白的组成成分。

2.调节生理功能

许多矿物质以离子形式协同作用,为生命活动提供适宜的内在环境。在细胞内、外液中,矿物质与蛋白质一起调节细胞膜的通透性,维持体液的渗透压,控制水分的分布,保持水平衡;体液中酸性元素(S、P、Cl)与碱性元素(Ca、Na、K、Mg)的含量适当,可维持体内的酸碱平衡;各种无机离子对神经、肌肉的兴奋性有不同的影响,钙为正常神经冲动传递所必需的元素,钙、镁、钾、钠对肌肉的收缩和舒张均有重要的调节作用,如钙、镁离子浓度的增高可使神经、肌肉的兴奋性降低,钠、钾离子的浓度增高可使其兴奋性增强,这些无机离子保持一定比例,共同维持神经、肌肉的正常兴奋性。

3.构成机体生理活性物质

这些活性物质包括激素、维生素、蛋白质和酶等。如谷胱甘肽过氧化物酶中含硒和锌,细胞色素氧化酶中含铁,甲状腺素中含碘,维生素 B_{12} 中含钴等。矿物质构成金属酶和酶系统的活化剂,在调节生理机能、维持正常代谢方面起重要作用。矿物质可供给消化液中电解质,是消化酶的活化剂,对消化过程有重要作用。

二、人体必需的常量元素

(一)钙

1. 含量与分布

钙(calcium)是体内含量最多的矿物质元素。一般情况下成人体内含钙量为1000～1200 g,相当于体重的1.5%～2.0%。人体内约有99%的钙是与磷形成骨盐(主要成分是羟磷灰石结晶(hydroxyapatite crystal ,$Ca_{10}(PO_4)_6(OH)_2$))集中于骨骼和牙齿中,1%的钙以游离或结合形式存在于体液和软组织中,这部分钙称为混溶钙池。混溶钙池的钙与骨骼钙保持着动态平衡,骨骼中的钙不断地从破骨细胞中释放进入混溶钙池,混溶钙池中的钙又不断地沉积于成骨细胞中。机体通过甲状旁腺激素和降钙素及甾固醇激素1,25-$(OH)_2$-D_3相互作用调节钙平衡,当钙摄入严重不足或机体钙发生异常丢失时,可通过调节机制使骨脱矿化以保持人体血钙的相对稳定。

2. 吸收与代谢

(1)吸收　钙主要在十二指肠进行吸收,以需要能量的主动转运吸收为主,钙浓度高时也可通过被动扩散而吸收。在钙的主动转运吸收过程中,需要维生素D的活性形式1,25-$(OH)_2$-D_3诱导合成钙结合蛋白,从而促进钙的主动吸收。钙的吸收率一般为20%～60%。

钙的吸收受机体因素和膳食因素的影响。

首先,钙的吸收与机体的需要程度密切相关,机体可根据需要来调节钙的主动吸收。当机体对钙的需要增加时,肠道对钙的吸收率较高。如婴儿时期因需要量大,钙的吸收率约为60%;儿童的钙吸收率约为40%;青春发育期、哺乳期钙的吸收率为40%以上,孕中晚期钙吸收率可增高至50%～60%;成年人钙吸收率降低至20%～40%;老年人因消化系统功能减弱,钙的吸收率仅为15%左右。其次,钙的吸收率也取决于机体维生素D的含量及接受太阳紫外线的照射量。

膳食中同时存在着促进和抑制肠内钙吸收的因素。促进肠内钙吸收的主要因素:维生素D可促进小肠对钙的吸收;蛋白质消化过程中产生的某些氨基酸可与钙形成可溶性钙盐而促进钙的吸收;乳糖经肠道菌发酵产酸,降低肠内pH值,与钙形成乳酸钙复合物可增强钙的吸收;低磷膳食也可提高钙的吸收率。抑制肠内钙吸收的主要因素:植物性食物中的草酸、植酸、磷酸均可与钙形成难溶的盐类,阻碍钙的吸收;膳食纤维中的糖醛酸残基可与钙结合减少钙吸收;未被消化的脂肪酸尤其是饱和脂肪酸可与钙结合形成不溶性复合物,从而减少钙的吸收。

(2)代谢　钙的营养状况良好时,每天进出体内的钙大致相等,处于平衡状态。钙的储存量与膳食钙摄入量呈正相关。正常情况下机体根据需要,通过甲状旁腺激素、降钙素和 1,25-$(OH)_2$-D_3 相互作用调节体内钙的吸收、排泄与储存,以维持内环境钙的稳定。维生素 D 可促进钙的吸收,提高血钙水平,有利于成骨作用。甲状旁腺激素可作用于破骨细胞并可促进肾小管对钙的再吸收,使血钙水平上升。降钙素加强成骨细胞的活性,使血钙水平降低。高钠摄入时可降低骨骼中钙的储存。

钙主要经肠道和泌尿系统排泄,人体每天摄入钙的 10%～20%从肾脏排出,80%～90%经肠道排出。肠道排出钙包括食物中、消化道中未被吸收的钙和肠黏膜上皮细胞脱落释出的钙,其排出量随食物含钙量及吸收状况的不同而有较大的波动。正常膳食时,钙在尿中的排出量较为恒定,为摄入量的 20%左右。蛋白质的摄入与尿钙量呈正相关,因此,长期摄入高蛋白膳食可能导致钙的负平衡。磷摄入增加可降低尿钙排出,当摄入 1 g 磷时,尿钙排出量为 180 mg;当摄入 2.5 g 磷时,尿钙排出量降至 107 mg。钙也可从汗中排出,高温劳动者的汗液排出钙占总排钙量的 30%,乳母的乳汁中每天排出 150～300 mg 的钙。补液、酸中毒及甲状腺素和肾上腺皮质激素等均可使钙排出增加。

3. 生理功能

(1)构成骨骼和牙齿　体内的钙主要分布在骨骼和牙齿中,以晶状的羟磷灰石或无定形磷酸钙的形式存在。骨骼中的钙,在正常情况下不断被释放,进入混溶钙池;混溶钙池中的钙又不断沉积于成骨细胞中,如此使骨骼不断更新,如成人体内每天有 700 mg 钙进行更新。骨钙更新的速度因年龄而变化,年龄越小骨骼的更新速度越快,幼儿的骨骼每 1～2 年更新一次,成年人 10～12 年更新一次,40～50 岁以后骨吸收大于骨生成,骨组织中钙量逐渐减少,约每年下降 0.7%,且女性早于男性。妇女停经后因雌激素水平下降,骨组织中钙量明显降低,易导致更年期骨质疏松症的发生。

(2)调节体内酶的活性　钙离子对许多参与细胞代谢的酶具有重要的调节作用。如直接参与 ATP 酶、某些蛋白质分解酶、脂肪酶等活性的调节。钙还是凝血酶的激活剂,可催化凝血酶原变为凝血酶,从而参与凝血过程。

(3)维持神经和肌肉的活动　钙离子可与细胞膜的蛋白和各种阴离子基团结合,调节离子通道通透性,参与神经信号传递物质释放等作用,从而维持神经、肌肉的正常生理功能,包括神经、肌肉的兴奋性,神经冲动的传导和心脏的搏动等。当血浆钙离子浓度明显下降时,可引起手足抽搐和惊厥,而血浆钙离子浓度过高时则可引起心脏和呼吸衰竭。

此外,钙还有参与激素分泌、维持体液酸碱平衡以及调节细胞正常生理功能等作用。

4. 缺乏与过量

我国居民人群中钙的缺乏比较普遍,膳食钙摄入量还不到推荐摄入量(RNI)的 50%。长期缺乏钙可导致婴幼儿、儿童生长发育迟缓,骨软化、骨骼变形,严重缺乏者可产生佝偻病,出现骨骼方面的变化如乒乓头、方颅、前囟门闭合延迟、肋串珠、鸡胸或漏斗胸、手腕处隆起手镯、O 形或 X 形腿、驼背或脊柱侧弯等;成人缺钙易发生骨质软化症;老年人易患骨质疏松症;钙的缺乏者易患龋齿,影响牙齿质量。

过量钙的摄入可能导致高钙血症与高钙尿症，由此可引起肾功能不全、血管及软组织钙化、肾结石和乳碱综合征(milk-alkali syndrome)。

5. 供给量及食物来源

(1)供给量　针对我国居民钙的摄入量不足的状况，并且考虑到我国膳食以谷类食物为主，蔬菜摄入较多，而植物性食物中含有较多草酸、植酸、膳食纤维等影响钙吸收的成分，中国营养学会对钙的供给量做了合理的调整，建议成人钙的推荐摄入量为800 mg/d，钙的可耐受最高摄入量(UL)为2000 mg/d。对儿童、孕妇、乳母、老年人等均适当增加钙的供给量。中国居民膳食钙的推荐摄入量见表4-1。

表4-1　中国居民膳食钙的推荐摄入量(mg/d)

人群	RNI	人群	RNI
0岁～	200(AI)	18岁～	800
0.5岁～	250(AI)	50岁～	1000
1岁～	600	65岁～	1000
4岁～	800	80岁～	1000
7岁～	1000	妊娠早期	800
11岁～	1200	妊娠中期	1000
14岁～	1000	妊娠晚期	1000
		乳母	1000

(2)食物来源　钙的良好食物来源有奶类及奶制品、豆类及豆制品、水产品、绿色蔬菜、坚果等，其中奶类及奶制品不仅含钙丰富，而且含有乳糖和氨基酸，可以促进钙的吸收，是钙的最佳食物来源。畜类、禽类、水果的含钙量低。部分食物中钙的含量见表4-2。

表4-2　部分食物中钙的含量(mg/100 g可食部)

食物名称	含量	食物名称	含量
芝麻酱	1170	黑木耳(干)	247
虾皮	991	苋菜	187
奶酪(干)	799	口蘑	169
黑芝麻	780	豆腐(北)	138
虾米	555	牛乳	104
草虾	403	小白菜	90
海带(干)	348	鸡蛋	56
芸豆	345	橙	20
豆腐干	308	瘦肉	6
金针菜	301	苹果	4

(二)磷

1.含量与分布

磷(phosphorus)是人体内含量较多的元素之一。人体磷含量为600～700 g,占体重的1%左右,占体内矿物质总量的1/4,含量仅次于钙,在常量元素中居第二位。体内的磷有85%～90%以羟磷灰石形式存在于骨骼和牙齿中,其余10%～15%与蛋白质、脂肪、糖及其他有机物结合,分布于细胞膜、骨骼肌、皮肤、神经组织及体液中。在细胞膜和软组织中的磷大部分以有机磷脂形式存在,而骨骼中的磷主要为无机磷酸盐。

2.吸收与代谢

(1)吸收　从膳食摄入的磷在小肠的吸收有主动吸收和被动扩散两种机制。食物中的磷大部分是磷酸酯化合物,必须分解为游离的磷,然后以无机磷酸盐的形式被吸收。正常膳食中磷吸收率为60%～70%,牛奶喂养的婴儿对磷的吸收率为65%～75%,母乳喂养者大于85%,低磷膳食其吸收率高达90%。维生素D、适宜的钙磷比例有利于磷的吸收;食物中的钙、镁、铁、铝等金属离子及植酸可与磷酸形成难溶性盐类而影响磷的吸收。

(2)代谢　未经肠道吸收的磷随粪便排出,这部分磷约占磷摄入量的30%。磷的主要排泄途径是肾脏。当血中磷浓度降低时,肾小管对磷的重吸收增加,当磷的浓度升高时,肾小管排出的磷较多。血浆中磷浓度也和钙一样,受维生素D、甲状旁腺激素和降钙素的调节。但主要通过甲状旁腺抑制肾小管对磷的吸收和排泄,调节血中磷浓度以维持体内磷的平衡,当其功能减退时,血磷浓度升高。

3.生理功能

(1)构成骨骼和牙齿　磷也是骨骼和牙齿的主要成分,在骨形成的过程中,2 g钙需1 g磷,形成无机磷酸盐,主要成分为羟磷灰石,既具有支架和负重作用,也作为磷的储存库。

(2)参与能量代谢　碳水化合物和脂肪的吸收与代谢,都需要通过含磷的中间产物;磷参与形成三磷酸腺苷(ATP)、磷酸肌酸等供能、储能物质,在能量的产生、转递过程起着非常重要的作用。

(3)构成重要生命物质　磷是核糖核酸(RNA)和脱氧核糖核酸(DNA)的组成成分。磷脂是所有细胞膜的必需成分,磷脂还参与脂蛋白的组成。

(4)维持生物膜正常结构　几乎所有类型的磷脂在生物膜中均有发现,各种细胞生物膜不仅结构相似,且化学组成也相似,主要由糖蛋白和磷脂组成。具有亲水端和疏水端的磷脂分子在水溶液中可形成具有空间结构的脂质双层,使细胞和各细胞器具有一个相对稳定的内环境,与周围环境进行物质运输、能量交换、信息传递等基本代谢活动。

(5)酶的重要成分　磷是体内很多酶的辅酶或辅基的组成成分。B族维生素(维生素 B_1、B_6 及烟酸等)只有经过磷酸化才能具有活性,从而发挥其辅酶的作用。

(6)调节酸碱平衡　磷酸盐可与氢离子结合为磷酸氢二钠和磷酸二氢钠,构成体内磷酸盐缓冲系统,参与维持体液的酸碱平衡。

4.缺乏与过量

动物性食物和植物性食物中均含有丰富的磷,一般食物中蛋白质摄入量能满足机体需要就能获得足够的磷,合理的膳食中磷含量往往超过人体的需要,不易引起缺乏,所以磷缺乏较少见。临床所见磷缺乏的患者多为长期使用大量抗酸药或禁食者。磷缺乏症者有发育不良、体重下降、疲倦、龋齿、精神紧张、神经障碍等症状。

过量的磷摄入可干扰钙吸收,引起低钙血症,导致神经兴奋性增强、手足抽搐和惊厥。一般不易发生膳食摄入过量磷的问题,但有报导曾发生因过量摄入磷酸盐食品添加剂而引起磷过量的事件。

5.供给量及食物来源

(1)供给量　因磷的食物来源丰富,以往很少发生由膳食原因引起的营养性磷缺乏,所以对磷需要量的研究很少,过去我国未曾提出膳食摄入量推荐值,仅以钙磷比例进行衡量。理论上膳食中的钙磷比例在1～1.5较好,最好不要低于0.5。牛奶的钙磷比例为1∶1,人乳的钙磷比例比牛奶更好,成熟母乳为1∶1.5。但目前观点不强调两者比值关系。中国营养学会推荐成年人膳食磷的推荐摄入量为720 mg/d,磷的可耐受最高摄入量(UL)为3500 mg/d。中国居民膳食磷的推荐摄入量见表4-3。

表4-3　中国居民膳食磷的推荐摄入量(mg/d)

人　群	RNI	人　群	RNI
0岁～	100(AI)	18岁～	720
0.5岁～	180(AI)	50岁～	720
1岁～	300	65岁～	700
4岁～	350	80岁～	670
7岁～	470	孕妇	720
11岁～	640	乳母	720
14岁～	710		

(2)食物来源　磷广泛存在于一切动植物组织中,主要与蛋白质、脂肪相结合,形成核蛋白、磷蛋白和磷脂等。无论动物性或植物性食物都是由细胞构成,而细胞含磷丰富。若食物中的蛋白质能满足机体需要,也就能满足磷的需要。瘦肉、蛋、奶、鱼、鱼子、干酪、蛤蜊,动物的肝、肾中磷含量很高,海带、紫菜、芝麻酱、花生、干豆类、坚果、粗粮含磷也很高。不过谷粮中的磷多为植酸磷,不经过加工处理,吸收利用率低。部分食物中磷的含量见表4-4。

表 4-4　部分食物中磷的含量(mg/100 g 可食部)

食物名称	含量	食物名称	含量
口蘑	1655	猪肝	310
羊肚菌	1193	江虾	293
小麦胚粉	1168	带鱼	191
南瓜子仁	1159	鸡蛋黄	240
干贝	504	猪肉(瘦)	189
虾米	666	牛乳	73
黑芝麻	516	山药	34
黄豆	465	萝卜缨	32
黑米	356	人乳	13
干酪	326	苹果	12

(三)镁

1. 含量与分布

正常成人身体总镁(magnesium)含量为 20～38 g,其中 60%～65%存在于骨、齿,27%分布于肌肉、肝、心、胰等软组织。镁主要分布于细胞内,镁离子是人体细胞内的主要阳离子,细胞外液的镁不超过 1%。

2. 吸收与代谢

食物中的镁在整个肠道均可被吸收,但主要是在空肠末端与回肠部位吸收,吸收率一般约为 30%。镁的吸收有被动扩散和主动吸收两种机制。

影响镁吸收的因素很多,其中包括镁的总摄入量、食物在肠道的通过时间、水的摄入量,以及食物中钙、磷、乳糖的含量等。首先是受镁摄入量的影响,摄入少时吸收率增加,摄入多时吸收率降低;膳食中的氨基酸、乳糖等能促进镁吸收,氨基酸可增加难溶性镁盐的溶解度,所以蛋白质可促进镁的吸收;抑制镁吸收的主要成分有过多的磷、草酸、植酸和膳食纤维等。另外,镁的吸收还与水摄入量有关,水摄入量大时对镁离子的吸收有明显的促进作用。

肾脏是排泄镁的主要器官。当镁的摄入受到严重限制时,镁的排出就变得很少;摄入量增加,排出也相应增加。正常人肠及肾的吸收与排泄机制,能够调节摄入变动很大的镁的量,保持机体镁的内稳态平衡。粪便只排出少量内源性镁,汗液也可排出少量镁。

3. 生理功能

(1)激活多种酶的活性　镁作为多种酶的激活剂,参与人体 300 余种酶促反应。镁能与细胞内许多重要成分(如三磷酸腺苷等)形成复合物而激活酶系,或直接作为酶的激活剂激活酶系。如镁可激活磷酸转移酶及水解肽酶系的活性,对糖代谢及脂肪、蛋白质、核酸的生物合成等起重要调节作用；细胞膜上的 Na^{+}-K^{+}-ATP 酶是镁的依赖性酶，该酶具有调节细胞内外钠、钾的作用；镁作为 cAMP 的激活剂，可促进细胞内信号传导第二信使 cAMP 的产生，而许多激素、神经递质及其他细胞因子需要通过 cAMP 的调节发挥作用。

（2）维护骨骼结构和功能　镁与钙、磷构成骨盐，是骨细胞结构和功能所必需的元素，对促进骨骼生长和维持骨骼的正常功能具有重要作用。镁与钙既协同又拮抗，当钙不足时，镁可略微代替钙；而当摄入镁过多时，反而阻止骨骼的正常钙化。

（3）维持体内的酸碱平衡和神经、肌肉的应激性　镁是细胞内液的主要阳离子，与钙、钾、钠一起，和相应的负离子协同，维持体内的酸碱平衡和神经、肌肉的应激性。镁与钙相互制约以保持神经、肌肉兴奋与抑制的平衡。血清镁浓度下降，镁、钙失去平衡，则易出现易激动，心律不齐，神经、肌肉兴奋性极度增强，幼儿可发生癫痫、惊厥。严重缺镁还可出现震颤性谵妄等症状。

（4）心血管系统保护因子　镁是心血管系统的保护因子，可维护心脏的正常功能。镁可以预防高胆固醇饮食所引起的冠状动脉硬化；缺镁易发生血管硬化、心肌损害。死于心脏病者，心肌中镁的含量比正常人少 40%。软水地区居民心血管疾病发病率高，与软水中含镁少有关。补充镁盐可减少心肌梗死的死亡率。临床上用硫酸镁治疗多种心脏病，防止血栓形成。

4. 缺乏与过量

引起镁缺乏的原因主要有镁摄入不足、吸收障碍、丢失过多以及多种临床疾病等。正常情况下，很少有镁缺乏，在一些疾病状态下易发生缺乏。镁缺乏可对机体产生明显影响。镁缺乏可致血清钙含量下降，神经、肌肉兴奋性亢进，常见临床表现为肌肉震颤、手足抽搐、反射亢进、共济失调，甚至出现幻觉、谵妄、精神错乱等症状；对心血管功能可能有潜在的影响；镁对骨矿物质的内稳态有重要作用，镁缺乏可能是绝经后骨质疏松症的一种危险因素；少数研究表明镁耗竭可以导致胰岛素抵抗。

体内镁过量可发生镁中毒。在正常情况下，肠、肾及甲状旁腺等能调节镁代谢，一般不易发生镁中毒。临床上用镁盐抗酸、导泻、利胆、抗惊厥或治疗高血压脑病，亦不至于发生镁中毒。只有在肾功能不全、糖尿病酮症酸中毒的早期、肾上腺皮质功能不全、黏液水肿、骨髓瘤、草酸中毒、肺部疾病及关节炎等发生血镁升高时方可见镁中毒。过量的镁可引起腹泻，腹泻可作为评价镁中毒的临床指标。镁中毒的其他临床症状有嗜睡、肌无力、膝腱反射弱、肌麻痹等，严重的可发生心脏传导阻滞、呼吸和心搏停止。

5. 供给量及食物来源

（1）供给量　镁需要量的研究多采用平衡实验。我国对镁需要量的研究资料不多，中国营养学会制订的《中国居民膳食营养素参考摄入量》中成人镁推荐摄入量(RNI)定为 330 mg/d。中国居民膳食镁的推荐摄入量见表 4-5。

表 4-5　中国居民膳食镁的推荐摄入量(mg/d)

人　群	RNI	人　群	RNI
0 岁～	20(AI)	18 岁～	330
0.5 岁～	65(AI)	50 岁～	330
1 岁～	140	65 岁～	320
4 岁～	160	80 岁～	310
7 岁～	220	孕妇	370
11 岁～	300	乳母	330
14 岁～	320		

(2)食物来源　镁虽然普遍存在于食物中,但食物中的镁含量差别甚大。由于叶绿素是镁卟啉的螯合物,所以绿叶蔬菜是富含镁的。其他植物性食物如粗粮、坚果、豆类也含有丰富的镁,而肉类、淀粉类食物及牛奶中的镁含量属中等水平,加工精制的食品及油脂含镁量最低。除了食物之外,从饮水中也可以获得少量镁。但饮水中镁的含量差异很大,如软水中含量相对较低,因此水中镁的摄入量难以估计。部分食物中镁的含量见表 4-6。

表 4-6　部分食物中镁的含量(mg/100 g 可食部)

食物名称	含　量	食物名称	含　量
麸皮	382	河虾	60
黑芝麻	290	菠菜	58
黑豆	243	蒲公英叶	54
小麦胚粉	198	芦柑	45
花生仁	178	汤菜	36
口蘑	167	粳米(标一)	34
绿豆	125	猪肉(瘦)	25
苋菜(绿)	119	马铃薯	23
酸枣	96	番茄	9
甘薯叶	66	苹果	4

(四)钾

1. 含量与分布

正常成人体内钾(potassium)总量约为 50 mmol/kg,约为人体矿物质总量的 5%。钾主要存在于细胞内,约占总量的 98%,其他存在于细胞外。钾在体内的分布与器官大小及细胞数量有关,肌肉中钾含量约占总量的 70%,皮肤、红细胞内占 6%～7%,骨骼占 6%,大脑占 1.5%。

2. 吸收与代谢

人体内的钾主要来自食物,膳食中的钾大部分在小肠内通过扩散作用而被被动吸收,小部分通过主动耗能吸收,钾吸收率为 85%左右。

钾的排泄主要是经肾脏由尿排出体外。摄入的钾约有85%经肾脏排出，10%左右由粪便排出，其余少量由皮肤排出。肾是维持钾平衡的主要调节器官。肾脏每天滤过的钾有600～700 mmol，但几乎所有这些都被近端肾小管以及髓袢所吸收。

3. 生理功能

(1)参与碳水化合物、蛋白质的代谢　葡萄糖和氨基酸经过细胞膜进入细胞合成糖原和蛋白质时，必须有适量的钾离子参与。估计1 g糖原的合成约需0.15 mmol钾，合成1 g蛋白质时需要0.45 mmol钾。三磷酸腺苷的生成过程中也需要一定量的钾，如果钾缺乏时，碳水化合物、蛋白质的代谢将受到影响。

(2)维持细胞内正常渗透压　由于钾主要存在于细胞内，是细胞内的主要阳离子，在细胞内渗透压的维持中起主要作用。

(3)维持神经、肌肉的应激性和正常功能　细胞内的钾离子和细胞外的钠离子联合作用，可激活Na^+-K^+-ATP酶，产生能量，维持细胞内、外钾钠离子浓度梯度，发生膜电位，使膜有电信号能力，膜去极化时在轴突发生动作电位，激活肌肉纤维收缩并引起突触释放神经递质。当血钾水平降低时，膜电位上升，细胞膜极化过度，应激性降低，发生松弛性瘫痪。当血钾水平过高时，可使膜电位降低，可致细胞不能复极化而应激性丧失，其结果也可发生肌肉麻痹。

(4)维持心肌的正常功能　心肌细胞内外的钾浓度对心肌的自律性、传导性和兴奋性有密切关系。钾缺乏时，心肌兴奋性增高；钾过高时又使心肌自律性、传导性和兴奋性受抑制。钾缺乏或过多时均可引起心律失常。

(5)维持细胞内、外正常的酸碱平衡　钾代谢紊乱时，可影响细胞内外酸碱平衡。当细胞失钾时，细胞外液中钠与氢离子可进入细胞内，引起细胞内酸中毒和细胞外碱中毒；反之，细胞外钾离子内移，氢离子外移，可引起细胞内碱中毒与细胞外酸中毒。

4. 缺乏与过量

人体内钾总量减少可引起钾缺乏症，可使神经、肌肉、消化、心血管、泌尿、中枢神经等系统发生功能性或病理性改变。主要表现为肌肉无力或瘫痪、心律失常、横纹肌肉裂解症及肾功能障碍等。

体内缺钾的常见原因是摄入不足或损失过多。正常进食的人一般不易发生摄入不足，但由于疾病或其他原因需长期禁食或少食，而静脉所补充液体内少钾或无钾时，易发生摄入不足。损失过多的原因比较多，其可经消化道损失，如频繁的呕吐、腹泻、胃肠引流、长期用缓泻剂或轻泻剂等；经肾损失，如各种以肾小管功能障碍为主的肾脏疾病，可使钾从尿中大量丢失；经汗丢失，见于高温作业或重体力劳动者，因大量出汗而使钾大量丢失。

体内钾过多，血钾浓度高于5.5 mmol/L时，可出现毒性反应，称高钾血症。钾过多可使细胞外钾离子增多，心肌自律性、传导性和兴奋性受抑制。主要表现在神经、肌肉和心血管方面，神经、肌肉表现为极度疲乏软弱，四肢无力，下肢沉重；心血管系统可见心率缓慢，心音减弱。

5.供给量与食物来源

(1)供给量　钾需要量的研究不多。中国营养学会参考国内外有关资料，于2000年制订的《中国居民膳食营养素参考摄入量》中，提出中国成人膳食钾的适宜摄入量为2000 mg/d。

许多研究已经证实，钾对预防高血压等慢性疾病具有重要作用。补钾对高血压及正常血压者都有降低血压作用，对高血压患者的作用较正常人强，对钠敏感者的作用尤为明显。我国根据国内外研究，将中国18岁以上居民膳食钾的PI值(proposed intakes for preventing non-communicable chronic diseases，PI-NCD)，即预防非传染性慢性病的建议摄入量确定为3600 mg/d。中国居民膳食钾的参考摄入量见表4-7。

表4-7　中国居民膳食钾的参考摄入量(mg/d)

人群	AI	PI	人群	AI	PI
0岁～	350	—	18岁～	2000	3600
0.5岁～	550	—	50岁～	2000	3600
1岁～	900	—	65岁～	2000	3600
4岁～	1200	2100	80岁～	2000	3600
7岁～	1500	2800	孕妇	2000	3600
11岁～	1900	3400	乳母	2400	3600
14岁～	2200	3900			

(2)食物来源　大部分食物都含有钾，但蔬菜和水果是钾最好的来源。每100 g谷类中含钾100～200 mg，豆类中含钾600～800 mg，蔬菜和水果中含钾200～500 mg，肉类中钾含量为150～300 mg，鱼类中钾含量为200～300 mg。部分食物中钾的含量见表4-8。

表4-8　部分食物中钾的含量(mg/100 g可食部)

食物名称	含量	食物名称	含量
口蘑	3106	椰子	475
紫菜(干)	1796	枣(鲜)	375
黄豆	1503	马铃薯	342
桂圆	1348	猪肉(瘦)	305
榛子(干)	1244	香蕉	256
葡萄干	995	白菜薹	236
扇贝	969	杏	226
猪肝	855	柠檬	209
豌豆	823	苋菜(绿)	207
花生仁	587	苹果	119

(五)钠

1. 含量与分布

钠(sodium)是人体中一种重要无机元素,一般情况下,成人体内钠含量为 6200～6900 mg。体内钠主要在细胞外液,占总体钠的 44%～50%;骨骼中含量也较高,占总钠量的 40%～47%;细胞内液含量较低,仅占 9%～10%。

2. 吸收与代谢

食盐(NaCl)是人体获得钠的主要来源。钠在小肠上段吸收,吸收率极高,几乎可全部被吸收,故粪便中含钠量很少。钠在空肠的吸收大多是被动性的,主要是与糖和氨基酸的主动转运相偶联进行的,在回肠则大部分是主动吸收。

被吸收的钠,部分通过血液输送到胃液、肠液、胆汁以及汗液中。在正常情况下,钠主要从肾脏排出,如果出汗不多,也无腹泻,98%以上的摄入钠自尿中排出。当摄入无钠膳食时,尿中钠几乎可完全消失;摄入钠过量时,能完全由肾脏排出。钠与钙在肾小管内的重吸收过程发生竞争,钠摄入量高时,会相应减少钙的重吸收,而增加尿钙排泄,故高钠膳食对骨钙丢失有很大影响。

钠还从汗中排出,不同个体汗中钠的浓度变化较大。在热环境中,中等强度劳动 8 h,可使人体丢失 7～12 g 钠。

3. 生理功能

(1)调节体内水分与渗透压　钠主要存在于细胞外液,是细胞外液中的主要阳离子,约占阳离子总量的 90%,与对应的阴离子构成渗透压。钠对细胞外液渗透压的调节与维持体内水量的恒定,是极其重要的。此外,钠在细胞内液中同样构成渗透压,维持细胞内的水分的稳定。钠、钾含量的平衡,是维持细胞内、外水分恒定的根本条件。

(2)维持酸碱平衡　钠在肾小管重吸收时与 H^+ 交换,清除体内酸性代谢产物(如 CO_2),保持体液的酸碱平衡。钠离子总量影响着缓冲系统中碳酸氢盐的比例,因而对体液的酸碱平衡也有重要作用。

(3)维持正常血压　钠调节细胞外液容量以维持血压。血容量的增加或减少会造成血液对动脉壁压力的变化,使血压升高或降低。研究表明,我国南北方居民高血压患病率显著不同,可能与食盐的日摄入量有关。如果每天食盐的摄入量为 7 g,高血压的患病率约为 6.9%;如果每天食盐摄入量为 10 g,高血压的患病率约为 8.6%;如果每天摄入量高达 26 g,则高血压的患病率可升至 39%。

(4)增强神经、肌肉兴奋性　钠、钾、钙、镁等离子的浓度平衡,对于维护神经、肌肉的应激性都是必需的,满足需要的钠可增强神经、肌肉的兴奋性。

4. 缺乏与过量

人体内钠在一般情况下不易缺乏。但在某些情况下,如禁食、少食,膳食钠限制过严而摄入量非常低时,或在高温、重体力劳动、过量出汗、胃肠疾病、反复呕吐、腹泻(泻剂应用)等情况下使钠过量排出丢失时,或某些疾病如艾迪生病引起肾不能有效保留钠时,胃肠外营养缺钠或低钠时,因利尿剂的使用而抑制肾小管重吸收钠时均可引起钠缺乏。

钠的缺乏在早期症状不明显,轻度钠缺乏者倦怠、淡漠、无神,甚至起立时昏倒;中度缺乏可出现恶心、呕吐、视力模糊、心率加速、脉搏细弱、血压下降、肌肉痉挛、疼痛反射消失,甚至昏迷、外周循环衰竭等;严重钠缺乏可致休克,终因急性肾功能衰竭而死亡。

钠摄入量过多、尿中 Na^+/K^+ 值增高,是高血压的重要因素。研究表明,尿 Na^+/K^+ 值与血压呈正相关,而尿钾与血压呈负相关。高血压家族人群较普遍存在对盐敏感的现象,而对盐不敏感的或较耐盐者,在无高血压家族史人群中较普遍。高血压是心血管疾病的最主要危险因素,高盐摄入可使脑卒中和冠心病发病率显著增加。传统的高浓度盐腌食品中钠的摄入可增加胃癌和结肠癌的危险性。

正常情况下,钠摄入过多并不蓄积,但某些情况下,如误将食盐当作食糖加入婴儿奶粉中喂哺,则可引起急性中毒甚至死亡。钠的急性中毒,可出现水肿、血压上升、血浆胆固醇升高、脂肪清除率降低、胃黏膜上皮细胞受损等。

5. 供给量与食物来源

(1)供给量　2013 年中国营养学会修订《中国居民膳食营养素参考摄入量》时提出成年人钠的适宜摄入量为 1500 mg/d。考虑到低钠摄入对预防高血压的重要性,建议采用 2000 mg/d 为中国成人预防高血压的钠的 PI-NCD。中国居民膳食钠的参考摄入量见表 4-9。

表 4-9　中国居民膳食钠的参考摄入量(mg/d)

人　群	AI	PI	人　群	AI	PI
0 岁～	170	—	18 岁～	1500	2000
0.5 岁～	350	—	50 岁～	1400	1900
1 岁～	700	—	65 岁～	1400	1800
4 岁～	900	1200	80 岁～	1300	1700
7 岁～	1200	1500	孕妇	1500	2000
11 岁～	1400	1900	乳母	1500	2000
14 岁～	1600	2200			

(2)食物来源　钠普遍存在于各种食物中。一般动物性食物钠含量高于植物性食物,但人体钠来源主要为食盐,以及加工、制备食物过程中加入的钠或含钠的化合物,如味精(谷氨酸钠)、鸡精(核苷酸钠)、小苏打(碳酸氢钠)等,以及酱油、盐渍或腌制肉或烟熏食品、酱咸菜类、发酵豆制品、咸味休闲食品等。部分食物中钠的含量见表 4-10。

表 4-10　部分食物中钠的含量(mg/100 g 可食部)

食物名称	含　量	食物名称	含　量
精盐	39311	薯片(烧烤味)	508
鸡精	18864	生蚝	270

续表

食物名称	含　量	食物名称	含　量
味精	8160	基围虾	172
酱油	5757	小白菜	73
郫县辣酱	5658	猪肉(瘦)	57
榨菜	4252	草鱼	46
桂林腐乳	3000	豆腐(北)	7.3
香肠	2309	马铃薯	2.7
九制梅肉	958	米饭(蒸)	2.5
油条	585	红富士苹果	0.7

(六)氯

1. 含量与分布

氯(chlorine)是人体必需常量元素之一，是维持体液和电解质平衡中所必需的，也是胃液的一种必需成分。自然界中常以氯化物形式存在，最普通形式是食盐。氯在人体含量平均为 1.17 g/kg，总量为 82～100 g，占体重的 0.15%，广泛分布于全身。主要以氯离子形式与钠、钾化合存在。其中氯化钾主要在细胞内液中，而氯化钠主要在细胞外液中。

2. 吸收与代谢

饮食中的氯多以氯化钠形式被摄入，并在胃肠道被吸收。胃肠道中有多种机制促进氯的吸收。氯离子在胃黏膜处的吸收受 HCO_3^- 浓度和 pH 值影响，空肠中色氨酸刺激氯离子的分布，增加单向氯离子的流量，回肠中有“氯泵”参与正常膳食中氯的吸收及胃液中氯的重吸收。吸收的氯离子经血液和淋巴液运输至各种组织中。

氯化物主要从肾脏排出，但经肾小球滤过的氯，约有 80% 在近曲小管被重吸收，10%在远曲小管被重吸收，只有小部分经尿排出体外。

氯除了主要从肾排出以外，也从皮肤排出。在高温、剧烈运动、汗液大量排出时，也相应促使了氯的排出。腹泻时，食物及消化液中氯可随粪便排出。

3. 生理功能

(1)维持细胞外液的容量与渗透压　氯离子与钠离子是细胞外液中维持渗透压的主要离子，两者约占总离子数的 80%，调节与控制着细胞外液的容量与渗透压。

(2)维持体液酸碱平衡　氯是细胞外液中的主要阴离子。当氯离子变化时，细胞外液中的 HCO_3^- 的浓度也随之变化，以维持阴阳离子的平衡，反之，当 HCO_3^- 浓度改变时，氯离子相应变化，以维持细胞外液的平衡。供应过量氯离子可以校正由疾病或利尿剂引起的代谢性碱中毒。

(3)参与血液 CO_2 运输　当 CO_2 进入红细胞后，即在红细胞内碳酸酐酶参与下，与水结合成碳酸，再离解为 H^+ 与 HCO_3^-，被移出红细胞进入血浆，但正离子不能同样扩散出红细胞，血浆中的氯离子即等当量进入红细胞内，以保持正负离子平衡。反之，红细胞内的 HCO_3^- 浓度低于血浆时，氯离子由红细胞移入血浆，HCO_3^- 转入红细胞，而使血液中大量的 CO_2 得以输送至肺部排出体外。

(4)其他　氯离子还参与胃液中胃酸形成，胃酸促进维生素 B_{12} 和铁的吸收；激活唾液淀粉酶分解淀粉，促进食物消化；刺激肝脏功能，促使肝中代谢废物排出；氯还有稳定神经细胞膜电位的作用等。

4. 缺乏与过量

由于氯来源广泛，特别是食盐，摄入量往往大于正常需要水平。因此，由饮食引起的氯缺乏很少见。大量出汗、腹泻、呕吐、肾功能改变或使用利尿剂等引起的氯的大量丢失，均可造成氯的缺乏。氯的缺乏常伴有钠缺乏，此时，造成低氯性代谢性碱中毒，常可发生肌肉收缩不良，消化功能受损，且可影响生长发育。

人体摄入氯过多引起对机体的危害作用并不多见。严重失水、持续摄入过多氯化钠或过多氯化铵，临床上输尿管-肠吻合术、肾功能衰竭、尿溶质负荷过多、尿崩症以及肠对氯的吸收增强等，均可引起氯过多而致高氯血症。此外，敏感个体尚可致血压升高。

5. 供给量与食物来源

中国营养学会 2013 年提出中国成人膳食氯的适宜摄入量为 2300 mg/d。中国居民膳食氯的适宜摄入量见表 4-11。

表 4-11　中国居民膳食氯的适宜摄入量(mg/d)

人　群	AI	人　群	AI
0 岁～	260	18 岁～	2300
0.5 岁～	550	50 岁～	2200
1 岁～	1100	65 岁～	2200
4 岁～	1400	80 岁～	2000
7 岁～	1900	孕妇	2300
11 岁～	2200	乳母	2300
14 岁～	2500		

膳食氯几乎完全来源于氯化钠，仅少量来自氯化钾。因此食盐及其加工食品酱油，盐渍、腌制食品，酱咸菜以及咸味食品等都富含氯化物。一般天然食品中氯的含量差异较大；天然水中也几乎都含有氯，估计日常从饮水中提供 40 mg/d 左右的氯，但与从食盐来源的氯的量(约 6 g)相比并不重要。

三、人体必需的微量元素

（一）铁

1. 含量与分布

铁（iron）是人体极为重要的必需微量元素之一，也是人体必需微量元素中含量最多的一种。人体含铁总量为 4～5 g，其中 60%～70%在血红蛋白中，3%～5%在肌红蛋白中，1%在含铁酶中，其余则以储存铁形式储存于肝、脾、骨髓等处备用，储存铁占体内总铁的 25%～30%。

2. 吸收与代谢

（1）吸收　铁主要在十二指肠和空肠吸收。机体对铁的吸收与食物中铁的形式有关。食物中的铁分为血红素铁和非血红素铁两种形式，两者的吸收机制和吸收率不同。血红素铁主要来自畜、禽的血红蛋白和肌红蛋白，它的吸收不受植酸盐和草酸盐等的影响，以卟啉形式直接被肠黏膜上皮细胞吸收，因此血红素铁的吸收率较高，通常可达 15%～20%。非血红素铁主要存在于植物性食物和乳制品中，大部分为三价铁，与蛋白质、氨基酸和有机酸等有机物结合，在吸收前必须与结合的有机物分离，并转化为二价铁后才能被吸收，并受很多膳食因素的影响而吸收率较低。

影响铁吸收的膳食因素：植物性食物中含有的植酸盐、草酸盐、磷酸盐、膳食纤维、鞣酸等会抑制或干扰铁的吸收；膳食中磷、钙过高，或缺乏维生素 A 和 C 都可妨碍铁的吸收和利用。蛋白质与某些氨基酸（如胱氨酸、赖氨酸、组氨酸等）、有机酸、乳糖、维生素 C 以及肉鱼禽因子等可促进铁吸收。

铁的吸收与体内铁的需要量和储存量有关，一般储存量多时其吸收率低，储存量较低或需要量增加时则吸收率增高；胃酸对铁的吸收很重要，它可使铁在胃内形成一种复合物并在肠内维持可溶状态，体内缺乏胃酸或服用抗酸药可影响铁吸收。

（2）代谢　机体对铁具有储存和再利用的代谢特点。正常成人每天血红蛋白分解代谢需要 20～25 mg 铁，通常人体很难从膳食中得到满足，但是人体能保留代谢铁的 90%以上，并能将其反复利用，包括细胞死亡后释放的铁也同样被保留和利用。

机体对铁的排泄能力有限，摄入的铁约 90%从肠道排出，其次是随汗和尿排出。月经、出血等也为铁的排出途径。

3. 生理功能

（1）维持正常的造血功能　红细胞中含铁约占机体总铁的 2/3。缺铁可影响血红蛋白的合成，甚至影响 DNA 的合成及幼红细胞的增殖。

（2）参与氧的运输　铁参与构成血红蛋白和肌红蛋白，血红蛋白是由一个球蛋白与四个铁卟啉组成，与氧进行可逆性的结合，使血红蛋白具有携带氧的功能；肌红蛋白是由一个血红素和一个球蛋白组成，肌红蛋白的基本功能是在肌肉组织中起转运和储存氧的作用。

(3)构成含铁酶，参与能量代谢　铁是细胞色素酶、过氧化物酶、过氧化氢酶的组成成分，在生物氧化过程中起着十分重要的作用。细胞色素为含血红素的化合物，其在线粒体内具有电子传递作用，对细胞呼吸和能量代谢具有重要意义。

(4)参与其他重要功能　铁与维持正常免疫功能有关，研究发现缺铁可引起淋巴细胞减少和自然杀伤细胞活性降低。另外，研究显示在催化促进β-胡萝卜素转化为维生素A、嘌呤与胶原的合成、脂类从血液中转运以及药物在肝脏解毒等方面均需铁的参与。同时还发现铁与抗脂质过氧化有关，随着铁缺乏程度增高，脂质过氧化损伤加重，铁的缺乏还可使具有抗脂质过氧化作用的卵磷脂胆固醇酰基转移酶活性下降。

4. 缺乏与过量

膳食中铁长期供给不足，可引起体内缺铁或导致缺铁性贫血，缺铁性贫血被WHO确定为世界性营养缺乏病之一，多见于婴幼儿、孕妇及乳母。我国7岁以下儿童贫血平均患病率高达57.6%，其中1～3岁的幼儿患病率最高；孕妇贫血率平均为30%左右，孕晚期更高。铁缺乏主要因机体需要量增加且膳食铁摄入不足引起，月经过多、痔疮、消化道溃疡、肠道寄生虫等疾病的出血，也是引起铁缺乏的重要原因。

铁缺乏可分为三个阶段：第一阶段为铁减少期(ID)，此阶段主要是体内储存铁减少，血清铁蛋白浓度下降，无临床症状；第二阶段为红细胞生成缺铁期(IDE)，此阶段血清铁浓度下降，转铁蛋白浓度降低和游离原卟啉浓度升高，但血红蛋白浓度尚未降至贫血标准；第三阶段为缺铁性贫血期(IDA)，此阶段血红蛋白和血细胞比容下降，有了缺铁性贫血的临床表现。缺铁性贫血的临床表现为容易疲劳、食欲减退、烦躁、乏力、面色苍白、心悸、头晕、眼花、免疫功能降低、指甲脆薄、反甲且出现纵脊等。

可见，在铁缺乏的早、中期(即第一、二阶段)机体并无贫血，只有到晚期(即第三阶段)才会出现贫血及相关症状，此时缺铁已经相当严重。但在铁缺乏的早、中期机体已有贫血的亚临床症状，如食欲下降、头晕、易疲倦、注意力不容易集中等，如果在此时及时补铁，可以避免由于贫血而产生对机体的严重损害。所以铁不是在贫血发生后才补充，应在铁缺乏的早、中期或有铁缺乏的可能时(如青春期、妊娠期、哺乳期、老年期等)就及时补充。

铁的过量积蓄可发生血色病。血色病是因组织中铁的沉积过多而发生的全身性疾病，可由于长期大量输血或多年摄入大量药物性铁或饮食中的铁后发生。由于患者体内许多组织中铁的沉积过多，以致损害脏器的功能。临床表现为皮肤色素沉着(青铜色)、肥大性肝硬化和肝功能不正常、糖尿病、心功能紊乱和男性性功能不全等。

5. 供给量与食物来源

(1)供给量　铁的供给量不仅包括生长所需要的铁，而且包括补偿丢失的部分。应考虑不同生理条件及铁的食物来源。中国营养学会建议成年男性每天膳食铁的推荐摄入量为 12 mg,成年女性为 20 mg。成人铁的 UL 为 42 mg/d。在缺氧、辐射、手术、创伤、失血、贫血、溶血以及口服避孕药、制酸剂时,铁的供给量要相应增加。中国居民膳食铁的推荐摄入量见表 4-12。

表 4-12 中国居民膳食铁的推荐摄入量(mg/d)

人 群	RNI	人 群	RNI
0 岁～	0.3(AI)	18 岁～	12(男),20(女)
0.5 岁～	10	50 岁～	12(男),12(女)
1 岁～	9	孕妇(早)	20
4 岁～	10	孕妇(中)	24
7 岁～	13	孕妇(晚)	29
11 岁～	15(男),18(女)	乳母	24
14 岁～	16(男),18(女)		

(2)食物来源 膳食中含血红素铁较高的食物有牛肉、羊肉、动物肝和动物血等。植物性食物中含铁较高的有蘑菇、黑木耳、芝麻等。

动物性食品中的铁吸收率较高,如鱼为 11%,血红蛋白为 12%,动物肌肉、肝脏为 22%。植物性食品中铁的吸收率较低,如大米为 1%,玉米、黑豆为 3%,生菜为 4%,大豆为 7%。

部分食物中铁的含量见表 4-13。

表 4-13 部分食物中铁的含量(mg/100 g 可食部)

食物名称	含 量	食物名称	含 量
木耳(干)	97.4	鲍鱼	22.6
冬虫夏草	66.5	猪肝	22.6
紫菜(干)	54.9	口蘑	19.4
芝麻酱	50.3	藕粉	17.9
青稞	40.7	荠菜	17.2
鸭血	35.7	腐竹	16.5
蛏子	33.6	猪血	8.7
羊肚菌	30.7	野兔肉	7.4
鸭肝	23.1	黄颡鱼	6.4
黑芝麻	22.7	猪肾	6.1

(二)锌

1. 含量与分布

锌(zinc)广泛分布于人体的组织器官,在人体中含量(2.0～2.5 g)约为铁的一半,而比铜多十余倍。一切器官都含锌,皮肤、骨骼、内脏、前列腺、生殖腺和眼球的含量都很丰富。按单位重量含锌量计算,以视网膜、脉络膜、前列腺为最高,其次为骨骼、肌肉、皮肤、肝、肾、心、胰、脑和肾上腺等。血液中的锌主要以含锌金属酶形式存在。血液中75%～85%的锌分布在红细胞中，3%～5%在白细胞中，其余在血浆中。

2.吸收与代谢

锌主要在小肠经主动转运机制被吸收，吸收率为20%～30%。食入锌15 min后开始被吸收，起初集中于肝，然后随血液分布到其他组织器官，4 h后血浆中锌的浓度达到最高峰。血浆中的锌大部分与清蛋白及α-巨球蛋白结合，随血液进入门静脉循环分布于各器官组织。锌与清蛋白形成复合物很容易被组织吸收。

许多因素可影响膳食中锌的吸收。机体对锌的吸收与肠腔锌的浓度有关；体内缺锌时吸收率增高；植物性食物中的鞣酸、植酸和纤维素等均不利于锌的吸收；铁抑制锌的吸收；酗酒可妨碍锌的吸收。动物性食物中的锌生物利用率较高；某些药物如碘喹啉、苯妥英钠和维生素D均能促进锌的吸收。我国居民的膳食以植物性食物为主，锌的生物利用率一般为15%～20%。

锌主要从肠道排出，肾脏和皮肤亦可排出一定数量，其他途径包括通过青少年和成年人的精液或经期血排出等。夏日炎热多汗或病理性发汗，锌大量丢失，可能发生体内的锌不足。

3.生理功能

锌对生长发育、免疫功能、物质代谢和生殖功能等均具有重要的作用。

（1）金属酶的组成成分或酶的激活剂　体内有200多种含锌酶，其中主要的含锌酶有超氧化物歧化酶（SOD）、苹果酸脱氢酶、碱性磷酸酶、乳酸脱氢酶等，这些酶在参与组织呼吸、能量代谢及抗氧化过程中发挥重要作用。锌为维持RNA多聚酶、DNA多聚酶及逆转录酶等活性所必需的微量元素。

（2）促进生长发育与组织再生　锌参与蛋白质合成及细胞生长、分裂和分化等过程，与生长发育有密切关系。锌可直接参与基因表达调控从而影响生长发育。缺锌可引起RNA、DNA及蛋白质合成障碍，细胞分裂减少，导致生长停止。锌还参与黄体生成素、卵泡刺激素、促性腺激素等内分泌激素的代谢，促进性器官和性功能的正常发育。

（3）促进机体免疫功能　锌对于保证免疫系统的完整性是必需的。锌可促进淋巴细胞有丝分裂，增加T细胞的数量和活力。锌能调控周围血中单核细胞合成免疫调节因子，如干扰素-γ、白细胞介素-1和白细胞介素-6、肿瘤坏死因子-α和白细胞介素-2受体等。缺锌可引起胸腺萎缩、胸腺激素减少、T细胞功能受损及细胞介导的免疫功能改变。

（4）维持细胞膜结构和功能　锌可与细胞膜上各种基团、受体等作用，增强膜稳定性和抗氧自由基的能力。缺锌可造成膜的氧化损伤、结构变形，膜内载体和运载蛋白功能改变。锌对膜功能的影响还表现在对屏障功能、转运功能和受体结合等方面的影响。

此外，锌与唾液蛋白质合成味觉素可增进味觉和食欲；锌对皮肤和视力具有保护作用，缺锌可引起皮肤粗糙和上皮角化；眼组织中的锌影响神经的轴浆运输和视神经冲动的传导过程，缺锌时会影响暗适应能力。

4. 缺乏与过量

缺锌可引起生长发育停滞，食欲减退或有异食癖，味觉、嗅觉异常，伤口愈合不良。儿童长期缺乏锌可导致生长发育不良、性成熟延迟、第二性征发育障碍。成人长期缺锌可导致性功能减退、精子数减少、胎儿畸形、皮肤粗糙、免疫功能降低等。

锌缺乏在人群中普遍存在，尤其以婴儿、儿童、孕妇和乳母为高发人群。轻度缺锌状态比较常见，可根据患者毛发含锌量做出诊断。引起锌缺乏的主要因素：膳食摄入不平衡，如动物性食物摄入偏少，有偏食习惯等；特殊生理需要量增加，如孕妇、乳母和婴幼儿对锌的需要量增加；疾病的影响等。

盲目过量补锌或食用因镀锌罐头污染的食物和饮料等均有可能引起锌过量或锌中毒。过量的锌可干扰铜、铁和其他微量元素的吸收和利用，损害免疫功能。成人一次摄入 2 g 以上的锌可发生锌中毒，引起急性腹痛、腹泻、恶心、呕吐等临床症状。

5. 供给量及食物来源

(1)供给量　成年人每天摄入 10～20 mg 的锌即可维持平衡或略呈正平衡。孕妇、乳母的需要量比普通成人高。中国营养学会 2013 年提出锌的推荐摄入量为成年男性 12.5 mg/d，成年女性 7.5 mg/d，UL 定为 40 mg/d。中国居民膳食锌的推荐摄入量见表 4-14。

表 4-14　中国居民膳食锌的推荐摄入量(mg/d)

人　群	RNI	人　群	RNI	
			男	女
0 岁～	2.0(AI)	11 岁～	10.0	9.0
0.5 岁～	3.5	14 岁～	11.5	8.5
1 岁～	4.0	18 岁～	12.5	7.5
4 岁～	5.5	50 岁～	12.5	7.5
7 岁～	7.0	孕妇	—	9.5
		乳母	—	12.0

(2)食物来源　锌广泛存在于各种食物中，但不同食物中锌含量差别较大。锌含量较丰富的食物有贝类(如生蚝、蛏干、扇贝、鱿鱼、牡蛎等)、肉类、肝脏、坚果等；全谷、粗粮、干豆、蛋、鱼等锌含量也较高；谷类经过精制后锌的含量大为减少；蔬菜和水果中锌含量最低。部分食物中锌的含量见表 4-15。

表 4-15　部分食物中锌的含量(mg/100 g 可食部)

食物名称	含　量	食物名称	含　量
生蚝	71.20	火鸡腿	9.26
蝎子	26.71	口蘑	9.04
蕨菜	18.11	松子	9.02
蛏干	13.63	奶酪	7.12

续表

食物名称	含　量	食物名称	含　量
山核桃	12.59	牛肉(里脊)	6.92
羊肚菌	12.11	蚕蛹	6.17
扇贝(鲜)	11.69	黑芝麻	6.13
鱿鱼(干)	11.24	麸皮	5.98
山羊肉	10.42	猪肝	5.83
牡蛎	9.39	梭子蟹	5.78

(三)碘

1.含量与分布

成人体内含碘(iodine)20～50 mg,甲状腺内含碘最多,占70%～80%;其余的碘分布在骨骼肌、肺、卵巢、肾、淋巴结、肝、睾丸和脑组织中;血液中含碘30～60 μg/L,主要为蛋白结合碘。

2.吸收与代谢

饮食中的碘进入胃肠道转变为碘化物后吸收迅速,约3 h几乎完全被吸收,后随血流送至全身各个脏器。

甲状腺吸碘能力最强,吸收入甲状腺中的碘被用以合成甲状腺激素——三碘甲腺原氨酸(T3)和四碘甲腺原氨酸(T4)。甲状腺也是机体储存碘的最主要组织,缺碘患者偶尔摄食碘,甲状腺可储存大量的碘并持续一段时间,成为缺碘地区甲状腺肿大而含碘量却正常的原因。

经消化道吸收的碘进入门静脉,一部分进入血液循环,输送至甲状腺、内脏、肌肉、皮肤等;一部分由肝脏转入胆汁,再进入消化道,其中有的经再吸收重新进入门静脉到肝,余下部分经肠道排出体外。体内碘的排泄器官主要为肾脏,其次为肠,约90%的碘随尿排出,10%由粪便排出,极少随汗液排出。

3.生理功能

碘在体内主要参与甲状腺激素的合成,其生理功能是通过甲状腺激素实现的。甲状腺激素的生理功能主要有以下几个方面:

(1)参与能量代谢　在蛋白质、脂类与碳水化合物的代谢中,促进生物氧化和氧化磷酸化过程,调节机体的能量转换率和热的释放量。膳食缺碘使甲状腺输出甲状腺激素受限,从而引起基础代谢率下降。反之,甲状腺功能亢进的人,机体的能量转换率和热的释放量相对提高。

(2)促进细胞的分化与生长　所有的哺乳类动物都必须有甲状腺激素,来维持其幼年期间的整个生长和发育过程的需要。发育期儿童的身高、体重、肌肉、骨骼的增长和性发育都必须有甲状腺激素的参与,此时期碘缺乏可致儿童生长发育受阻,侏儒症的一个主要病因就是缺碘。

(3)促进神经系统发育 在脑发育阶段，神经元的迁移及分化，神经突起的分化和发育，尤其是树突、树突棘、突触、神经微管以及神经元联系的建立，髓鞘的形成和发育都需要甲状腺激素的参与。

胚胎期及出生后早期缺碘或甲状腺激素不足，均会影响神经细胞的增殖分化、髓鞘和突触的发育及功能。妊娠前及整个妊娠期缺碘或甲状腺激素缺乏均可导致脑蛋白合成障碍，使脑蛋白质含量减少，细胞体积缩小，脑重量减轻，直接影响到智力发育。缺碘对大脑神经的损害是不可逆的。因此，在严重地方性甲状腺肿的地区，也可发生神经、肌肉功能障碍为主要表现的克汀病。

(4)促进糖和脂肪代谢 包括促进三羧酸循环和生物氧化，促进肝糖原分解和组织对糖的利用，促进脂肪分解及调节血清中胆固醇和磷脂的浓度。

(5)对内分泌和激素的影响 碘代谢与甲状腺激素合成、释放及功能作用受垂体分泌的促甲状腺素(TSH)的调节，TSH的分泌则受血浆甲状腺激素浓度的反馈影响。当血浆中甲状腺激素增多时，垂体即受到抑制，TSH分泌减少；当血浆中甲状腺激素减少时，垂体TSH分泌即增多。

甲状腺切除的动物，其肾上腺变小、肾上腺皮质功能过盛使甲状腺活动下降。

甲状腺与性腺之间的关系也十分明显。甲状腺肿的克汀病患者通常不能生育；在幼年将甲状腺摘除的动物，在长时间内第二性征都处于幼时的状态；切除甲状腺后的雄性和雌性动物，生育能力都会受到影响。

此外，甲状腺激素能激活体内许多重要的酶，如包括细胞色素酶系、琥珀酸氧化酶系等一百多种酶；调节组织中的水盐代谢，缺乏甲状腺激素可引起组织水盐潴留并发黏液性水肿；促进维生素的吸收利用，包括促进维生素 B_5 的吸收利用及β-胡萝卜素向维生素A的转化。

4. 缺乏与过量

饮食中碘长期供应不足或碘生理需要量增加，长期摄入含抗甲状腺激素因子的食物(如十字花科植物中的萝卜、甘蓝、花菜等含有β-硫代葡萄糖苷，可干扰甲状腺对碘的吸收利用)，可引起碘的缺乏，从而使甲状腺激素分泌不足。

机体因缺碘而导致的一系列障碍统称为“碘缺乏病”(iodine deficiency disorder, IDD)。IDD的典型症状是甲状腺肿大；孕妇严重缺碘可影响胎儿神经、肌肉的发育及引起胚胎期和围生期胎儿死亡率上升；婴幼儿缺碘可引起生长发育迟缓、智力低下，严重者发生呆小病(克汀病)。

碘缺乏和碘缺乏病是全球性公共卫生问题，2000年WHO统计，受IDD威胁的国家有130个，人口达22亿，缺碘人群的平均智商降低10～15个百分点。我国碘缺乏危害病区的人口有4亿多。1990年以来，我国采取了以碘化食盐为主的纠正措施，成效显著。

过量地摄入碘是不必要而且会发生负面影响的。长期碘摄入过量可引起高碘性甲状腺肿、碘性甲状腺功能亢进症、桥本甲状腺炎等,多见于富碘地区饮用高碘水或食用高碘食物人群。有些缺碘地区应用加碘食盐后的1～3年内,碘性甲状腺功能亢进症的发病率上升,而后降至加碘前水平,提示补碘时碘的摄入量不宜过高、过快。

5.供给量及食物来源

(1)供给量　中国营养学会2013年提出碘的推荐摄入量,成年人为120 μg/d,孕妇和乳母分别增加110 μg/d、120 μg/d。成年人碘的UL为600 μg/d。人体对碘的需要量受年龄、性别、体重、发育及营养状况等影响。中国居民膳食碘的推荐摄入量见表4-16。

表4-16　中国居民膳食碘的推荐摄入量(μg/d)

人群	RNI	人群	RNI
0岁～	85(AI)	11岁～	110
0.5岁～	115(AI)	14岁～	120
1岁～	90	18岁～	120
4岁～	90	孕妇	230
7岁～	90	乳母	240

(2)食物来源　人体所需的碘80%～90%来自食物,其次为饮用水与食盐。含碘量丰富的食品有海产品,如海带、紫菜、淡菜、海鱼、海虾、海参等;陆地食物以蛋、奶含碘量稍高,植物性食物含碘量较低,特别是蔬菜、水果含量极低。部分食物中碘的含量见表4-17。

表4-17　部分食物中碘的含量(μg/100 g可食部)

食物名称	含量	食物名称	含量
海带(干)	36240.0	生姜粉	133.5
紫菜	4232.0	小香肠(广式)	91.6
贻贝(淡菜)	346.0	烤鸭	89.7
碘蛋	329.0	海米	82.5
海杂鱼(咸)	295.9	海鸭蛋	45.7
海苔	289.6	鹌鹑蛋	37.6
强力碘面	276.5	咸鸭蛋	30.0
虾皮	264.5	鸡蛋	27.2
海藻饮料	184.5	羊肉串	22.0
虾酱	166.6	山核桃	18.5

(四)硒

硒(selenium)被确认为人体必需的微量元素是20世纪后半叶营养学最重要的发现之一。1957年我国学者首先提出克山病与缺硒有关;20世纪70年代,人们发现硒是谷胱甘肽过氧化物酶的必需组分，揭示了硒的第一个生物活性形式；1979 年我国发表克山病防治研究成果，发现克山病地区人群均处于低硒状态，补硒能有效地预防克山病，揭示了硒缺乏是克山病发病的基本因素，也证明了硒是人体必需的微量元素；我国科学家在 20 世纪 80—90 年代对硒的安全摄入量范围进行了深入细致的调查研究，提出了迄今最适宜的人体硒推荐摄入量数据，已为国际营养学界广泛采用。

1. 含量与分布

成人体内硒的总量为 3～20 mg。硒存在于所有细胞与组织器官中，其浓度在肝、肾、胰、心、脾、牙釉质和指甲中较高，肌肉、骨骼和血液中浓度次之，脂肪组织最低。体内的硒主要以两种形式存在，一种是来自膳食的硒蛋氨酸（selenomethionine，Se-Met），在体内不能合成，作为一种非调节性储存形式存在，当膳食中硒的供给中断时，硒蛋氨酸可向机体提供硒；另一种形式是硒蛋白中的硒半胱氨酸（selenocysteine，Sec），具有生物活性。此外，还可能存在其他硒的生物活性形式。

2. 吸收与代谢

食入的硒主要在小肠吸收，3 h 后入血。摄入的硒有多种形式，动物性食物中以 Sec 和 Se-Met 为主，植物性食物以 Se-Met 为主，常用的硒制剂其补硒形式是硒酸盐（SeO_4^{2-}）和亚硒酸盐（SeO_3^{2-}）。不同形式的硒吸收机制不同，Se-Met 是主动吸收，SeO_3^{2-} 是被动吸收，SeO_4^{2-} 吸收的方式不明确。人体对硒的吸收良好，吸收率为 50%～100%。硒的吸收与硒的化学结构和溶解度有关，硒蛋氨酸（Se-Met）较无机形式（SeO_4^{2-}、SeO_3^{2-}）易吸收，溶解度大的硒化合物（Se-Met、SeO_4^{2-}、SeO_3^{2-}）比溶解度小的硒化合物（Sec）更易吸收。

体内的硒经代谢后主要通过肾脏排出，少量从肠道排出，粪便中排出的硒大多为未被吸收的硒。硒摄入量高时，可在肝内甲基化生成挥发性二甲基硒化合物，并由肺部呼气排出。此外，少量硒也可从汗液、毛发排出。

3. 生理功能

（1）抗氧化作用　硒是谷胱甘肽过氧化物酶（GSH-Px）的重要组成成分，GSH-Px 是维护健康、防治某些疾病所必需，在体内具有抗氧化、清除体内脂质过氧化物、阻断活性氧和自由基的损伤作用等功能。它是强氧化剂（效力比维生素 E 高 500 倍），能特异性地催化还原型谷胱甘肽转化为氧化型谷胱甘肽，促进有毒的过氧化物还原为无毒的羟基化合物，从而保护细胞膜及组织免受过氧化物损伤，起到延缓衰老、抗肿瘤及预防某些慢性疾病发生的作用。

（2）保护心血管和心肌的健康　调查发现机体缺硒可引起以心肌损害为特征的克山病，硒的缺乏还可以引起脂质过氧化反应增强，导致心肌纤维坏死，心肌小动脉和毛细血管损伤。研究发现高硒地区人群中的心血管病发病率较低。

（3）排毒解毒作用　硒与金属有较强的亲和力，能与体内重金属，如汞、镉、铅等结合成金属-硒-蛋白质复合物并促进金属排出体外，从而起到排毒解毒作用。

(4)其他功能　硒还具有促进生长、保护视觉、增强免疫功能及维持正常生育功能等作用。研究发现，硒缺乏可引起生长迟缓及神经性视觉损害；由白内障、糖尿病引起的失明经补硒可改善视觉功能；动物实验发现，硒缺乏可导致动物不孕、不育。

4. 缺乏与过量

由于硒在地壳中的分布的不均匀性，出现地域性的高硒或低硒，从而得到含硒量较高或较低的粮食和畜禽产品；又由于硒的吸收率相对高，导致硒的摄入量过高或过低，形成与硒相关的地方病。

我国科学家首先证实缺硒是发生克山病的重要原因。克山病是一种以多发性灶状坏死为主要病变的心肌病，临床特征为心肌凝固性坏死，伴有明显的心脏扩大、心功能不全和心律失常，重者发生心源性休克或心力衰竭，死亡率高达85%。克山病于1953年首先在黑龙江省的克山县发现，该病分布在我国从东北到西南缺硒带上的14个省、自治区的贫困地区，大多发生在丘陵和山区。另外，缺硒也被认为是发生大骨节病的重要原因。缺硒还可影响机体抗氧化能力和免疫功能。

过量的硒可引起中毒，其中毒症状为恶心、呕吐、疲劳、烦躁、头发脱落、指甲变形、皮肤损伤、神经系统异常、肢端麻木、抽搐等，严重者可致死亡。硒中毒现象主要发生于高硒地区，其环境、水源、食物中的硒含量均大大高于其他地区，如湖北的恩施地区和陕西的紫阳地区等。

5. 供给量及食物来源

(1)供给量　根据研究结果确定预防克山病的“膳食硒最低需要量”为20 μg/d；健康成年男性血浆含硒酶GSH-Px达到饱和水平时的最低补硒量为30 μg/d，加上基础膳食硒，成年人硒的推荐摄入量定为60 μg/d；硒的UL为400 μg/d。中国居民膳食硒的推荐摄入量见表4-18。

表4-18　中国居民膳食硒推荐摄入量(μg/d)

人　群	RNI	人　群	RNI
0岁～	15(AI)	11岁～	55
0.5岁～	20(AI)	14岁～	60
1岁～	25	18岁～	60
4岁～	30	孕妇	65
7岁～	40	乳母	78

(2)食物来源　食物中硒的含量因地区而异，特别是植物性食物的硒含量与地表土壤层中硒元素的水平有关。总体而言，海产品和动物内脏是硒的良好食物来源，其次是肉类和种子类食物，水果、蔬菜中硒含量较低。烹调加热，硒可挥发，会造成一定的损失。部分食物中硒的含量见表4-19。

表 4-19　部分食物中硒的含量(μg/100 g 可食部)

食物名称	含量	食物名称	含量
魔芋精粉	350.2	虾皮	74.4
马哈鱼子酱	203.1	小麦胚芽	65.2
猪肾	156.7	黄菇鱼	63.6
鱿鱼(干)	156.1	羊肾	58.9
海参	150.5	贻贝	57.8
蛏干	121.2	鸭肝	57.3
梭子蟹	91.0	黄鱼	55.2
牡蛎	86.8	腊羊肉	44.6
花蛤蜊	77.1	松花鸡蛋	44.3
虾米	75.4	基围虾	39.7

(五)铜

1. 含量与分布

铜是人体必需的微量元素，广泛分布于生物组织中，大部分以有机复合物存在，很多是金属蛋白，以酶的形式起着功能作用。人体内含铜总量范围为 50～120 mg，其中有 50%～70%存在于肌肉和骨骼中，20%在肝脏中，5%～10%在血液中。各组织铜的含量以肝、肾、心、头发和脑中最高，肌肉和骨骼次之，腺体中最低。人血液中铜主要分布于细胞和血浆之间，在红细胞中约 60%的铜存在于 Cu-Zn 金属酶(超氧化物歧化酶，SOD)中，其余 40%与其他蛋白质和氨基酸松弛地结合。

2. 吸收与代谢

铜主要在小肠被吸收，肠道对一般食物中的铜吸收率很高，近来报道表明其吸收率为 55%～75%。膳食中铜水平低时，以主动转运为主；膳食中铜水平高时，被动吸收则起作用。

铜的吸收率受膳食中铜水平的强烈影响，膳食中铜含量增加，吸收率则下降，而吸收量仍有所增加；铜的吸收还可能受机体对铜的需要所调节；膳食中其他营养素摄入量对铜的吸收利用也产生影响，但所需含量都比较高，包括锌、铁、钼、维生素 C、蔗糖和果糖等，但对这些营养素之间关系的研究仍不足，需要进一步探讨。

膳食中铜被吸收后，通过门静脉血运送到肝脏，几小时内就掺入到铜蓝蛋白，然后释放到血液，传递到全身组织。血浆铜蓝蛋白的一部分铜回到肝脏，在肝脏中一部分分解并伴随着铜蓝蛋白的碎片一起转运到胆汁。铜通常很容易从体内排出，然而多数或所有组织的细胞都能以金属硫蛋白的配合物形式将过多的铜储存起来，主要储存在肝脏中。

铜的主要排泄途径是通过胆汁到胃肠道，再与随唾液、胃液、肠液进入胃肠道的铜以及少量来自小肠细菌的铜一起由粪便中排出，但少部分被重吸收。健康人每天经尿液排泄的铜为 10～30 μg/d(0.2～0.5 μmol/d)，经汗及皮肤通常丢失不到 50 μg/d，皮肤、指甲、头发也丢失铜。铜吸收和排泄的动态平衡调节，在广泛的膳食摄入范围内可预防铜的缺乏或中毒。

3.生理功能

铜在机体内有着重要的生理功能。

(1)构成含铜酶与铜结合蛋白的成分　①含铜酶：胺氧化酶、酪胺氧化酶、单胺氧化酶、组胺氧化酶、二胺氧化酶、赖氨酰氧化酶、硫氢基氧化酶、亚铁氧化酶Ⅰ(即铜蓝蛋白)、亚铁氧化酶Ⅱ、细胞色素C氧化酶、多巴胺β-羟化酶、超氧化物歧化酶、细胞外超氧化物歧化酶等。②铜结合蛋白：铜硫蛋白、清蛋白、转铜蛋白、凝血因子Ⅴ、低相对分子质量配合体(包括氨基酸和多肽)等。

(2)维持正常造血功能　铜参与铁的代谢和红细胞生成。铜蓝蛋白可氧化铁离子，使铁离子结合到运铁蛋白，对生成运铁蛋白起主要作用，并可将铁从小肠腔和储存点运送到红细胞生成点，促进血红蛋白的形成，故铜缺乏时可产生寿命短的异常红细胞。正常骨髓细胞的形成也需要铜。缺铜引起线粒体中细胞色素C氧化酶活性下降，使 Fe^{3+} 不能与原卟啉合成血红素，可引起贫血。铜蓝蛋白功能缺损也可使细胞产生铁的积聚。缺铜时红细胞生成障碍，表现为缺铜性贫血。

(3)促进结缔组织形成　铜主要是通过赖氨酰氧化酶促进结缔组织中胶原蛋白和弹性蛋白的交联，是形成强壮、柔软的结缔组织所必需。因此，它在皮肤和骨骼的形成、骨矿化、心脏和血管系统的结缔组织完善中起着重要的作用。

(4)维护中枢神经系统的健康　铜在神经系统中起着多种作用。细胞色素氧化酶能促进髓鞘的形成。在脑组织中多巴胺β-羟化酶催化多巴胺转变成神经递质去甲肾上腺素，该酶还与儿茶酚胺的生物合成有关。缺铜可致脑组织萎缩，灰质和白质变性，神经元减少，精神发育停滞，运动障碍等。铜在中枢神经系统中的一些遗传性和偶发性神经紊乱的发病中有着重要作用。

(5)促进正常黑色素形成及维护毛发正常结构　酪胺氧化酶能催化酪氨酸羟基化转变为多巴，并进而转变为黑色素，为皮肤、毛发和眼睛所必需。先天性缺乏酪胺氧化酶，引起毛发脱色，称为白化病。硫氢基氧化酶能维护毛发的正常结构及防止其角化，铜缺乏时毛发角化并出现具有铜丝样头发的卷发症，称为 Menke's 病。

(6)抗氧化作用　广泛分布的超氧化物歧化酶(SOD)，细胞外的铜蓝蛋白和主要在细胞内的铜硫蛋白等含铜酶具有抗氧化作用。SOD 能催化超氧阴离子转变为过氧化物，过氧化物又通过过氧化氢酶或谷胱甘肽过氧化物酶作用进一步转变为水，从而保护机体细胞免受超氧阴离子的损伤。

此外，铜对脂类和糖代谢有一定影响，缺铜动物可使血中胆固醇水平升高，但过量铜又能引起脂类代谢紊乱。铜对血糖的调节也有重要作用，缺铜后葡萄糖耐量降低，对某些用常规疗法无效的糖尿病患者，给以小剂量铜离子治疗，常可使病情明显改善，血糖降低。铜对免疫功能、激素分泌等也有影响，缺铜虽对免疫功能指标有影响，但补充铜并不能使之逆转。

4. 缺乏与过量

人体铜缺乏并不多见，但在蛋白质和能量营养不良婴儿恢复期、早产儿、长期使用肠外营养而营养液中未加铜的患者，以及消化道功能障碍者可出现铜缺乏。铜缺乏者可发生缺铜性贫血，还可见到关节炎、动脉病、色素消失、神经改变、糖耐量下降、血清中胆固醇增加及心律不齐等现象。

铜对于大多数哺乳动物是相对无毒的。人体急性铜中毒主要是由于误食铜盐或食用与铜容器或铜管接触的食物或饮料。大剂量铜的急性毒性反应包括：口腔有金属味、流涎、上腹疼痛、恶心、呕吐及严重腹泻。摄入 100 g 或更多硫酸铜可引起溶血性贫血、肝功能衰竭、肾功能衰竭、休克、昏迷或死亡。

慢性铜中毒可见于用铜管做血液透析几个月后的患者，以及葡萄园用铜化合物作为杀虫剂的工作者。经口摄入而引起慢性中毒尚未确定。长期食用大量牡蛎、肝、蘑菇、坚果、巧克力等含铜高的食品，每天铜摄入量超过正常量 10 倍以上未见慢性铜中毒。

5. 供给量与食物来源

(1)供给量　借鉴国外资料结合我国居民情况，中国营养学会于 2013 年制订了不同年龄各人群铜的参考摄入量，成年人推荐摄入量为 0.8 mg/d，成年人可耐受最高摄入量(UL)为 8 mg/d。中国居民膳食铜的推荐摄入量见表 4-20。

表 4-20　中国居民膳食铜的推荐摄入量(mg/d)

人　群	RNI	人　群	RNI
0 岁～	0.3(AI)	11 岁～	0.7
0.5 岁～	0.3(AI)	14 岁～	0.8
1 岁～	0.3	18 岁～	0.8
4 岁～	0.4	孕妇	0.9
7 岁～	0.5	乳母	1.4

(2) 食物来源　铜广泛存在于各种食物中，牡蛎等贝类海产品食物以及坚果类是铜的良好来源，其次是动物肝、肾及谷类胚芽部分、豆类等。奶类和蔬菜含量最低。植物性食物铜含量受其培育土壤中铜含量及加工方法的影响。部分食物中铜的含量见表 4-21。

表 4-21　部分食物中铜的含量(mg/100 g 可食部)

食物名称	含　量	食物名称	含　量
生蚝	11.50	黄豆	1.35
松蘑(干)	10.30	花生(鲜)	0.68
鹅肝	7.78	小麦	0.43

续表

食物名称	含量	食物名称	含量
杏干	7.67	鸡蛋	0.15
鸭肝(母麻鸭)	6.27	马铃薯	0.12
白蘑	5.88	苹果	0.06
青稞	5.13	猪肉(肥瘦)	0.06
羊肝	4.51	大白菜	0.05
江虾	3.46	白萝卜	0.04
河蟹	3.03	牛奶	0.02

(六)其他微量元素

铬、氟、锰、钼、钴等人体必需微量元素的生理功能、缺乏与过量危害及食物来源见表4-22。

表 4-22 其他微量元素的生理功能及食物来源

元素	生理功能	缺乏	过量	食物来源
铬	葡萄糖耐量因子的重要组成成分,能增强胰岛素的作用	生长停滞、血脂增高、葡萄糖耐量异常	尚未见膳食摄入过量铬而引起中毒的报道	内脏、肉类、海产品、粗粮、豆类、酵母
氟	骨骼和牙齿的重要成分	在低氟水源地区,龋齿发病率高;老年人缺氟时可导致骨质疏松症	过多导致氟病,表现为氟斑牙和氟骨症	饮水、茶叶、海产品
锰	多种酶的组成成分或激活剂;维持骨骼正常发育	缺乏极为罕见,动物实验显示骨骼发育缺陷、神经障碍、生殖功能紊乱	损害中枢神经系统,引起生殖内分泌功能紊乱	粗粮、坚果、茶叶、叶菜、干豆类等
钼	为钼金属酶的辅基;保护肾上腺皮质激素受体稳定性	尚不了解	调查显示高钼地区人群痛风发病率较高	动物肝、肾,奶制品,谷类,干豆类
钴	维生素 B_{12} 的组成成分,促进红细胞成熟	尚未发现人体缺乏;动物实验显示缺钴可影响红细胞成熟及影响甲状腺对碘的吸收	动物实验出现严重食欲减退、体重下降、贫血,甚至死亡	动物肝、肾,海产品,蔬菜,粗粮,蘑菇

第二节 维 生 素

一、维生素概述

维生素(vitamin)是人体所必需的一类微量的低分子有机化合物。它们并不是化学性质和结构相近似的一类化合物,但其生理功能和营养学意义有类似之处。

(一)维生素的共同特点

虽然各类维生素的化学结构不同、生理功能各异,但它们都具有以下共同特点:

(1)它们均以本体或可被机体利用的前体形式存在于天然食物中。

(2)它们既不参与机体组织的构成,也不供给能量,主要作为调节物质,调节各种生理功能。

(3)大多数维生素不能在体内合成,也不能大量储存于组织中,所以必须经常由食物供给。

(4)维生素常以辅酶或辅基的形式参与酶的功能。

(5)维生素的人体需要量很少,但在调节物质代谢过程中却起着十分重要的作用,绝对不能缺少。

(6)不少维生素具有几种结构相近、生理功能相同的化合物,如维生素 A_1 与维生素 A_2,维生素 D_2 与维生素 D_3 等。

(二)维生素的命名

维生素的命名可分为三个系统:一是按发现的历史顺序,以英文字母顺序命名,如维生素 A、C、D、E 和 B 族维生素等;二是按其生理功能命名,如抗坏血酸、抗眼干燥症维生素和凝血维生素等;三是按其化学结构命名,如视黄醇及硫胺素和核黄素等。

(三)维生素的分类

维生素分为脂溶性维生素和水溶性维生素两大类。

脂溶性维生素包括维生素 A、维生素 D、维生素 E 和维生素 K。脂溶性维生素可溶于脂肪而不溶于水,在食物中常与脂类共存,在酸败的脂肪中容易被破坏。在肠道随脂肪经淋巴系统吸收,当脂类吸收障碍时,脂溶性维生素的吸收大为减少,甚至会引起继发性缺乏。吸收后易储存于体内(肝脏或脂肪组织中),不易排出体外,过量摄取易在体内蓄积而引起中毒,如摄入不足可缓慢出现缺乏症状。

水溶性维生素包括 B 族维生素和维生素 C,其中 B 族维生素主要有维生素 B_1(硫胺素)、维生素 B_2(核黄素)、维生素 B_6(吡哆醇、吡哆醛、吡哆胺)、维生素 B_{12}(氰钴胺素)、烟酸、叶酸、泛酸、生物素等。水溶性维生素溶解于水,在体内仅有少量储存,较易自尿液和汗液排出。大多数水溶性维生素常以辅酶的形式参与机体的物质代谢。水溶性维生素摄取过多时,多余的维生素可从尿中排出,一般不会因摄取过多而中毒,但极大量摄入时也可出现毒性。若摄入过少,可较快地出现缺乏症状。

二、脂溶性维生素

(一)维生素 A

1. 结构与种类

维生素 A(vitamin A)是指具有 β-白芷酮环的多烯基结构(图 4-1),并有视黄醇(retinol)生物活性的一大类物质。可提供视黄醇生物活性的物质有两类:一类是视黄醇及其代谢产物以及具有相似结构的合成类似物,这一类也称为类视黄醇(retinoid)物质,又称为预先形成的维生素 A(preformed vitamin A),主要膳食来源为动物性食物中含有的视黄醇和视黄酰酯。另一类物质是维生素 A 原类胡萝卜素(provitamin A carotenoids),是指来自于植物性食物的在体内可以转化生成视黄醇的类胡萝卜素,它们是膳食视黄醇的前体物质,主要包括 β-胡萝卜素(β-carotene)、α-胡萝卜素(α-carotene)、β-隐黄素(β-cryptoxanthin)等,其中最重要的为 β-胡萝卜素。

动物体内含有具有视黄醇生物活性的已形成的维生素 A,天然存在的维生素 A 有维生素 A_1(视黄醇)和维生素 A_2(3-脱氢视黄醇)之分,前者主要存在于高等动物和海产鱼中,后者主要存在于淡水鱼中,两者的生理功能相似,但生物有效性不同,后者的生物有效性较低。视黄醇是淡黄色的晶体,是由 β-白芷酮环的头部和脂肪酸的尾部组成,其尾部有顺式和反式变化,这种变构影响视黄醇的特异功能。

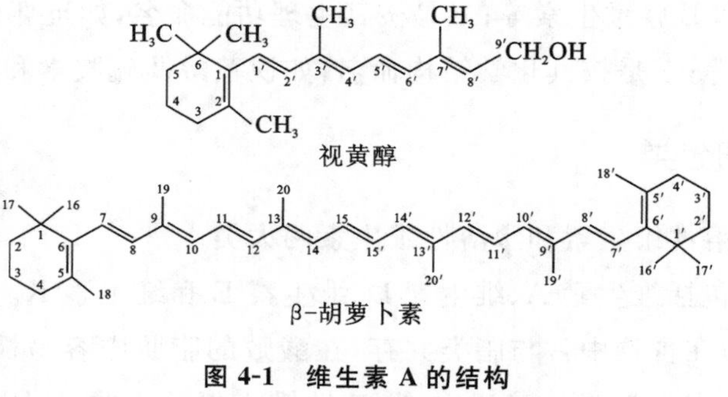

视黄醇

β-胡萝卜素

图 4-1 维生素 A 的结构

2. 理化性质

大多数天然的维生素 A 溶于脂肪或有机溶剂，对热、酸和碱较为稳定，一般经烹调和罐头加工不易破坏；但是维生素 A 极易氧化，特别在高温条件下，紫外线照射可加快氧化破坏。当食物中含有磷脂、维生素 E、维生素 C 和其他抗氧化剂时，视黄醇和胡萝卜素较为稳定，油脂酸败可引起其严重破坏。密封、低温冷冻组织标本中的维生素 A 可以稳定几年。

3. 吸收与代谢

动物性食物中的维生素 A 一般不是以游离形式存在，而是以与脂肪酸结合成视黄基酯的形式存在，视黄基酯和类胡萝卜素又常与蛋白质结合成复合物。视黄基酯和维生素 A 原类胡萝卜素经蛋白酶消化水解，从食物中释出，然后在小肠中胆汁和脂酶的共同作用下释放出脂肪酸、游离的视黄醇以及类胡萝卜素。释放出的游离视黄醇和类胡萝卜素与其他脂溶性食物成分形成水溶性胶团，通过小肠吸收。视黄醇主要以主动吸收的方式被吸收，吸收率较高，膳食中 70%～90% 的视黄醇被吸收；而类胡萝卜素则是以被动扩散的方式吸收，吸收率相对较低，20%～50% 的类胡萝卜素被吸收，且其吸收率随摄入量的增加而降低。

植物性食物中的类胡萝卜素被吸收后，一部分在小肠黏膜内转变为视黄醇，未被转变为视黄醇的类胡萝卜素转运至血液和组织中，其中有一部分在肝脏或其他组织中进行转变。混合膳食来源的 β-胡萝卜素与油剂纯品 β-胡萝卜素的营养比值为 6∶1，即 6 μg 膳食 β-胡萝卜素相当于 1 μg 油剂纯品 β-胡萝卜素，而 2 μg 油剂纯品 β-胡萝卜素可产生 1 μg 视黄醇。这样食物来源 β-胡萝卜素换算维生素 A 的比例为 1∶12，即 1 μg 膳食 β-胡萝卜素＝1/12 μg 视黄醇。

在小肠黏膜细胞内，视黄醇可被氧化成视黄醛，再进一步被氧化成视黄酸。视黄酸经门静脉吸收，并与血浆蛋白质紧密结合，在血液中运输。视黄醛和视黄醇可相互转化。在小肠黏膜细胞中结合的视黄醇重新酯化成视黄基酯，与类胡萝卜素一同掺入乳糜微粒进入淋巴循环，经胸导管进入体循环。

肝脏是储存维生素 A 的主要器官，占总量 90%～95% 的维生素 A 储存于肝脏中，少量储存于脂肪组织中；类胡萝卜素主要由血浆脂蛋白运至脂肪组织储存。

视黄醇从肝脏运至靶器官取决于视黄醇结合蛋白(RBP)，视黄醇与 RBP 结合成的复合体是循环中维生素 A 的主要形式。细胞膜上的特异性受体识别 RBP，复合体释放视黄醇，视黄醇进入细胞内。

维生素 A 由胆汁进入粪便排泄，大约 70% 的维生素 A 经此途径排泄，大约 30% 的代谢产物由肾脏排泄。类胡萝卜素主要由胆汁排泄。

脂肪和胆盐是维生素 A 和胡萝卜素被肠道吸收的必要条件。与维生素 E 同服，可防止维生素 A 的氧化从而提高其生理效能。胆盐能够乳化脂肪，加强胡萝卜素裂解酶的活动，促进胡萝卜素转变为维生素 A，有利于其吸收、运转和代谢。

凡能影响脂肪吸收的因素，同样会影响维生素 A 和胡萝卜素的吸收。肝胆疾病、脂肪痢或服用矿物油都可降低其吸收率。缺乏甲状腺素或患肝脏疾病，将影响胡萝卜素的转变。当膳食中脂肪、蛋白质、维生素 E 摄入不足时，亦可影响维生素 A 和胡萝卜素的吸收、运转和代谢。

4. 生理功能

(1)维持正常视觉功能　维生素 A 是构成视觉细胞内感光物质的原料。眼的光感受器是视网膜的杆状细胞和锥状细胞，这两种细胞中都存在着对光敏感的色素，而这些色素的形成和发挥其生理功能均有赖于适量维生素 A 的存在。

杆状细胞中的视紫红质是一种由视蛋白与红色 11-顺式视黄醛所组成的复合蛋白质。视紫红质对光敏感，当其被光照射时，可引起一系列变化，此变化将引发神经冲动，传入脑中即转变为影像，这一过程称为光反应。人从亮处进入暗处，因对光敏感的视紫红质消失，对光不敏感，所以最初看不清楚任何物体。但若有充足的全反式视黄醛则该物可重新被异构化为 11-顺式视黄醛，并再与视蛋白结合使视紫红质再生，恢复对光的敏感，从而能经过一段时间逐渐恢复视觉，在一定照度的暗处看见物体，这一过程称为暗适应。

若将光照射的各种条件固定下来，则暗适应的快慢只决定于机体维生素 A 的营养水平。并不是所有与视蛋白分离的视黄醛都可反复使用形成视紫红质，必须持续补充维生素 A 以满足视黄基酯的水平。若维生素 A 充足，则视紫红质的再生快而完全，故暗适应时间短；若维生素 A 不足，则视紫红质的再生慢而不完全，故暗适应时间长，严重时可产生夜盲症。这在儿童比较明显，因为儿童没有足够的时间建立体内的储存。

(2)维持皮肤黏膜完整性　维生素 A 是调节糖蛋白合成的一种辅酶，对上皮细胞的细胞膜起稳定作用，维持上皮细胞的形态完整和功能健全。维生素 A 缺乏会造成上皮组织干燥，正常的柱状上皮细胞转变为角状的复层鳞状细胞，导致细胞角化。全身各种组织的上皮细胞都会受到影响，但受累最早的眼睛结膜、角膜和泪腺上皮细胞，泪腺分泌减少导致眼干燥症，结膜或角膜干燥、软化甚至穿孔。皮肤毛囊、皮脂腺、汗腺、舌味蕾、呼吸道、消化道、泌尿道、生殖道黏膜等上皮组织均会受到影响，从而产生相应临床表现和黏膜屏障功能受损。

(3)维持和促进免疫功能　类视黄醇对维护免疫功能是必需的。类视黄酸通过核受体对靶基因的调控，可以提高细胞免疫功能，促进免疫细胞产生抗体，以及促进 T 细胞产生某些淋巴因子。维生素 A 缺乏时，免疫细胞内视黄酸受体表达相应下降，影响机体免疫功能。维生素 A 缺乏和边缘缺乏的儿童，感染性疾病发病风险和死亡率升高。

(4)促进生长发育和维护生殖功能　维生素 A 参与细胞的 DNA、RNA 的合成，促进蛋白质的生物合成及骨细胞的分化，在细胞生长、分化、增殖以及凋亡过程中起着十分重要的调节作用。维生素 A 缺乏时，长骨形成和牙齿发育均受阻碍；男性睾丸萎缩，精子数量减少、活力下降。

(5)抗癌作用　动物实验研究揭示维生素 A 和胡萝卜素具有防癌、抗癌作用。与维生素 A 相比，胡萝卜素的抗癌作用受到人们更多的重视，这可能与癌症发生的自由基损伤学说有关。胡萝卜素或类胡萝卜素都有清除氧自由基的抗氧化作用。

5. 缺乏与过量

维生素 A 缺乏仍是许多发展中国家的一个主要公共卫生问题，发生率相当高，在非洲和亚洲许多发展中国家的部分地区甚至呈地方性流行。

婴幼儿和儿童维生素 A 缺乏的发生率远高于成人，这是因为孕妇血中的维生素 A 不易通过胎盘屏障进入胎儿体内，故初生儿体内维生素 A 储存量低。儿童因为肝脏储存维生素 A 的能力较弱，因而更容易出现缺乏。

维生素 A 缺乏最早的症状是夜间视力减退，暗适应能力降低，严重者可导致夜盲症。维生素 A 缺乏可引起眼干燥症，进一步发展可致失明。

维生素 A 缺乏还能引起机体不同组织上皮干燥、增生及角化，以致出现皮肤干燥、毛囊角化、毛囊丘疹与毛发脱落，呼吸道、消化道、泌尿道和生殖道感染。特别是儿童、老人容易出现呼吸道炎症，严重时可引起死亡。

维生素 A 缺乏时还会导致男性睾丸萎缩，精子数量减少、活力下降，也可影响胎盘发育；缺乏维生素 A 的儿童生长停滞、发育迟缓、骨骼发育不良；缺乏维生素 A 的孕妇所生的新生儿体重减轻；维生素 A 缺乏时，血红蛋白合成代谢障碍，免疫功能低下。

过量摄入维生素 A 可引起急性中毒、慢性中毒及致畸毒性。急性毒性产生于一次或多次连续摄入大量的维生素 A，肝脏维生素 A 浓度超过 300 mg/g 被认为是过量，并会引起相应临床毒性表现。维生素 A 急性中毒的临床表现包括恶心、呕吐、头痛、脑脊液压力升高、眩晕、视物模糊、肌肉不协调、严重皮疹等。极大剂量(12 g)的维生素 A 可以致命。慢性中毒比急性中毒常见，维生素 A 使用剂量为其推荐的日摄入量(RDA)的 10 倍以上时可发生。慢性中毒有几个月甚至两三年的潜伏期，一般要等超出肝内储存能力才会出现中毒症状。一般正常饮食情况下维生素 A 不至于摄入过量。中毒多发生在长期误服过量的维生素 A 浓缩剂的儿童，探险家食用野生动物肝脏引起急性中毒的事例亦有过报道。

流行病学资料显示，过量摄入预先形成的维生素 A 可导致出生缺陷，最敏感时期为胚胎生成期(即早孕期)。维生素 A 过量引起的出生缺陷主要有颅面部畸形、中枢神经系统畸形、甲状腺和心脏畸形等。此外，维生素 A 过量可造成肝功能异常、增加心血管疾病风险等。

大量摄入类胡萝卜素一般不会引起毒性作用，其原因是类胡萝卜素在体内向视黄醇转变的速率慢；另外，随着类胡萝卜素摄入增加，其吸收减少。β-胡萝卜素是维生素 A 的安全来源。不过大剂量的类胡萝卜素摄入可出现高胡萝卜素血症，皮肤可出现类似黄疸改变，但停止使用类胡萝卜素后症状会慢慢消失，未发现其他毒性。

6. 供给量与食物来源

(1)供给量　膳食或食物中全部具有视黄醇活性的物质常用视黄醇活性当量(retinol activity equivalent,RAE)来表示，包括已形成的维生素 A 和维生素 A 原的总量(μg)。它们常用的换算关系如下。

1 μg 视黄醇活性当量(μg RAE)＝1 μg 全反式视黄醇＝2 μg 油剂纯品全反式 β-胡萝卜素＝12 μg 膳食全反式 β-胡萝卜素＝24 μg 其他膳食维生素 A 原类胡萝卜素

则膳食 RAE 的计算方法为：

RAE(μg)＝膳食或补充剂来源全反式视黄醇(μg)＋1/2 补充剂纯品全反式 β-胡萝卜素(μg)＋1/12 膳食全反式 β-胡萝卜素(μg)＋1/24 其他膳食维生素 A 原类胡萝卜素(μg)

过去，对有维生素 A 生物活性物质的量常用国际单位(IU)表示，可用适当系数换算成 μg RAE。

对于动物性食物：

1 IU 维生素 A 活性＝0.3 μg 全反式视黄醇＝0.3 μg RAE

对于植物性食物：

1 IU 维生素 A 活性＝0.6 μg 膳食全反式 β-胡萝卜素＝0.05 μg RAE

我国成人维生素 A 的推荐摄入量，男性为每天 800 μg RAE，女性为每天 700 μg RAE。维生素 A(不包括胡萝卜素)的 UL，成年人每天为 3000 μg RAE。中国居民膳食维生素 A 的推荐摄入量见表 4-23。

表 4-23　中国居民膳食维生素 A 的推荐摄入量(μg RAE/d)

人　群	RNI	人　群	RNI	
			男	女
0 岁～	300(AI)	11 岁～	670	630
0.5 岁～	350(AI)	14 岁～	820	630
1 岁～	310	18 岁～	800	700
4 岁～	360	孕妇(早)	—	700
7 岁～	500	孕妇(中)	—	770
		孕妇(晚)	—	770
		乳母	—	1300

维生素 A 的需要量随劳动条件、精神紧张程度及机体状态而异。需要视力集中、经常接触粉尘或对黏膜有持续性刺激性的作业，以及在夜间或弱光下工作的人，特别是处于缺氧环境、酷寒或炎热季节中工作的人，维生素 A 的需要量大。长期发热、腹泻及患肝胆疾病时，需要量也应显著增加。

(2)食物来源　动物肝脏、蛋黄、奶油和鱼肝油等动物性食物中含预先形成的维生素 A 含量高；植物性食物中，红、黄、绿色蔬菜和水果都含丰富的维生素 A 原类胡萝卜素；其中富含维生素 A 原类胡萝卜素最突出的食物有胡萝卜、西兰花、菠菜、南瓜、芹菜叶、豌豆尖等。

部分食物中视黄醇和β-胡萝卜素的含量见表4-24。

表4-24　部分食物中视黄醇和β-胡萝卜素的含量(μg/100 g可食部)

食物名称	视黄醇含量	食物名称	β-胡萝卜素含量
羊肝	20972	枸杞子	9750
鸡肝	10414	西兰花	7210
猪肝	4972	胡萝卜	4130
鸭蛋黄	1980	芹菜叶	2930
河蟹	389	菠菜	2920
奶油	297	豌豆尖	2710
鸡蛋	234	苋菜(绿)	2110
猪肉(瘦)	44	生菜	1790
胖头鱼	34	蜜橘	1660
对虾	15	南瓜	890

除膳食来源之外,维生素A补充剂也常使用,其使用剂量不要过高。用量过大不仅没有必要,反而会引起中毒。

(二)维生素D

1.结构与种类

维生素D(vitamin D)是类固醇的衍生物,是指含环戊氢烯菲环结构并具有钙化醇生物活性的一大类物质(图4-2),主要有两种形式,即维生素D_2(麦角骨化醇)和维生素D_3(胆钙化醇)。它们分别由植物中的麦角固醇和人体皮肤和脂肪组织中的7-脱氢胆固醇经紫外线激活而形成。含脂肪多的海鱼及其肝脏也含有天然维生素D_3。

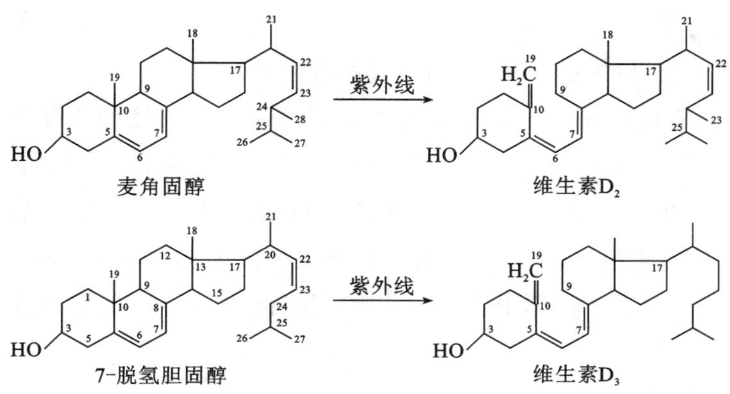

图4-2　维生素D的结构

2.理化性质

维生素D_2和D_3皆为无色晶体,溶于脂肪和脂溶剂,性质比较稳定,能耐碱、耐高温和抗氧化，故通常的烹饪加工对维生素 D 的影响不大。维生素 D 在酸性溶液中不稳定，受光线照射容易氧化，脂肪酸败可引起维生素 D 的破坏。

3. 吸收与代谢

摄入的维生素 D 有 50%～80%在小肠吸收。在胆汁协助下，维生素 D 与脂肪一起经被动扩散进入小肠黏膜细胞，吸收后的维生素 D 掺入乳糜微粒，经淋巴管入血流，与自身形成的维生素 D_3 一起由维生素 D 结合蛋白(vitamin D-binding protein，DBP)携带运输。其中约 60%进入肝脏，其余进入肝外组织，如肌肉和脂肪等。转运到肝脏中的维生素 D 在 D_3-25-羟化酶的催化下进行羟化反应，生成 25-(OH)-D_3；25-(OH)-D_3 由肝脏分泌入血，并由 DBP 携带运输至肾脏，在肾脏中由 25-(OH)-D_3-1 羟化酶和 25-(OH)-D_3-24 羟化酶进一步羟化为 1,25-$(OH)_2$-D_3 和 24,25-$(OH)_2$-D_3，最后转入血液循环，分别储存于肝脏及富含脂肪的组织中备用，并分配到有关器官中发挥其生理效能。

肝脏生成 25-(OH)-D_3 的能力很强，D_3-25-羟化酶较少受到其他因素的影响，血浆 25-(OH)-D_3 的浓度与机体维生素 D 的营养状况密切相关。肾脏 1,25-$(OH)_2$-D_3 的生成受机体钙磷调节系统严格调控，甲状旁腺激素(PTH)、血清钙磷浓度、1,25-$(OH)_2$-D_3 浓度等多种因素可影响 25-(OH)-D_3-1 羟化酶的活性。PTH、低 1,25-$(OH)_2$-D_3、血清钙磷浓度低使 25-(OH)-D_3-1 羟化酶的活性增强。

维生素 D 的分解代谢主要在肝脏，代谢物进入胆汁后入肠，随粪便排出。

4. 生理功能

维生素 D 的生理功能具体表现在如下几个方面。

(1)促进小肠对钙的吸收转运　1,25-$(OH)_2$-D_3 可诱导一种特异的钙结合蛋白(CBP)合成，从而促进钙的吸收转运。

(2)促进肾小管对钙、磷的重吸收　1,25-$(OH)_2$-D_3 对肾脏也有直接作用，能促进肾小管对钙、磷的重吸收，减少丢失。促进磷的重吸收比促进钙的重吸收作用明显。

(3)对骨细胞呈现多种作用　当血钙浓度降低时，1,25-$(OH)_2$-D_3 能动员骨组织中的钙和磷释放入血液，以维持正常的血钙浓度。

(4)通过维生素 D 内分泌系统调节血液钙、磷平衡　目前已确认存在维生素 D 内分泌系统，其主要的调节因子是 1,25-$(OH)_2$-D_3、PTH、降钙素及血清钙和磷的浓度。当血钙降低时，PTH 升高，1,25-$(OH)_2$-D_3 增多，通过对小肠、肾、骨等器官的作用来升高血钙水平。当血钙水平过高时，PTH 降低，降钙素分泌增加，尿中钙和磷排出增加。

由此可见，维生素 D 产生和作用方式与激素相似，被认为具有维生素和激素的双重作用。

5. 缺乏与过量

维生素 D 缺乏，严重影响钙、磷代谢。血中钙、磷含量降低，不但骨骼生长发育障碍，同时也影响肌肉和神经系统的正常功能。

缺乏维生素 D 时对婴儿引起佝偻病(rickets)，对成年人尤其是孕妇、乳母和老年人引起骨质软化症(osteomalacia)、骨质疏松症(osteoporosis)、自发性多发性骨折和手足痉挛症等。孕妇可因缺乏维生素 D 引起骨盆发生特异性变形引起难产。如母体缺乏维生素 D,患儿可因低血钙(低于 8 mg/dL)发生手足搐搦或惊厥等症状。

过量摄入维生素 D 可引起维生素 D 中毒。一般情况下,由膳食提供的维生素 D 不会引起中毒,但摄入过量的维生素 D 补充剂和强化维生素 D 的食品,如长期摄入 25 μg/d 的维生素 D 可引起中毒。维生素 D 中毒的表现为食欲不振、体重减轻、恶心、呕吐、腹泻、头痛、多尿、烦渴、发热,血清钙、磷浓度明显升高,动脉、心肌、肺、肾、气管等软组织转移性钙化和肾结石。结石阻塞肾小管可引起继发性肾水肿,常发展为肾病,严重时可发生肾功能衰竭。严重的维生素 D 中毒可导致死亡。预防过量的维生素 D 中毒最有效的方法是避免滥用。

6. 供给量与主要食物来源

(1)供给量　维生素 D 一般可用 μg 或国际单位(IU)来计量,它们的换算关系为:

$$1\ \text{IU 维生素}\ D_3 = 0.025\ \mu g\ \text{维生素}\ D_3$$

即:

$$1\ \mu g\ \text{维生素}\ D_3 = 40\text{IU 维生素}\ D_3$$

维生素 D 的膳食推荐摄入量应当是当个体不能合成维生素 D 时,通过补充维生素 D 使其营养状况达到正常时所需要的量。在钙、磷供给量充足的条件下,成人等多数人群膳食维生素 D 的推荐摄入量为 10 μg/d, UL 为 50 μg/d。中国居民膳食维生素 D 的推荐摄入量见表 4-25。

表 4-25　中国居民膳食维生素 D 的推荐摄入量(μg/d)

人　群	RNI	人　群	RNI
0 岁～	10(AI)	18 岁～	10
0.5 岁～	10(AI)	50 岁～	10
1 岁～	10	65 岁～	15
4 岁～	10	80 岁～	15
7 岁～	10	孕妇	10
11 岁～	10	乳母	10
14 岁～	10		

(2)主要食物来源　维生素 D 主要存在于肝、奶油、蛋黄、鱼肝油等动物性食品中,其他食物中维生素 D 含量较少。维生素 D 也可由体内转化,通过阳光照射皮肤可将皮肤中的 7-脱氢胆固醇转化为内源性维生素 D,经常晒太阳可获得经济可靠的维生素 D_3,手臂和面部暴露于阳光下约 30 min 能获得人体全天所需要的维生素 D。但是,皮肤来源的维生素 D 受皮肤直接暴露于日光的程度、大气污染状况、窗户玻璃、皮肤色素、季节等因素的影响。因此,这个来源的变化很大,既不能确定,更不能完全依赖,还需要通过食物获得一些维生素 D。部分食物中维生素 D 的含量见表 4-26。

表 4-26　部分食物中维生素 D 的含量(μg/100 g 可食部)

食物名称	含量	食物名称	含量
鱼干(大马哈鱼)	15.6	全蛋(生鲜)	2.0
奶酪	7.4	黄油	1.4
蛋黄(生鲜)	5.4	香肠	1.2
沙丁鱼(罐头)	4.8	牛内脏	1.2
香菇(干)	3.9	猪肉(熟)	1.1
猪油	2.3		

(三)维生素 E

1. 结构与种类

维生素 E(vitamin E)是生育酚类化合物的总称，是 6-羟基苯并二氢吡喃环的异戊二烯衍生物(图 4-3)，包括生育酚(tocopherol)和生育三烯酚(tocotrienol)两类共 8 种化合物：α-生育酚、β-生育酚、γ-生育酚、δ-生育酚和 α-生育三烯酚、β-生育三烯酚、γ-生育三烯酚、δ-生育三烯酚，其中 α-生育酚是自然界中分布最广泛、含量最丰富且生物活性最高的维生素 E 形式。通常以 α-生育酚作为维生素 E 的代表进行研究。

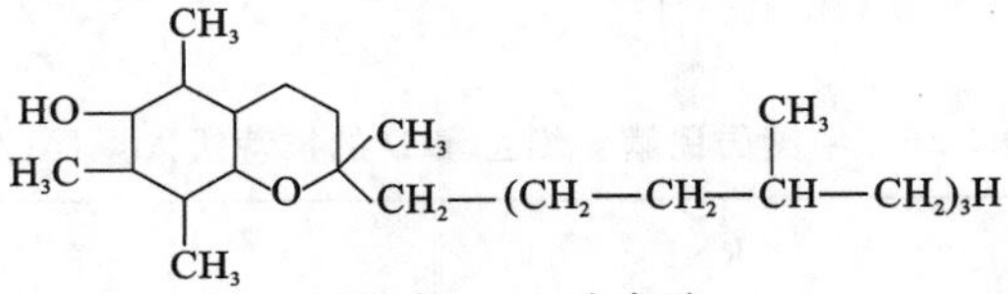

维生素 E (α-生育酚)

图 4-3　维生素 E 的结构

2. 理化性质

维生素 E 是淡黄色油状物，溶于脂肪和脂溶剂。对氧十分敏感，在无氧条件下稳定，对热和酸稳定，油脂酸败会加速维生素 E 的破坏。食物中维生素 E 在一般烹调时损失不大，但油炸时维生素 E 活性明显降低。

3. 吸收与代谢

生育酚在食物中以游离的形式存在，而生育三烯酚则以酯化的形式存在，必须经水解后才能被吸收，维生素 E 的吸收主要在小肠上部进行。吸收维生素 E 需要有脂肪和胆盐的存在，以乳糜微粒形式从小肠上部吸收，经淋巴管入血流运输到各个组织。正常人对维生素 E 的吸收率平均达 70%，随着维生素 E 的摄入量增加其吸收率降低。当脂肪吸收障碍时，维生素 E 的吸收也受影响。

维生素 E 主要由脂蛋白运输，主要经乳糜微粒(CM)途径转运至肝脏，肝脏中的维生素 E 可组装入极低密度脂蛋白(VLDL)再次进入血液循环，通过血液运往各个组织。由于维生素 E 溶于脂类并主要由脂蛋白转运，所以血浆维生素 E 的浓度与血浆总脂浓度呈正相关。

维生素 E 在人体内分布相当广泛且不均匀。大约 90% 的 α-生育酚以非酯化的形式储存在肝脏、脂肪和肌肉组织中，肝脏是维生素 E 转运及储藏的主要器官。

维生素 E 的代谢产物排泄的主要途径是胆汁，还有部分代谢产物在肾脏中被降解，随尿排出。

4. 生理功能

(1)抗氧化作用　维生素 E 是氧自由基的清除者，它与其他抗氧化物质以及抗氧化酶包括超氧化物歧化酶和谷胱甘肽过氧化物酶等一起构成体内抗氧化系统，保护生物膜及其他蛋白质免受自由基攻击。

在非酶抗氧化系统中维生素 E 是重要的抗氧化剂，其他还有类胡萝卜素、维生素 C、硒和谷胱甘肽等。体内抗氧化功能是由复杂的体系共同完成的，维生素 E 仅是这个体系的一个重要组成成分。

许多研究提示氧化状态升高与一些疾病的发生密切相关，如动脉粥样硬化性疾病、肿瘤和衰老等。

(2)预防衰老　人类随着年龄增长体内脂褐质不断增加，脂褐质俗称老年斑，是细胞内某些成分被氧化分解后的沉积物。补充维生素 E 可减少细胞中的脂褐质的形成。维生素 E 还可改善皮肤弹性，使性腺萎缩减轻，增强免疫功能，减缓衰老进程。

(3)抗动脉粥样硬化作用　目前有研究认为，血浆中高水平的低密度脂蛋白(LDL)受过氧自由基攻击后产生氧化型低密度脂蛋白，可增加发生动脉粥样硬化的危险。补充维生素 E 可降低 LDL 的氧化作用，降低动脉粥样硬化的发病率和病死率。

(4)抗癌作用　维生素 E 的抗癌机制可能有几个方面，包括阻断致癌的自由基反应、降低诱发突变物质的活性、抑制致癌物质亚硝胺的形成、抵御过氧化物对细胞膜的攻击、刺激抑癌基因的表达、提高免疫功能等，也包括对其他抗氧化营养素的作用。

(5)对胚胎发育和生殖的影响　维生素 E 可促进动物精子的形成和活动，增强卵巢功能，使卵巢黄体细胞增加。维生素 E 吸收障碍可引起胚胎死亡，缺乏时可导致不育。目前尚未找到维生素 E 对人类的生殖有作用的证据。

(6)其他功能　维生素 E 可调节血小板的黏附力和聚集作用，缺乏时血小板聚集和凝血作用增强，增加心肌梗死及脑卒中的危险性；维生素 E 还可抑制体内胆固醇合成限速酶的活性而降低血浆胆固醇水平。

5. 缺乏与过量

维生素 E 缺乏在人类较为少见，但可出现在低体重的早产儿、血 β-脂蛋白缺乏症和脂肪吸收障碍者。缺乏维生素 E 可出现视网膜病变、蜡样质色素积聚、溶血性贫血、肌无力、神经退行性病变、小脑共济失调和震动感觉丧失等。

在脂溶性维生素中，维生素 E 的毒性相对较小。大剂量维生素 E 有可能出现中毒症状，如肌无力、视觉模糊、复视、恶心、腹泻以及维生素 K 的吸收和利用障碍。大多数成年人都可以耐受每天口服 100～800 mg 的维生素 E 而没有明显的毒性症状和生化指标的改变。

6. 供给量与食物来源

(1)供给量　α-生育酚有两个来源，即天然的生育酚(d-α-生育酚)和人工合成的生育酚(dl-α-生育酚)，人工合成的生育酚活性相当于天然生育酚活性的 74%。

维生素 E 的活性可用 α-生育酚当量(α-TE)来表示，又可用国际单位(IU)来表示。规定 1 mg α-TE 相当于 1 mg d-α-生育酚的活性，1IU 的维生素 E 等于 1 mg dl-α-生育酚乙酸酯的活性。各种维生素 E 的换算关系如下。

1 mg α-TE ＝1 mg d-α-生育酚＝1.1 mg d-α-生育酚乙酸酯

＝ 1.35 mg dl-α-生育酚＝1.49 mg dl-α-生育酚乙酸酯

1IU 维生素 E ＝0.67 mg d-α-生育酚＝0.74 mg d-α-生育酚乙酸酯

＝0.909 mg dl-α-生育酚＝1 mg dl-α-生育酚乙酸酯

我国现行成人的膳食维生素 E 每天适宜摄入量是 14 mg α-TE，中国居民膳食维生素 E 的适宜摄入量见表 4-27。有建议对维生素 E 参考摄入量需要考虑膳食多不饱和脂肪酸的摄入量，每摄入 1 g 多不饱和脂肪酸，应摄入 0.4 mg 维生素 E。

表 4-27　中国居民膳食维生素 E 的适宜摄入量((mg α-TE)/d)

人　群	AI	人　群	AI
0 岁～	3	14 岁～	14
0.5 岁～	4	18 岁～	14
1 岁～	6	50 岁～	14
4 岁～	7	孕妇	14
7 岁～	9	乳母	17
11 岁～	13		

(2)食物来源　维生素 E 在自然界分布广泛，其主要食物来源为植物油脂、坚果种子类、全谷类、新鲜麦胚芽等。蛋类、肉类、鱼类、水果及蔬菜含量甚少。在加工、储存和制备食物时相当一部分维生素 E 因氧化而损失。部分食物中总维生素 E 的含量见表 4-28。

表 4-28　部分食物中总维生素 E 的含量(mg/100 g 可食部)

食物名称	含　量	食物名称	含　量
葵花子油	54.60	黄豆(大豆)	18.90
玉米油	50.94	杏仁	18.53
核桃(干)	43.21	南瓜子仁	13.25

续表

食物名称	含量	食物名称	含量
花生油	42.06	江虾	11.30
榛子(干)	36.43	玉米(黄,干)	3.89
松子仁	32.79	鸡蛋	1.84
腐竹	27.84	枣(鲜)	0.78
茶油	27.90	小白菜	0.70
葵花子(炒)	26.46	猪肉(瘦)	0.30
千张(百页)	23.38	牛乳	0.21

(四)维生素 K

1.结构与种类

维生素 K(vitamin K)有维生素 K_1、K_2、K_3 三种,维生素 K_1 又名叶绿基甲萘醌,简称叶绿醌(phylloquinone),存在于绿叶蔬菜和动物肝脏;维生素 K_2 指的是一组 2-甲基-1,4 萘醌的同系物,称为甲基萘醌(menaquinone),甲基萘醌在肠道内由细菌合成;维生素 K_3 由人工合成,与天然维生素 K 具有基本相同的生理作用。

2.理化性质

维生素 K_1 是淡黄色油,维生素 K_2 和 K_3 则是黄色结晶。K_1 和 K_2 溶于脂肪及脂溶剂,K_3 易溶于水。维生素 K 对光和碱敏感,但对热和环境氧化剂相对稳定。维生素 K 在一般的烹调过程中损失很少。

3.吸收与代谢

维生素 K 为脂溶性,40%～70%的维生素 K 经小肠吸收,其吸收过程有赖于胆汁和胰液的正常分泌,影响膳食脂肪吸收的因素可影响维生素 K 的吸收。吸收的维生素 K 主要由乳糜微粒经淋巴液转运至肝脏。甲基萘醌可以在肠道由细菌合成,目前认为其合成量仅能供给人体需要量的很少一部分。人体内维生素 K 的储存很少,更新很快,可迅速从肝脏去除并很快被排泄。

4.生理功能

(1)促进血液凝固　缺乏维生素 K,致使出血后血液凝固发生障碍。轻者凝血时间延长,重者可有显著出血情况。皮下可出现紫癜或淤斑,鼻出血、齿龈出血、创伤后流血不止,有时还会出现肾脏及胃肠道出血。

(2)促进骨矿化作用　骨钙素是一种依赖维生素 K 的蛋白质,在骨细胞中含量丰富,有结合矿物质的特性,在骨代谢中有着重要作用。许多研究显示维生素 K 对骨健康有积极的作用,循环中维生素 K 水平低,会使骨矿物质密度降低,骨脆性增加,维生素 K 可能在骨质疏松和骨折的发病机制中起一定的作用。

5.缺乏与过量

维生素 K 广泛存在于食物中,大肠内细菌也能合成。单纯因膳食供应不足产生维生素 K 缺乏极为少见。在疾病情况下(如肝脏病、消化功能障碍和长期服用抗生素等)可发生继发性缺乏。维生素 K 缺乏的主要临床体征是出血,生化检查表现为凝血时间延长和凝血酶原水平低下。

新生儿因肠道细菌尚未充分生长,不能合成维生素 K,而母乳及牛乳中维生素 K 含量又很低,所以新生儿容易发生维生素 K 缺乏,如果出现颅内出血,会造成严重后果。婴儿出生后应给予少量维生素 K 以预防。

目前,动物或人群研究均未显示从食物或补充剂中摄入维生素 K 会对机体产生不良影响。

6. 供给量与食物来源

(1)供给量　由于目前缺乏有关中国居民维生素 K 的人群摄入资料和营养状况实验数据,对维生素 K 的膳食适宜摄入量只能暂时提出成年人的推荐数值,为 80 μg/d。中国居民膳食维生素 K 的适宜摄入量见表 4-29。

表 4-29　中国居民膳食维生素 K 的适宜摄入量(μg/d)

人　群	AI	人　群	AI
0 岁～	2	14 岁～	75
0.5 岁～	10	18 岁～	80
1 岁～	30	50 岁～	80
4 岁～	40	孕妇	80
7 岁～	50	乳母	85
11 岁～	70		

(2)食物来源　维生素 K 含量丰富的食物包括豆类、麦麸、绿色蔬菜、动物肝脏、鱼类等。每 100 g 绿叶蔬菜可提供 50～800 μg 的维生素 K,是维生素 K 的最好食物来源。部分食物中维生素 K 的含量见表 4-30。

表 4-30　部分食物中维生素 K 的含量(μg/100 g 可食部)

食物名称	含　量	食物名称	含　量
菜子油	830	猪肝	88
萝卜缨	650	麦麸	83
黄瓜	275	燕麦	63
菠菜	266	奶酪	35
大豆	200	全麦	20
花椰菜	191	绿豆	14
卷心菜	149	草莓	14
蛋黄	149	猪肉	11
生菜	129	小米	5
莴苣	113	橘子	1.3

三、水溶性维生素

(一)维生素 C

1. 结构

维生素 C(vitamin C)又称抗坏血酸(ascorbic acid),是一种含有六个碳原子的酸性多羟基化合物(图 4-4),天然存在的维生素 C 有 L 与 D 两种异构体,后者无生物活性。维生素 C 通常有两种存在形式,即抗坏血酸和脱氢抗坏血酸,两者可通过氧化还原反应互变,两者均具有生理活性。

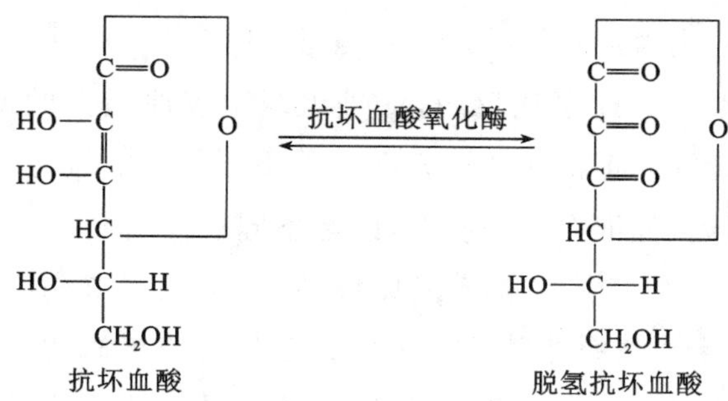

图 4-4　维生素 C 的结构

2. 理化性质

维生素 C 纯品是无色无臭的结晶,易溶于水,有酸味,具有很强的还原性,虽然不含有羧基,仍具有有机酸的性质。维生素 C 畏光、怕热,极易氧化分解,尤其在有 Cu^{2+}、Fe^{2+} 或碱性条件下容易被破坏,在酸性溶液中较为稳定。高等植物组织中,至少有五种酶系统能催化抗坏血酸的氧化破坏,它们是抗坏血酸氧化酶、过氧化物酶、多酚氧化酶、细胞色素氧化酶和漆酶等。其中除过氧化物酶外,都属于含铜金属酶。这些氧化酶系统一般在蔬菜(特别是黄瓜和白菜)中含量较多,柑橘类水果中则含量较少;而某些植物中的生物类黄酮如多酚类、芦丁、槲皮素、黄酮醇等成分,则对维生素 C 有保护作用。食物在储存或加工处理不当时维生素 C 损失很大。

3. 吸收与代谢

维生素 C 绝大部分在回肠以主动转运形式吸收,但有少量的吸收发生在口腔和胃。被吸收的维生素 C 在血浆中主要以抗坏血酸游离形式运输,但有一小部分(5%)以脱氢型抗坏血酸形式运输,后分布到全身体液和组织中。胃酸缺乏时易被破坏,肠道感染时吸收减少。与其他水溶性维生素不同,它在体内有一定量的储存,以肝脏、肾上腺储存量较高,肌肉和脂肪组织最低,白细胞和血小板中浓度高于红细胞。

抗坏血酸的吸收随着摄入量的增加而减少。一般每天从食物摄入的抗坏血酸为 20～120 mg,其吸收率为 80%～95%。不能被吸收的抗坏血酸在消化道被氧化降解。

每天摄入维生素C 100 mg或140 mg时，血细胞和组织中的维生素C分别达到饱和水平。当维生素C摄入量达到200 mg/d时，血浆维生素C则达到稳定的水平。维生素C摄入量从每天200 mg增加到2500 mg，血浆维生素C的浓度仅从12 mg/L上升到15 mg/L，据此认为200 mg维生素C是有效摄入的上限摄入量。

4. 生理功能

(1)抗氧化作用　维生素C是活性很强的还原物质，参与机体重要生理氧化还原过程，可以直接与氧化剂作用保护其他物质免受氧化破坏，与脂溶性抗氧化剂协同作用，在体内还原超氧化物、羟自由基、次氯酸及其他活性氧化物，清除自由基，防止脂质过氧化反应，在体内氧化防御系统中起着重要作用。

(2)促进胶原形成　胶原蛋白中的脯氨酸和赖氨酸，必须在脯氨酸羟化酶及赖氨酸羟化酶的催化下分别羟化为羟脯氨酸及羟赖氨酸，才能参与胶原蛋白的合成。维生素C作为羟化酶的辅因子参与上述羟化反应，促进组织中胶原蛋白的形成，因此在维护骨、牙齿的正常发育和血管壁的正常通透性方面起着重要作用。维生素C缺乏时影响胶原的合成，使创伤愈合延迟，毛细血管壁脆弱，引起不同程度出血。

(3)提高免疫功能　维生素C能增强免疫功能，主要通过两方面的作用：一是白细胞的吞噬功能，其依赖于血浆维生素C水平；二是与它的抗氧化作用有关，因为某些组织损伤是由免疫系统获得的氧化所致。另外，合成抗体必须有半胱氨酸，来自于膳食蛋白质的胱氨酸必须还原为半胱氨酸才能参与抗体的合成，维生素C的抗氧化性有助于胱氨酸还原为半胱氨酸，从而促进抗体的形成。

(4)促进神经递质的合成　在脑和肾上腺组织，维生素C也作为羟化酶的辅酶参与神经递质的合成。由多巴胺形成去甲肾上腺素，由色氨酸形成5-羟色胺的反应需要维生素C参加。维生素C缺乏时，去甲肾上腺素和5-羟色胺的合成受阻，使人感到疲劳。

(5)促进类固醇的羟化反应　维生素C还参与类固醇的代谢，如由胆固醇转变成胆酸，皮质激素及性激素的羟化反应也需要维生素C的参与。维生素C可以降低血清胆固醇水平，可以保护心血管、预防动脉粥样硬化的发生。

(6)促进生血功能　维生素C促进肠道三价铁还原为二价铁，有利于非血红素铁的吸收，还促进叶酸生成四氢叶酸，对预防缺铁性贫血和巨幼细胞贫血有较好的效果。

(7)解毒作用　药物或毒物的羟化过程是其生物转化中的重要反应，此反应由混合功能氧化酶完成，维生素C能升高该酶的活性，增强药物或毒物的解毒过程。

(8)防癌作用　增加膳食中富含维生素C的蔬菜、水果摄入量可降低胃癌以及其他癌症的危险性，其机制可能与清除自由基、阻止某些致癌物如亚硝胺的形成、刺激免疫系统等有关。

5. 缺乏与过量

轻度疲劳是维生素C缺乏的早期症状。人体维生素C缺乏的典型症状是坏血病症状，表现为毛细血管脆性增强，牙龈及其毛囊四周出血，常有鼻衄、月经过多以及便血，重者还有皮下、肌肉和关节出血及血肿形成，还可导致骨钙化不正常及伤口愈合缓慢等。其他还有易疲劳、瘦弱、发育不良、贫血、抵抗力下降、易感冒等。

维生素C在体内分解代谢最终的重要产物是草酸盐，长期服用过量维生素C，则草酸盐排出量增多，尿的酸性增加，易形成泌尿道结石。此外，长期大量摄入可造成对大剂量维生素C的依赖性，即使维生素C摄入量较多但达不到长期形成的高水平而出现维生素C缺乏。

6. 供给量与食物来源

(1)供给量　维生素C在储存、加工、烹调处理过程中极易被破坏，因此供给量要考虑到这些可能损失。根据我国1988年日摄入量，维生素C的供给量标准成人、老年人均为60 mg/d。考虑到我国饮食习惯中蔬菜经过炒、炖、熬后，维生素C损失较多，2000年后在制订新的中国居民膳食营养素参考摄入量时，适当提高了维生素C的推荐量，目前成人膳食维生素C的RNI为100 mg/d，UL为2000 mg/d。考虑维生素在预防慢性疾病方面的主要作用，制订中国成人维生素C的PI-NCD为200 mg/d。中国居民膳食维生素C的参考摄入量见表4-31。

表4-31　中国居民膳食维生素C参考摄入量(mg/d)

人　　群	RNI	PI	人　　群	RNI	PI
0岁～	40(AI)	—	18岁～	100	200
0.5岁～	40(AI)	—	50岁～	100	200
1岁～	40	—	孕妇(早)	100	200
4岁～	50	—	孕妇(中)	115	200
7岁～	65	—	孕妇(晚)	115	200
11岁～	90	—	乳母	150	200
14岁～	100	—			

在高温、寒冷、缺氧条件下劳动或生活，工作中经常接触铅、苯、汞等有害物质，以及感冒、长期发热、大面积烧伤、急性风湿性心脏病、高胆固醇血症、胆石症等疾病患者，其供给量应酌情增加。大剂量使用需要在医生指导下进行。

(2)食物来源　新鲜蔬菜水果中维生素C含量较高，水果中以柑、橘、橙、柚、柿、枣和草莓含量丰富，蔬菜中以深绿色蔬菜如豌豆苗、西兰花、韭菜、辣椒、油菜薹、花菜、苦瓜中含量高。豆芽可作为蔬菜淡季供应维生素C的一种方法。猕猴桃、刺梨、沙棘、酸枣等不仅维生素C含量丰富，而且含有保护维生素C的生物类黄酮，是一类值得开发的天然维生素C补充剂。只要能经常吃到足够的新鲜蔬菜和水果，并注意采用合理的烹调方法，一般不会缺乏。部分食物中维生素C的含量见表4-32。

表 4-32　部分食物中维生素 C 的含量(mg/100 g 可食部)

食物名称	含　量	食物名称	含　量
刺梨	2585	花菜	61
枣(鲜)	243	紫菜薹、汤菜	57
沙棘	204	白薯叶	56
辣椒(小,红)	144	苦瓜	56
苜蓿	118	萝卜缨、西兰花	51
番石榴	68	草莓、苋菜	47
豌豆苗	67	藕、木瓜	44
油菜薹	65	桂圆	43
中华猕猴桃	62	荔枝	41
辣椒(青,尖)	62	香椿	40

(二)维生素 B_1

1. 结构

维生素 B_1(vitamin B_1)是由一个含氨基的嘧啶环和一个含硫的噻唑环组成的化合物(图 4-5),因其分子中含有硫和胺,又称硫胺素(thiamine),也称抗脚气病因子或抗神经炎因子。

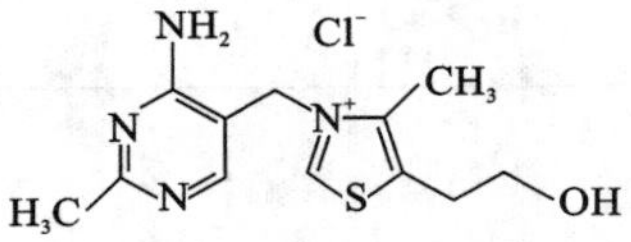

图 4-5　硫胺素的结构

2. 理化性质

硫胺素是一种无色结晶体,易溶于水,微溶于酒精,气味似酵母。硫胺素在酸性溶液中比较稳定,一般烹调温度下破坏较少,但在有压力时或在碱性溶液中易被破坏,紫外线可使其降解而失活,铜离子可加快它的破坏。

某些食物如软体动物、鱼类的肝脏中含有能分解硫胺素的酶,可使其失去活性,但此酶一经加热即被破坏。含有多羟基酚(如单宁、咖啡酸、绿原酸等)的食物也会通过氧化还原反应使硫胺素失去活性。亚硫酸盐在中性或碱性介质中能加速硫胺素的分解破坏,故在保存含硫胺素多的食物时,不宜用亚硫酸盐作为防腐剂或以二氧化硫熏蒸食物。

3. 吸收与代谢

硫胺素吸收的部位在空肠和回肠。硫胺素吸收后主要在小肠黏膜内进行磷酸化后变成焦磷酸硫胺素,经门静脉达到肝脏,再经血液转运到各组织中,发挥辅酶作用。

硫胺素以不同的磷酸化形式存在于体内,包括一磷酸硫胺素(TMP)、二磷酸硫胺素(TDP)、硫胺素焦磷酸(TPP)以及三磷酸硫胺素(TTP)。在机体组织中,以 TPP 最为丰富,约占总硫胺素的 80%左右,TTP 占 5%～10%,其余的为游离的硫胺素和 TMP。体内四种形式的硫胺素可以相互转化。

硫胺素在体内存量及时间都极为有限。正常成年人体内硫胺素的含量为 25～30 mg，其中约 50%在肌肉中，心脏、肝脏、肾脏和脑组织中含量亦较高。体内硫胺素的生物半衰期为 9～18 天，其在尿中排出量与其摄入量成正比。如果膳食中缺乏硫胺素，在 1～2 周后人体组织中的硫胺素含量就会降低，造成体内缺乏硫胺素。肌肉、肝脏所储存的硫胺素消失迅速，脑中消失最慢。因此，为保证维持组织中的正常含量，硫胺素要定期供给。

4. 生理功能

（1）构成辅酶，参与能量代谢　硫胺素所形成的硫胺素焦磷酸是碳水化合物代谢过程中脱羧酶和转酮醇酶的辅酶，在碳水化合物进行彻底氧化、产生能量过程中起着重要作用。

（2）抑制胆碱酯酶的活性，促进肠蠕动　胆碱酯酶能使乙酰胆碱水解成乙酸和胆碱而失去活性。乙酰胆碱是副交感神经化学递质，缺乏时，神经传导障碍，尤其是支配胃肠蠕动和消化腺体的神经传导障碍。硫胺素能抑制胆碱酯酶的活力，减少乙酰胆碱的分解，间接促进神经传导物质乙酰胆碱的合成，有利于促进胃肠蠕动和消化腺体的分泌。当硫胺素缺乏时，胆碱酯酶的活性增强，乙酰胆碱分解加速，导致胃肠蠕动变慢，消化液分泌减少，出现消化不良。

（3）与神经系统功能有关　正常情况下神经系统主要从葡萄糖获得能量；末梢神经的兴奋传导，需要硫胺素参加；硫胺素对神经细胞膜传达高频脉冲有重要作用；也可能涉及到神经组织中阴离子通道的调节。

TPP 可作为转酮醇酶的辅酶参与转酮醇作用，转酮醇作用是核酸合成中的戊糖以及脂肪酸合成中还原型辅酶Ⅱ的重要来源，所以碳水化合物代谢障碍会影响脂质的合成，而脂质是细胞膜的主要成分。缺乏硫胺素就不能很好地维持髓鞘的完整性，导致神经系统病变。

（4）与心脏功能有关　缺乏硫胺素，硫胺素焦磷酸形成不足，碳水化合物代谢障碍，中间代谢产物如丙酮酸和乳酸在血内堆积，直接影响心脏和肌肉组织的功能。

5. 缺乏与过量

在日常生活中，硫胺素的缺乏很常见。硫胺素缺乏的原因有以下几种。

（1）摄入不足　如长期大量食用精白米面；煮粥、煮豆、蒸馒头等加入过量的碱；高能量膳食的绝大部分能量来自碳水化合物等易造成硫胺素缺乏。

（2）需要量增加　硫胺素的摄入量与机体能量总摄入量成正比；妇女在妊娠、哺乳期间需要量相对较高；在高温环境下工作、神经精神高度紧张、引起代谢率增加的某些疾病如发热、甲状腺功能亢进症以及输入葡萄糖的患者需要量也相应增加。

（3）机体吸收或利用障碍　如长期慢性腹泻、酗酒以及肝、肾疾病影响硫胺素焦磷酸的合成。

典型的硫胺素缺乏症为脚气病，主要表现为神经-血管系统损伤，可分为成年人脚气病和婴儿脚气病。成年人脚气病又分为干性、湿性和混合性脚气病。脚气病主要损害神经-血管系统。

(1)干性脚气病　以多发性周围神经炎症状为主，表现为上行性周围神经炎，以下肢为多见。发病早期出现体弱、疲倦、烦躁、健忘、消化不良或便秘和工作能力下降；稍后出现周围神经炎症状；腓肠肌压痛痉挛、腿沉重麻木并有蚁行感。

(2)湿性脚气病　以心血管功能障碍的症状为主。常见的先驱症状为运动后心悸、气促、心前区胀闷作痛、心动过速、下肢水肿。如不及时处理，短期内水肿迅速加重、气促加剧，易发生心力衰竭甚至死亡。

(3)混合性脚气病　特征是既有神经炎又有心力衰竭和水肿。

(4)婴儿脚气病　常发生在 2 岁以内(主要是 2～6 个月)，多因乳母吃精白米面，肉食少，使母乳中缺乏硫胺素所致，以心血管症状为主。早期表现有面色苍白、烦躁不安、食欲不振、心率快、气促、水肿，晚期表现为心力衰竭症状，易被误诊为肺炎合并心力衰竭。

硫胺素过量中毒很少见，超过 RNI 100 倍以上的剂量有可能出现头痛、惊厥、心律失常。但有研究表明，每天口服 500～1500 mg 硫胺素，持续 10 天未发现不良反应。

6. 供给量与食物来源

(1)供给量　人体缺乏内源合成硫胺素的能力，同时体内不能大量储存硫胺素，需要每天予以补充。它与碳水化合物代谢有关，并与能量的需要成正比。一般认为成人每 1000 kcal 能量需要硫胺素 0.5 mg。老人和儿童的硫胺素需要量较成人高，每 1000 kcal 能量需要硫胺素 0.5～0.6 mg。常吃零食或高能量高糖食物、油炸食品及摄食咖啡、茶叶、蓝莓等富含硫胺酶食物时，必须提高硫胺素的摄取量。

中国营养学会制订成人硫胺素的 RNI，男性为 1.4 mg/d，女性为 1.2 mg/d。中国居民膳食硫胺素的推荐摄入量见表 4-33。

表 4-33　中国居民膳食硫胺素的推荐摄入量(mg/d)

人　群	RNI	人　群	RNI	
			男	女
0 岁～	0.1(AI)	11 岁～	1.3	1.1
0.5 岁～	0.3(AI)	14 岁～	1.6	1.3
1 岁～	0.6	18 岁～	1.4	1.2
4 岁～	0.8	50 岁～	1.4	1.2
7 岁～	1.0	孕妇(早)	—	1.2
		孕妇(中)	—	1.4
		孕妇(晚)	—	1.5
		乳母	—	1.5

(2)食物来源　动物内脏、瘦猪肉、豆类、坚果、粗粮以及干酵母都是硫胺素的良好来源。但需注意加工、烹调方法,谷物过分精制加工、食物过分用水洗及烹调时弃汤、加碱、高温等均会使硫胺素有不同程度的损失。部分食物中硫胺素的含量见表 4-34。

表 4-34　部分食物中硫胺素的含量(mg/100 g 可食部)

食物名称	含量	食物名称	含量
酵母(干)	6.56	松子	0.41
小麦胚粉	3.50	小麦	0.40
葵花子仁	1.89	羊肾	0.35
猪大排	0.80	玉米面	0.34
花生仁(生)	0.72	青稞	0.34
黑芝麻	0.66	狗肉	0.34
猪肉(瘦)	0.54	粳米(标三)	0.33
豌豆	0.49	黑米	0.33
大麦	0.43	鸡肝	0.33
大豆	0.41	鸡蛋黄	0.33

(三)维生素 B_2

1. 结构

维生素 B_2(vitamin B_2)又称为核黄素(riboflavin),由异咯嗪加核糖醇侧链组成(图 4-6),并有许多同系物。

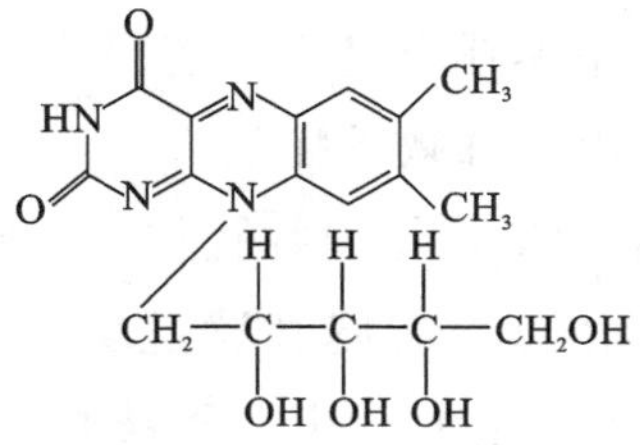

图 4-6　核黄素的结构

2. 理化性质

核黄素是橘黄色针状结晶,在干燥状态和酸性溶液中稳定,在平常温度下能耐热,但易为光和碱所破坏。应避光保存,烹调食物不可加碱。

游离核黄素对光敏感,特别是紫外光。如将牛奶(其中 40%～80%的核黄素为游离型)放入瓶中,以日光照射 2 h,核黄素可破坏一半以上。但食物中的核黄素主要为结合形式,即是与磷酸和蛋白质等结合而成的复合化合物,此种结合型化合物对光比较稳定。

3. 吸收与代谢

食物中的大部分核黄素是以黄素单核苷酸(FMN)和黄素腺嘌呤二核苷酸(FAD)辅酶形式与蛋白质结合存在。食物中核黄素复合物只有转变成游离的形式才能被吸收。

进入胃后在胃酸作用下，FMN 和 FAD 与蛋白质分离，使核黄素在上消化道得到游离，通过主动转运快速吸收。

核黄素的吸收发生在小肠近端，核黄素在机体吸收量与其摄入量成正比。一般来说，动物来源的核黄素比植物来源的核黄素容易吸收。胃酸和胆汁有助于游离核黄素的释放，有利于核黄素的吸收；抗酸剂干扰食物中核黄素的释放；二价的金属离子，如 Cu^{2+}、Zn^{2+}、Fe^{2+} 通过螯合抑制核黄素的吸收；酒精可干扰核黄素的消化和吸收。

经肠道黏膜吸收的核黄素可以游离态，也可在肝脏转变为 FAD 和 FMN，与血浆蛋白结合，转运至组织器官。在体内大多数组织器官细胞内，游离的核黄素转化为 FMN 或 FAD，然后与黄素蛋白结合，仅有少数以游离核黄素形式存在。肝、肾和心脏中结合型核黄素浓度最高，在视网膜、尿液和乳汁中有较多的游离核黄素。脑组织中核黄素的含量不高，其浓度相当稳定。

成人体内存在的核黄素可维持机体 2～6 周的代谢需要。多余的核黄素主要以游离形式随尿液排出，部分随粪便排出，少量随汗液排出。

4. 生理功能

由核黄素所构成的黄素辅酶通常为 FAD，有时为 FMN，它们是生物氧化过程不可缺少的重要物质。

(1)参与体内生物氧化与能量代谢　FAD 和 FMN 与特定的蛋白结合形成黄素蛋白，黄素蛋白是机体中许多酶系统的重要辅基的组成成分，通过呼吸链参与体内氧化还原反应与能量代谢。这些酶在氨基酸的氧化脱氨作用及嘌呤核苷酸的代谢中起重要作用，从而能促进蛋白质、脂肪、碳水化合物的代谢；促进生长，维护皮肤和黏膜的完整性；对促进眼的感光过程、晶状体的角膜呼吸过程具有重大作用。若体内核黄素不足，则物质和能量代谢发生紊乱，将表现出多种缺乏症状。

(2)参与机体的抗氧化作用　FAD 作为谷胱甘肽还原酶的辅酶，参与体内抗氧化防御系统，维持还原型谷胱甘肽的浓度。谷胱甘肽过氧化物酶可以破坏体内形成的脂质过氧化物，与此同时，将谷胱甘肽氧化为氧化型谷胱甘肽，后者需要在谷胱甘肽还原酶作用下再生为还原型谷胱甘肽。

(3)其他　FAD 和 FMN 分别作为辅酶参与色氨酸转变为烟酸、维生素 B_6 转变为磷酸吡哆醛的过程，从而参与维生素 B_6 和烟酸的代谢；FAD 还与细胞色素 P450 结合，参与药物代谢。

5. 缺乏与过量

对于核黄素，全球人口普遍缺乏。膳食摄入不足、食物储存加工不当、酗酒等是其缺乏的主要原因。

核黄素缺乏时可引起多种临床症状，无特异性，其症状以口腔和生殖器皮肤病变为常见，称为“口腔生殖综合征”。其表现有：①口角炎：口角湿白及裂开、糜烂及湿白斑。②唇炎：多见下唇红肿、干燥、皲裂。③舌炎：舌肿胀，呈青紫色，出现裂纹皱褶等。④皮炎：阴囊(阴唇)皮炎，鼻翼两侧脂溢性皮炎。

长期缺乏还可导致眼部症状，如眼睑炎、眼部灼痛、巩膜充血、角膜血管增生、视力疲劳，并能影响夜间视力；导致儿童生长迟缓、轻中度缺铁性贫血。核黄素与再生障碍性贫血的发展及某些肿瘤有一定的关系。

由于核黄素肠道吸收有限，故大剂量摄入并不能无限增加核黄素的吸收。肾脏对核黄素的重吸收也有一定的阈值，核黄素将大量排出体外。一般来说，核黄素不会引起过量中毒。

6. 供给量与食物来源

(1)供给量　核黄素与能量代谢有关，其供给量亦随能量而定，与能量摄入成正比。我国成人膳食中核黄素的RNI，男性为1.4 mg/d，女性为1.2 mg/d。中国居民膳食核黄素的推荐摄入量见表4-35。

表4-35　中国居民膳食核黄素的推荐摄入量(mg/d)

人　群	RNI	人　群	RNI	
			男	女
0岁～	0.4(AI)	11岁～	1.3	1.1
0.5岁～	0.5(AI)	14岁～	1.5	1.2
1岁～	0.6	18岁～	1.4	1.2
4岁～	0.7	50岁～	1.4	1.2
7岁～	1.0	孕妇(早)		1.2
		孕妇(中)		1.4
		孕妇(晚)		1.5
		乳母		1.5

(2)食物来源　不同食物核黄素含量差异较大，在动物内脏、酵母、蛋黄、菌类、鳝鱼、杏仁、奶类等含量较高。绿叶蔬菜、干豆类、花生等含量尚可。谷类和一般蔬菜较少，有些野菜如艾蒿、苜蓿等，也含有较多的核黄素。部分食物中核黄素的含量见表4-36。

表4-36　部分食物中核黄素的含量(mg/100 g可食部)

食物名称	含　量	食物名称	含　量
酵母(干)	3.35	冬虫夏草	0.70
羊肚蘑	2.25	鸭蛋黄	0.62
猪肝	2.08	发菜	0.54
杏仁(大)	1.82	金丝小枣	0.50
冬菇	1.40	鹌鹑蛋	0.49
猪肾	1.14	木耳	0.44

续表

食物名称	含量	食物名称	含量
紫菜(干)	1.02	螺	0.40
黄鳝	0.98	紫苏(鲜)	0.35
奶酪(干)	0.91	黑豆	0.33
苜蓿	0.73	河蟹	0.28

(四)维生素 B_5

1.结构与种类

维生素 B_5 又称尼克酸(nicotinic acid)、抗癞皮病因子、维生素 PP,是具有烟酸生物活性的一类物质,包括烟酸与烟酰胺两种物质,两者都是吡啶的衍生物(图 4-7)。

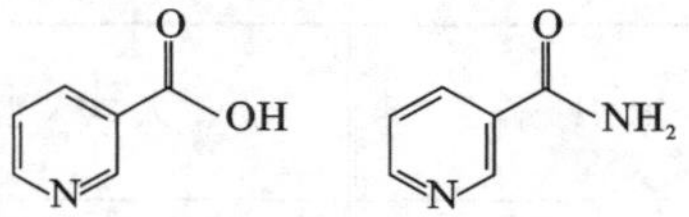

烟酸　烟酰胺

图 4-7　烟酸与烟酰胺的结构

2.理化性质

纯品烟酸是无色针状结晶,烟酰胺晶体呈白色粉状,两者均溶于水,性质比较稳定,能耐酸、碱、热、氧和光而不被破坏,一般烹调方法对它影响较小。

3.吸收与代谢

食物中的烟酸主要以辅酶Ⅰ(烟酰胺腺嘌呤二核苷酸,NAD)和辅酶Ⅱ(烟酰胺腺嘌呤二核苷酸磷酸,NADP)的形式存在,它们在胃肠道经甘油水解酶水解成游离烟酰胺。烟酸和烟酰胺均可在胃被吸收,但在小肠吸收速度快。吸收入血的烟酸主要以烟酰胺的形式存在,机体组织细胞通过简单扩散的方式摄取烟酰胺或烟酸,然后以 NAD 或 NADP 的形式存在于所有的组织中,肝组织中的浓度最高,其次是心脏和肾脏,血中相对较少。烟酸在体内分布很广,但没有储存,需经常供应以防止缺乏。

机体组织细胞可利用色氨酸自身合成烟酸,平均 60 mg 色氨酸可转化为 1 mg 烟酸,其转化过程受核黄素、维生素 B_6、铁等营养状况的影响,亮氨酸过量也会影响色氨酸转化为烟酸的过程。

烟酸主要通过尿液排泄,也可以随汗液、乳汁分泌排出。

4.生理功能

(1)构成辅酶,参与能量代谢　烟酸在体内构成的脱氢辅酶(辅酶Ⅰ和辅酶Ⅱ)在能量代谢过程中起重要作用。

蛋白质、脂肪、碳水化合物的中间代谢都需要经过三羧酸循环，其中的脱氢作用都需要脱氢酶来参加。此外，NAD参与蛋白质核糖化过程，与DNA复制、修复和细胞分化有关。NADP在维生素B_6、泛酸和生物素存在下参与脂肪酸、胆固醇以及类固醇激素等的生物合成。

(2)作为葡萄糖耐量因子的组分　烟酸还是葡萄糖耐量因子(glucose tolerance factor,GTF)的重要组分，具有增强胰岛素效能的作用，其机制不明，游离烟酸无此作用。

(3)保护心血管　大剂量的烟酸还能降低血甘油三酯、总胆固醇、LDL和升高HDL，有利于改善心血管功能。

此外，烟酸对维护神经系统、消化系统和皮肤的正常功能起着重要的作用。

5.缺乏与过量

烟酸缺乏时可发生癞皮病，引起消化道、精神神经系统和皮肤病变，以皮炎(dermatitis)、腹泻(diarrhea)和痴呆(dementia)为其典型症状，简称“3D”症状。初起时体重减轻、全身无力、眩晕、耳鸣、记忆力差、失眠，身体多个部位皮肤有烧灼感。进一步发展可出现典型的症状：①皮肤症状：两手、两颊、颈部、手背、脚背等裸露部分出现对称性皮炎，皮肤变厚、色素沉着、边缘清楚。②胃肠道症状：食欲不振、恶心、呕吐、消化不良、腹痛、腹泻或便秘等。③口舌部症状：舌炎、口腔黏膜有浅溃疡、吞咽困难。④神经症状：紧张、过敏、抑郁、失眠、记忆力减退，甚至发展成痴呆。

发生癞皮病不仅是表明缺乏烟酸，而且也表明其他B族维生素与蛋白质的缺乏，常与硫胺素、核黄素缺乏同时存在。酗酒会增加发生癞皮病的危险，因为代谢酒精需要消耗大量的烟酸辅酶。

目前尚没有发现因食物中烟酸引起中毒的报道，烟酸毒性报道主要见于临床采用大剂量烟酸治疗高脂血症患者所出现的副作用。其副作用主要表现为皮肤潮红、眼部不适、恶心、呕吐，大剂量服用时还会出现黄疸、转氨酶升高等肝功能异常以及葡萄糖耐量的变化。

6.供给量与食物来源

(1)供给量　烟酸的参考摄入量应考虑能量的消耗和蛋白质的摄入情况。能量消耗增加，烟酸的摄入量也应适当增加；蛋白质摄入量增高，其中的色氨酸在体内可以转化为烟酸。膳食中烟酸的参考摄入量采用烟酸当量(niacin equivalent,NE)为单位，即烟酸当量(mgNE)＝烟酸(mg)＋1/60色氨酸(mg)。中国营养学会推荐烟酸的RNI，成年男性为15 mgNE/d，女性为12 mgNE/d。鉴于烟酸补充剂和烟酸强化食品中的烟酸和烟酰胺，过量摄入有可能引起不良反应，故制订成人烟酸的UL为35 mgNE/d，成人烟酰胺的UL为310 mg/d。中国居民膳食烟酸的推荐摄入量见表4-37。

表 4-37 中国居民膳食烟酸推荐摄入量(mgNE/d)

人群	RNI	人群	RNI 男	RNI 女
		7 岁～	11	10
0 岁～	2(AI)	11 岁～	14	12
0.5 岁～	3(AI)	14 岁～	16	13
1 岁～	6	18 岁～	15	12
4 岁～	8	50 岁～	14	12
		65 岁～	14	11
		80 岁～	13	10
		孕妇(晚)	—	12
		乳母	—	15

(2)食物来源　烟酸及烟酰胺广泛存在于动植物组织中,其中含量丰富的为酵母、动物内脏、坚果、全谷、豆类、肉鱼类等。一些植物(如玉米)中的含量并不低,但其中的烟酸与碳水化合物或小分子的肽共价结合而不能被人体吸收利用,所以有些以玉米为主食的人群易发生癞皮病,但加碱处理后游离烟酸可以从结合型中释放,易被机体利用。部分食物中烟酸的含量见表 4-38。

表 4-38 部分食物中烟酸的含量(mg/100 g 可食部)

食物名称	含量	食物名称	含量
口蘑	44.3	牛肉(瘦)	6.3
蘑菇(干)	30.7	鳜鱼	5.9
花生仁(生)	17.9	芝麻	5.9
猪肝	15.0	猪肉(瘦)	5.3
麸皮	12.5	早籼米	5.0
鸡胸脯肉	10.8	鲜蘑	4.0
桂圆肉	8.9	小麦	4.0
羊肚菌	8.8	金针菜	3.1
猪肾	8.0	豌豆	2.4
黑米	7.9	黑豆	2.0

为预防烟酸缺乏,膳食中必须有足够的蛋白质和 B 族维生素供给,并注意食物中烟酸的质和量。异胭肼是烟酸的拮抗物,长期服用异烟肼者要注意补充富含烟酸的食物。

消化功能障碍、经常腹泻或大量服用磺胺类药物和广谱抗生素者,要及时补充烟酸以防止继发性缺乏。在缺氧条件下生活或劳动都需要增加烟酸的供给量。

(五)叶酸

1. 结构

叶酸(folic acid)的结构是由一个蝶啶,通过一个亚甲基桥与对氨基苯甲酸相邻结成为蝶酸，再与谷氨酸结合而成（图 4-8），化学名称为蝶酰谷氨酸（pteroylglutamic acid，PteGlu）。叶酸是含有蝶酰谷氨酸结构的一类化合物的统称，因最初从菠菜中分离提取而得名。

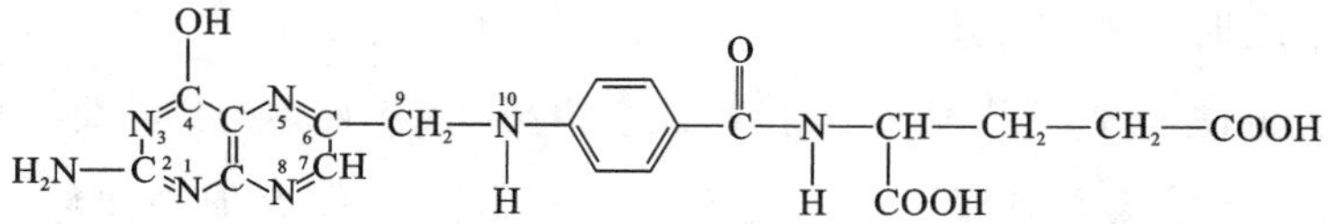

图 4-8　叶酸（蝶酰谷氨酸）的结构

2. 理化性质

叶酸纯品是橙黄色结晶，无味、无臭，微溶于热水，不溶于醇、乙醚等有机溶剂。在碱性或中性溶液中对热稳定，在酸性溶液中温度超过 100 ℃即分解。叶酸在光照条件下易被分解，尤其易被紫外线所破坏。在室温下储存食物，很易损失其中的叶酸。食物中的叶酸经烹调加工后损失率可高达 50%～90%。

3. 吸收与代谢

食物中叶酸大多以蝶酰谷氨酸形式存在，正常情况下，它们必须在肠内分解为谷氨酸和自由叶酸，才能为小肠吸收。叶酸在肠道的转运是一个主动转运过程，叶酸与小肠刷状缘上的叶酸结合蛋白结合后才能转运，并受 pH 值、能量等因素的影响，最适 pH 值是 5.0～6.0。

叶酸的吸收率在不同食物中相差甚远，一般膳食中叶酸的吸收率约为 50%。叶酸本身的存在形式会影响其在肠道的吸收，还原型叶酸吸收率高，叶酸中谷氨酸分子越多，则吸收率越低。

膳食中也存在一些影响叶酸吸收的因素，维生素 C 和葡萄糖可促进叶酸的吸收，锌是叶酸结合酶的辅助因子，锌缺乏可降低对叶酸的消化和吸收。酒精、抗癫痫药物和口服避孕药也可抑制叶酸结合酶的活性而影响叶酸的吸收。

吸收后的叶酸在维生素 C 和还原型辅酶Ⅱ参与下转化为具有生物活性的四氢叶酸。体内总叶酸含量为 5～10 mg，其中约半数储存于肝脏。肝脏每天释放约 0.1 mg 叶酸至血液循环，以维持血清叶酸水平。

叶酸通过尿及胆汁排出。每天约有 0.1 mg 排入胆汁，从胆汁排出的叶酸也可在小肠被重吸收。叶酸从尿中排出量比摄入量多几倍，证明肠内细菌可以合成叶酸。

4. 生理功能

（1）构成辅酶，充当一碳单位传递体：四氢叶酸是体内重要系列化学反应中一碳单位的运载体，可以认为四氢叶酸是一碳单位转移酶的辅酶。

（2）参与嘌呤和胸腺嘧啶的合成，从而影响 DNA、RNA 的合成。

（3）参与氨基酸代谢，在甘氨酸与丝氨酸、组氨酸与谷氨酸、同型半胱氨酸与蛋氨酸之间的相互转化过程中充当一碳单位的载体，是体内同型半胱氨酸代谢的重要因子。

(4)配合维生素 B_{12} 促进骨髓红细胞生成,预防恶性贫血。

5. 缺乏与过量

叶酸缺乏时首先影响细胞增殖速度较快的组织。红细胞为体内更新速度较快的细胞,因此,叶酸缺乏时造血系统首先受累,表现为巨幼细胞贫血。

叶酸缺乏还可使同型半胱氨酸向胱氨酸转化出现障碍,导致同型半胱氨酸在血中堆积,形成高同型半胱氨酸血症。高浓度同型半胱氨酸不仅会损害血管内皮细胞,而且可激活血小板的黏附和聚集,因而被认为是动脉粥样硬化性疾病及心血管疾病的重要致病因素。

孕妇孕早期缺乏叶酸是引起胎儿神经管畸形的主要原因。神经闭合在胚胎发育的第 3～4 周,叶酸缺乏引起神经管未能闭合而导致脊柱裂和无脑畸形为主的神经管畸形。叶酸缺乏还可引起孕妇先兆子痫、胎盘早剥的发生率增高。

叶酸缺乏在一般人群还可表现为衰弱、精神萎靡、健忘、失眠、阵发性欣快症、胃肠道功能紊乱和舌炎等。儿童叶酸缺乏可见生长发育不良。

天然食物中的叶酸不存在摄入过量而致中毒的问题。但长期摄入大剂量合成叶酸,可能产生毒副作用,如干扰抗惊厥药物的作用、干扰锌的吸收、掩盖维生素 B_{12} 缺乏的早期表现从而可延误对神经系统损害的诊断和治疗等。

6. 供给量与食物来源

(1)供给量　叶酸的摄入量应以膳食叶酸当量(dietary folate equivalent,DFE)表示。由于叶酸的生物利用率仅为 50%,而叶酸补充剂与膳食混合时的生物利用率为 85%,比单纯来源于食物的叶酸利用率高 1.7 倍,因此叶酸当量的计算公式为:

$$\text{DFE}(\mu g)=\text{天然食物来源叶酸}(\mu g)+1.7\times\text{合成叶酸}(\mu g)$$

中国营养学会推荐我国成人叶酸的 RNI 为 400 μgDFE/d。孕妇、乳母、酗酒者及服用药物(如避孕药、抗肿瘤药)者是容易引起叶酸缺乏的人群,需要增加叶酸摄入量。我国成人叶酸的 UL 为 1000 μg/d。中国居民膳食叶酸的推荐摄入量见表 4-39。

表 4-39　中国居民膳食叶酸的推荐摄入量(μgDFE/d)

人　群	RNI	人　群	RNI
0 岁～	65(AI)	11 岁～	350
0.5 岁～	100(AI)	14 岁～	400
1 岁～	160	18 岁～	400
4 岁～	190	孕妇	600
7 岁～	250	乳母	550

(2)食物来源　叶酸最丰富的食物来源是动物肝、肾,其次是蛋、豆类、绿叶蔬菜、坚果、酵母等。部分食物中叶酸的含量见表 4-40。

表 4-40　部分食物中叶酸的含量(μg/100 g 可食部)

食物名称	含量	食物名称	含量
鸡肝	1172.2	蒜苗	90.9
红苋菜	419.8	菠菜	87.9
绿豆	393	鲜豌豆	82.6
猪肝	335.2	辣椒	69.4
香菜	148.8	芝麻	66.1
干香菇	135	韭菜	61.2
紫菜(干)	116.7	橘	52.9
鸡蛋	113.3	蜂蜜	52.6
花生仁	107.5	猪肾	49.6
核桃	102.6	干枣	48.7

食物在室温下储存时所含叶酸易破坏，肠道功能正常时肠道细菌能合成叶酸。但当吸收不良、代谢失常、生理需要增加，以及长期使用磺胺类及广谱抗生素等抗菌药物或抗惊厥药物时可引起继发性缺乏。

(六)其他 B 族维生素

维生素 B_6(vitamin B_6)、维生素 B_{12}(vitamin B_{12})、泛酸(pantothenic acid)、生物素(biotin)、胆碱(choline)等 B 族维生素的生理功能、缺乏症状、成人参考摄入量及食物来源见表 4-41。

表 4-41　其他 B 族维生素的生理功能、缺乏症状、成人参考摄入量与食物来源

名称	生理功能	缺乏症状	成人参考摄入量	食物来源
维生素 B_6	作为辅酶，参与氨基酸、糖原与脂肪酸的代谢	脂溢性皮炎、口炎、舌炎	1.4 mg/d	酵母，动物肝、肾，白肉，豆类，全谷，蛋黄
维生素 B_{12}	辅酶，促进 DNA 和 RNA 合成；维持神经组织健康；促进红细胞形成、再生及预防贫血	巨幼细胞贫血，神经系统损害，引起高同型半胱氨酸血症	2.4 μg/d	肉类、肝脏、鱼类、贝类、蛋类
泛酸	以辅酶 A 形式作为乙酰基或脂酰基载体，参与物质及能量代谢	急躁、抑郁、疲劳、恶心、呕吐、麻痹、痉挛等，很罕见	5.0 mg/d	内脏、肉类、酵母、蛋类、蘑菇、全谷、花菜、蜂王浆
生物素	作为羧化酶辅酶，参与脂类、糖、氨基酸和能量代谢	皮炎、疲倦、食欲不振、恶心、呕吐、舌炎、抑郁、失眠、肌痛、胸骨痛等	40 μg/d	酵母、蜂王浆、肝脏、蛋类、大豆、粗粮、坚果
胆碱	促进脑发育和提高记忆能力；保证信息传递等	肝、肾、胰腺病变，记忆紊乱和生长障碍	400 mg/d(男)，500 mg/d(女)	肝脏、花生、麦胚、大豆、莴苣、花菜、马铃薯

第五章　水和其他膳食成分

第一节　水

水对人类生存的重要性仅次于氧气，是一种最为重要的营养素。与其他营养素相比，人体在缺水时对生理功能的影响会更大。人在摄入水而不摄入食物时，机体可消耗自身的组织维持生命达数周时间；但如果不摄入水，生命只可维持数日。一个绝食的人在失去体内全部脂肪以及半数蛋白质，还能勉强维持生命，但如果失去其体内含水量的20％，就很快会死亡。

一、人体内水的含量与分布

水分占成人体重的50％～70％。一般男子体内的含水量多于女子；年龄愈小，体内含水比例愈高。

人体内的水与蛋白质、碳水化合物或脂肪相结合，形成胶体溶液状态，因此，人体内含有的水分总称为体液。体液分为细胞内液和细胞外液，分别占总体液的2/3和1/3，细胞外液包括血液、细胞间液和组织液。人体内各部分的体液渗透压相同，其中，水分可经常透过细胞膜或毛细血管壁进行自由交换，但各部分的总量维持稳定，保持动态平衡。

二、水的生理功能

（一）构成身体组织

水是构成身体组织不可缺少的材料。所有组织中都含水，如血液的含水量占80％

以上，肌肉含水70%以上，坚硬的骨骼中亦含水22%。

（二）作为物质载体，参与代谢活动

许多物质都能溶于水，并解离为离子状态，发挥其重要的生理功能。即便是不溶于水的蛋白质和脂肪分子亦可悬浮水中形成胶体或乳融液，便于机体消化、吸收和利用。水在体内直接参与物质代谢，并作为载体输送营养物质和排出代谢废物。

（三）调节体温

水的比热比其他物质高，能吸收体内分解代谢活动不断产生的热量，以使体温保持不变。当外界温度≥30 ℃或体内产热过多时，通过蒸发或出汗使体温保持恒定；环境温度降低时，则人体可通过减少蒸发量而保持人体温度。

（四）润滑作用

水是机体的润滑剂，如泪液、唾液、关节囊液、浆膜腔液等都能在局部组织器官工作时起到润滑作用，以减少摩擦，保护组织器官。

三、水平衡

体内细胞不断进行代谢排除废物，散发热量，都会损失水分。为了维持人体内环境的恒定，水分摄入与排出保持平衡是十分必要的。

（一）水平衡及其调节

人体每日需水量，可因年龄、膳食、气温、身体状况和劳动环境、强度等的不同而异。人体对水分的需求和代谢有复杂而完善的调节机制。如口渴感的刺激可促使增加水分的摄入以补偿损失；排尿、出汗、呼吸、大便等又可除去多余的水分。

通常，体内水的来源包括三个方面：①饮用水和其他饮料；②食物中的水；③蛋白质、脂肪和碳水化合物在体内代谢过程产生的代谢水。如荤素搭配的膳食，每供应100 kcal的能量即可产生大约12 g的代谢水。

人体每日水的摄入量，应该与经由肾脏、皮肤、肺、肠等途径排出水分的总量保持动态平衡。

体内的水平衡受口渴中枢、神经后叶垂体分泌的抗利尿激素及肾脏功能的影响，其中口渴中枢是调节体内水来源的重要环节。在垂体分泌的抗利尿激素和肾上腺分泌的醛固酮的影响下，肾脏分泌尿液有“量入为出”的生理功能。当水摄入不足时，抗利尿激素和醛固酮分泌增加，可通过改变肾脏远端小管和集合小管对水的通透性，增加水的重吸收，减少水的排出；相反，当水摄入过多时，这些激素分泌将会受到限制，使排尿量增

加，如此能有效调节体内水平衡。而随呼吸散失、由皮肤蒸发和经汗腺分泌的水量等则与摄入量无关，故无调节体内水平衡的作用。

此外，水代谢与盐代谢有密切关系。组织中的钠盐对水分有蓄积作用；与此相反，钾盐和钙盐可促使体内排出水分。体液中的无机盐离子的正常分布对维持内环境渗透压的水平衡有重要意义。因此，患肾炎、心力衰竭、高血压等疾病者，为防止水肿，应限制钠盐的摄入。

在高温环境中机体为散热而大量出汗，氯化钠及钾、钙、铁、镁等无机盐也随同汗液丢失。如不及时补充可引起严重的缺水、缺盐（电解质紊乱）。因此，对高温条件下从事体力劳动者，要适时补充水分和混合盐片，以维持水和电解质平衡。成年人一日的水平衡见表 5-1。

表 5-1　成年人一日的水平衡

摄入方式	摄入量/mL	排出途径	排出量/mL
饮料	500～1200	肾脏（尿液）	600～1500
食物	700～1000	皮肤（蒸发）	500
代谢水	300	肺部（呼气）	350
		大肠（粪便）	50～150
总量	1500～2500	总量	1500～2500

（二）水缺乏与脱水

当摄入水分减少，或因患病使水分排出量过多（呕吐、腹泻、大面积烧伤、大量出汗、过度呼吸等），都可使机体丢失大量水分。重度缺水使细胞外液电解质浓度增加，形成高渗，细胞内水分外移形成“脱水”。当失水量为体重的 2％时，人就有口渴感、尿量减少等表现；失水量达体重的 6％以上时，即表现出全身乏力、抑郁、无尿等症状；若失水量达体重 15％以上时，就会出现烦躁、眼球内陷、皮肤失去弹性、体温和脉搏增加、血压下降等症状；晚期可进入谵妄及昏迷状态，最终循环衰竭、呼吸停止而死亡。因此，当尿液高度浓缩，体重减轻 8％～12％时，即表示严重脱水，必须及时、有效地予以补充，以防意外。

（三）水中毒

当人体处于缺水状态时，内环境中同时还缺盐分。故补充水分时还要适当配合盐分的补充。若只补充水分而不补充盐分，人体在快速摄入大量水分后，即会造成细胞外液水分过高，渗透压降低，水分即向细胞内渗入，导致细胞肿胀，严重会导致死亡，即为水中毒。

四、需水量与人体水来源

(一)需水量

一般人的日需水量随年龄的不同而异。年龄越大,每千克体重需水量相对减少,成年后需水量相对稳定。不同年龄正常人每日需水量见表 5-2。

表 5-2 不同年龄正常人每日需水量

年龄	每日需水量/(mL/kg 体重)	年龄	每日需水量/(mL/kg 体重)
1 周~1 岁	120~160	8~9 岁	70~100
2~3 岁	100~140	10~14 岁	50~80
4~7 岁	90~110	14 岁以上	40

人体水需要量与气候、环境温度和湿度、运动以及膳食情况有关。气温高的地区,人体出汗以及身体皮肤的水蒸发增加,会导致身体的水分不足,因此,这些地区的人们每日需要补充更多的水;在高原,随着海拔增高,空气中的氧气含量减少,空气稀薄,肺通气量增加,导致机体水分排出增多,加之食欲下降和摄水不足,容易发生脱水和尿钠排泄的现象,因此初到高原时应注重补充适量含电解质(尤其是钠)的水;运动时大量排汗会造成水分丢失也需及时补水。食物是人们获取水的主要来源,我国居民从食物中摄取的水可达每日水摄入量的 40%以上,这与我国居民的膳食习惯有很大关系。我国居民膳食以植物性食物为主,且烹调方式以蒸、炖、炒为多见,不仅保留了食物中原有的水分,而且在加工时还会加入水,因此,我国居民从食物中获得的水较多。

2013 年,中国营养学会在修订《中国居民膳食营养素参考摄入量》时,首次建立了人群水的适宜摄入量,包括不同年龄和性别组饮水量和膳食总摄入水量,见表 5-3。

表 5-3 中国居民水适宜摄入量(L/d)

人群	饮水量		膳食总摄入水量	
	男性	女性	男性	女性
0 岁~	—	—	0.7	0.7
0.5 岁~	—	—	0.9	0.9
1 岁~	—	—	1.3	1.3
4 岁~	0.8	0.8	1.6	1.6
7 岁~	1.0	1.0	1.8	1.8
11 岁~	1.3	1.1	2.3	2.0
14 岁~	1.4	1.2	2.5	2.2
18 岁~	1.7	1.5	3.0	2.7
孕妇	—	1.7	—	3.0
乳母	—	2.1	—	3.8

(二)人体水来源

人体每日摄入的水来源于饮用水及食物水。常见的饮用水来源有以下几种：

1.普通饮用水

自然界可以饮用的水为“淡水”,即河流、湖泊、泉水或地下水。日常饮用的水均来自这些水源,经过过滤、消毒后通过管道输送到用户。海水中含有高浓度的钠和氯,所以不能饮用。

2.蒸馏水

把普通饮用水变成蒸汽,再冷却而获得。它比普通饮用水含更少的细菌和矿物质,饮用较安全。但长期饮用可能损失从饮水中获得某些矿物质的机会。

3.矿泉水

矿泉水是经过地层过滤的地下水。其中,溶有较多的各种矿物质,能为人体提供需要的一些宏量和微量元素。但地壳岩石或土层中既有人体需要的元素,也有对人体有害的元素。因此,饮用矿泉水必须符合国家标准。

此外,使天然地下水流经人为的矿石层,或加入元素级的矿物质,使之达到天然矿泉水的饮用标准,被称为人工矿化水或人工矿泉水。

4.纯净水

在普通饮用水的基础上,经多层反复过滤,进一步去掉细菌或一些大分子物质,使之饮用更为安全。但经反复过滤后,水中的矿物质也会减少。

5.去离子水

普通饮用水通过阳离子交换树脂和阴离子交换树脂,去掉了其中所有的矿物质(阴离子和阳离子),即谓去离子水。通常,去离子水只用于科学研究,可防止精密分析时干扰物质介入,但不适宜日常饮用。

6.活性水

活性水又称为负离子水,是通过现代科技手段,重新排列水的氢、氧分子,使水的活性提高,即渗透力和溶解力增强,含氧量提高,以致更容易被机体利用。但其作用和作用机制还有待于深入研究。

7.氟化水

我国的一些地区的普通饮用水中含氟量较低,若在水中加入微量的氟化物($(0.5\sim1.0)\times10^{-6}$),即有利于预防龋齿。但如果水中的含氟量较高,长期饮用有可能引起氟中毒。

食物水主要来自主食、水果、蔬菜、零食和汤,包括食物本身含有的水分和烹饪过程中加入的水。常见含水分多($\geqslant80\%$)的食物主要有液态奶、豆浆、蔬菜、水果等,以及汤类和粥类。每日从不同类食物中获得的水分是膳食总摄入水量的重要组成部分。

第二节 膳食纤维

1970 年前营养学中没有“膳食纤维”这个名词，只有“粗纤维”，并且“粗纤维”曾被认为是对人体不起营养作用的非营养成分。营养学者考虑的是“粗纤维”吃多了会影响人体对食物中营养素的利用，尤其是对微量元素的吸收不利。然而经过近 20 多年来的调查研究，发现并认识到这种“非营养素”与人体健康关系密切，尤其在预防某些疾病方面起着重要的作用，这成为 20 世纪营养学最重要的发现之一。

一、膳食纤维的定义

目前对膳食纤维的定义如下。

膳食纤维（dietary fiber，DF）是指植物中一部分不能被人体消化，对人体具有健康效益的物质，它们大多为碳水化合物聚合物。

由于膳食纤维所包含的组分非常复杂，它的准确定义还存在争议。如近年来，有人提出将抗性淀粉、抗性低聚糖、美拉德反应产物等也作为膳食纤维，但目前尚未取得一致意见。

二、膳食纤维的种类

从化学结构和聚合度的角度，膳食纤维的种类包括非淀粉多糖、抗性低聚糖、抗性淀粉和其他（如木质素等）。

（一）非淀粉多糖

非淀粉多糖（non-starch polysaccharides，NSP）主要包括纤维素、半纤维素、果胶、瓜尔胶、树胶、魔芋多糖、葡聚糖等。

1. 纤维素和半纤维素

纤维素（cellulose）是大多数植物细胞壁的主要成分，如水果、蔬菜及谷物中的大部分纤维都是纤维素。纤维素为无支链的直链多糖，每个分子由多达 10000 个葡萄糖单元组成，这些直链分子紧密结合，形成长纤维。纤维素不溶于水，但具有吸水性。

半纤维素（hemicellulose）也是蔬菜、水果、豆类和坚果植物细胞壁中的主要组成成分，与纤维素密切相关。其主链由木聚糖、半乳聚糖或甘露聚糖组成，支链具有阿拉伯糖或半乳糖，其分子较纤维素小，一般含 50～200 个戊糖和己糖单位。半纤维素可溶解于水。

2. 果胶和树胶

果胶（pectin）也是水果、蔬菜细胞壁间层的主要成分，由链状的半乳醛酸组成，其中有鼠李糖，支链上含有戊糖和己糖单位，相对分子质量在 5 万～30 万。树胶的主要成分是葡萄糖醛酸、半乳糖、阿拉伯糖及甘露糖所组成的多糖。果胶和树胶均可形成黏滞的水溶液，具有黏稠性，可起到增稠剂的作用。

3. β-葡聚糖

β-葡聚糖（β-glucan）是燕麦和大麦细胞壁纤维中的主要成分，为葡萄糖聚合物。与纤维素相比，β-葡聚糖的葡萄糖单位之间的连接是无规则的、多变的，它具有支链结构小、黏性高、可溶于水等特点，在人类肠道中有较高的发酵性。

（二）抗性低聚糖

抗性低聚糖（resistant oligosaccharides，RO）聚合度为 3～9，天然存在于蔬菜、谷物和水果中，如低聚果糖、低聚异麦芽糖、低聚木糖、大豆低聚糖等，多溶于水，且不会形成黏滞的溶液，通常具有高发酵性，有些还具有益生元（prebiotics）特性。

1. 低聚果糖

低聚果糖（fructo-oligosaccharide，FOS）是一种由短链和中长链的 β-D-果聚糖与果糖基单位通过 β-2，1-糖苷键连接而成的聚合度为 2～9 的混合物，其甜度为蔗糖的 30%～60%，在水溶液中的黏性大。洋葱、菊芋是天然低聚果糖的主要膳食来源。

2. 低聚异麦芽糖

低聚异麦芽糖（isomalto-oligosaccharide，IMO）是指葡萄糖之间至少有一个以 α-1，6 糖苷键结合而成，单糖数为 2～10 不等的一类低聚糖，其甜度为蔗糖的 40%～50%，性质稳定。

3. 低聚木糖

低聚木糖（xylo-oligosaccharide）由 2～7 个木糖分子以 β-1，4-糖苷键连接，形成具有直链或支链的低度聚合糖，并以木二糖、木三糖、木四糖为主要成分的混合物，具有吸水性，甜度约为蔗糖的 40%，酸、热稳定性好。

（三）抗性淀粉

抗性淀粉（resistant starch，RS）是膳食纤维的重要组成部分，不溶于水。目前认为有如下四类抗性淀粉。

1. 物理包埋淀粉（RS1）

物理包埋淀粉指那些因细胞壁的屏障作用或蛋白质的隔离作用而不能被淀粉酶接近的淀粉。豆类是 RS1 的主要来源。

2. 天然淀粉颗粒(RS2)

天然淀粉颗粒指那些天然具有抗消化性的淀粉。主要存在于生的马铃薯、香蕉和高直链玉米淀粉中。其抗酶解的原因是具有致密的结构和部分结晶结构,其抗性随着糊化完成而消失。香蕉是 RS2 的主要来源。

3. 回生直链淀粉(RS3)

回生直链淀粉指糊化后在冷却或储存过程中结晶而难以被淀粉酶分解的淀粉,也称为老化淀粉。

4. 化学改性淀粉(RS4)

化学改性淀粉主要指经过物理或化学变性后,由于淀粉分子结构的改变以及一些化学官能团的引入而产生的抗酶解淀粉部分,如羧甲基淀粉、交联淀粉等。同时,也指种植过程中,基因改造引起的淀粉分子结构变化,如基因改造或化学方法引起的分子结构变化而产生的抗酶解淀粉部分。

(四)木质素

木质素(lignin)不属于碳水化合物,是苯基丙烷的聚合物,具有复杂的三维结构,但它在植物细胞壁中能与半纤维素结合,因而和植物细胞壁多糖紧密相关,天然存在于谷皮、果皮、蔬菜皮中,是有益成分的载体或复合物质。

三、膳食纤维的特性

(一)持水性

膳食纤维化学结构中含有很多亲水基团,因此具有很强的持水性。具体的持水能力因其来源不同而不同,变化范围大致在自身重量的 1.5～25 倍。果胶等可溶性膳食纤维比不溶性膳食纤维持水性强。膳食纤维的持水性可增加人体排便的体积与速度,减轻直肠内压力,同时也减轻了泌尿系统的压力,并能使毒物迅速排出体外。另外,膳食纤维缚水之后体积变大,对肠道产生容积作用,易引起饱腹感。

(二)黏性和增稠性

果胶等可溶性膳食纤维能分散于水中形成高黏度的溶液,黏稠度增加使胃肠内的单糖等物质转运速度减慢,降低胃排空率,延缓和降低葡萄糖和胆固醇等物质的吸收。

(三)结合阳离子作用

二价阳离子如 Ca^{2+}、Fe^{2+}、Zn^{2+}、Cu^{2+} 等均可被其结合,因而膳食纤维会影响到这些矿物质的吸收。

(四)吸附作用

膳食纤维表面带有很多活性基团,可以螯合吸附胆固醇和胆汁酸之类的有机分子,从而抑制人体对它们的吸收,这是膳食纤维能够影响体内胆固醇类物质代谢的重要原因。同时,膳食纤维还能吸附肠道内的有毒物质,并促进它们排出体外。

(五)细菌发酵作用

膳食纤维易被肠内细菌不同程度地发酵分解,是肠中人类益生菌的营养物来源。

(六)其他特性

多数膳食纤维在温度和酸度条件下具有稳定性,这一特性使膳食纤维有更宽的 pH 值范围和热稳定性,可用在各种食品体系中。另外,与蔗糖相比,一般膳食纤维多有较低甜度或基本无甜味。一些低聚糖对口腔细菌有抑制作用,有利于预防龋齿。

四、膳食纤维的生理功能

膳食纤维不能被人体消化、吸收和利用,通常直接进入大肠,在通过消化道的过程中吸水膨胀,刺激和促进肠蠕动,连同消化道中其他废物形成柔软的粪便,易于排出,对身体健康和某些疾病的预防有着非常重要的意义。

(一)增强肠道功能,防止便秘

大多数膳食纤维具有促进肠道蠕动和吸水膨胀的特性。一方面可使肠道平滑肌保持健康和张力,另一方面粪便因含水分较多而体积增加和变软,这样非常利于粪便排出。反之,肠道蠕动缓慢,粪便少而硬,造成便秘。排便时因便秘而使肠压增加,时间一长,肠道会产生许多小的憩室而患肠憩室病和痔疮。据报道西方国家肠憩室病患病率高达 50%。

(二)解毒防癌

据联合国卫生组织的广泛性国际研究,证明膳食纤维的摄入量与肠癌的患病率呈负相关。膳食过分精细、脂肪及肉类摄取过多,是导致肠癌的重要原因之一。高脂肪膳食刺激消化系统,肉类可使肠内腐败菌大量繁殖,产生致癌毒性物质。膳食纤维一方面可影响大肠细菌活动,抑制腐败菌的活动,使大肠内的毒素生成量减少,同时因膳食纤维有较强吸水性,借其吸水充盈作用,稀释肠内有毒物质,使粪便变软易于排出;另一方面,膳食纤维可促进肠道蠕动,缩短肠内容物通过肠道的时间,减少肠内致癌物与肠壁的接触时间,从而防止可能产生的癌变。

（三）降低血糖和血浆胆固醇水平

可溶性纤维因具有一定的黏度，可延缓胃排空速率，延缓淀粉等碳水化合物在小肠内的消化或减慢葡萄糖在小肠内的吸收，使血糖不致因进食而快速升高，因此也可减少体内胰岛素的释放，而胰岛素可刺激肝脏合成胆固醇，所以胰岛素释放的减少可以使血浆胆固醇水平受到影响。各种膳食纤维可吸附胆汁酸、脂肪、胆固醇等而使其吸收率下降，也可达到降血脂的作用。另外，可溶性纤维在大肠中被肠道细菌分解产生一些短链脂肪酸，如乙酸、丁酸、丙酸等，这些短链脂肪酸一旦进入肝脏，可减弱肝中胆固醇的合成。

（四）控制体重和减肥

膳食纤维，特别是可溶性膳食纤维可以减缓食物由胃进入肠道的速度和有吸水作用，从而产生饱腹感而减少能量摄入，达到控制体重和减肥的作用。

五、缺乏与过量

（一）摄入过少

短期过少或无膳食纤维的膳食，可引起便秘；长期摄入过少将增加心血管疾病、肠道疾病、2 型糖尿病发生的风险。过少的膳食纤维摄入可能与肠癌的发生有关。青少年长期低纤维膳食，将导致 40 岁以后发生慢性疾病的危险可能性增加数倍。

（二）摄入过多

过量摄入膳食纤维而引起的症状或疾病的发生并不常见，可能与膳食纤维的自限性和现代加工方式有关。当膳食纤维摄入量过多（75～80 g/d）时，会引起胃肠胀气等不适，还会对其他营养素造成影响，如可能使能量和营养素得不到充足摄入，减少对脂肪、糖类的吸收利用，降低某些矿物质在小肠的吸收等。

六、膳食纤维的供给量与食物来源

（一）供给量

多数国家根据肠道健康需要制订膳食纤维建议值。目前建议我国成人（18～50 岁）膳食纤维的摄入量为 25～30 g/d，并鼓励每日至少全日谷物的 1/3 为全谷食物，蔬菜、水果摄入至少达到 500 g 以上。

(二)食物来源

全谷物、豆类、水果、蔬菜及薯类是膳食纤维的主要来源,坚果中的含量也很高。

膳食中膳食纤维的含量取决于食物种类、品种及加工方法。植物成熟度越高其纤维含量越高,谷类加工越精细则所含膳食纤维就越少。全谷物中的膳食纤维主要来源于表皮。燕麦和大麦中水溶性、黏性的多聚糖、β-葡聚糖、果胶含量很高,并且谷类的纤维素、半纤维素、低聚糖等膳食纤维成分常常同时存在,而精加工的谷类食品则含量较少。如麦麸、米糠纤维含量最高,糙粉中纤维含量约为白面粉的两倍;蔬菜中鲜豆荚、嫩玉米的含量高于瓜果类;水果中草莓、菠萝纤维含量比香蕉、苹果含量高;坚果中花生、核桃、香榧等纤维含量较高。品种、老嫩不同部位的纤维含量不同,菜帮和菜心、果皮和果肉悬殊很大。用嫩菜叶、水果去皮,或煮烂做成菜泥、果汁,可使纤维软化,口感变好,但会降低食物纤维的供给量。

部分食物中总膳食纤维的含量见表5-4。

表5-4 部分食物中总膳食纤维的含量(g/100 g可食部)

食物名称	总膳食纤维含量	食物名称	总膳食纤维含量
海苔	46.4	小米(黄)	4.6
山核桃(熟)	20.2	馒头	4.4
玉米糁(黄)	14.4	空心菜	4.0
燕麦片	13.2	冬枣	3.8
雪菜	8.3	小麦面粉	3.7
豆腐干	6.8	西兰花	3.7
籼米	5.9	辣椒(青)	2.5
荞麦面	5.5	红薯	2.2
西芹	4.8	香蕉	1.8
四季豆	4.7	马铃薯	1.2

第三节 植物化学物

近年来,除了传统营养素外,认识食物的其他化学成分已成为人类了解食物全貌的一个新方向,尤其是对于自然界种类繁多的植物性食物。我国古代的食疗食养经验记载着植物叶、果、茎、根等有不同的医疗和养生功用。自20世纪50年代开始,随着发达国家营养缺乏病的消灭和慢性疾病的发展,植物性食物中的天然化合物引起欧美营养科学界的广泛兴趣，开启了人类认识食物的一个新的里程碑。越来越多的研究证据表明，蔬菜、水果、坚果、全谷物等富含多种多样的植物化学物，对降低慢性疾病发生风险有着重要作用。

一、植物化学物的概念

植物化学物(phytochemical)是指植物性食物中，除了传统营养素以外的生理活性物质。这类化学物质属于植物的次级代谢产物，是生物进化过程中植物维持其与周围环境(包括紫外线)相互作用的生物活性分子，它们对植物本身而言具有多种功能，如保护其不受杂草、昆虫及微生物侵害，作为植物生长调节剂或形成植物色素，维系植物与其生长环境之间的相互作用等。早在 20 世纪 50 年代就有人提出植物次级代谢产物对人类有药理学作用，然而直到近年来营养科学工作者才开始系统地研究植物中这些生物活性物质对机体健康的促进作用。

植物化学物对健康具有有益和有害的双重作用。以往学界认为并一直强调在植物性食物中它们是天然毒物(如马铃薯和西红柿中存在的糖苷生物碱、木薯中存在的氰化苷、马铃薯中的龙葵素等)并对人体健康有害，或因其限制营养素的利用而被认为是“抗营养因子”(如大豆和卷心菜中存在的蛋白酶抑制剂，萝卜、白菜等十字花科植物中存在的葡萄糖硫苷等)。然而在过去的二十几年中，人们发现在正常摄食条件下，植物中几乎所有天然成分对机体都是无害的(除少数例外，如马铃薯中的龙葵素)，而且许多过去认为对健康不利的植物化学物也可能存在各种促进健康的作用。例如，过去一直认为各种卷心菜中存在的蛋白酶抑制剂和芥子油苷是有害于健康的，然而现在却发现它们有明显的抗氧化和抑制肿瘤的作用。大量的调查研究证明，在蔬菜、水果等植物性食物中含有的这些生物活性物质，具有保护人体和预防诸如心血管病和癌症等慢性疾病的作用，这样的发现使人们对植物化学物的健康效应有了更为深刻的认识。

二、植物化学物的种类

迄今为止，天然存在的植物化学物的总数量还不清楚，但估计有 6 万～10 万种。植物化学物可按照它们的化学结构或者功能特点进行分类，可分为以下种类。

(一)酚类化合物

酚类化合物是指芳香烃中苯环上的氢原子被羟基取代所生成的化合物，是芳烃的含羟基衍生物。自然界中存在的酚类化合物大部分是植物生命活动的结果，植物体内所含的酚称内源性酚，主要存在于绿茶、大蒜、大豆、甘草和亚麻子中。

1.儿茶素

儿茶素(catechin,C)又称茶单宁、儿茶酚,是茶叶中黄烷醇类物质的总称,儿茶素是茶多酚中最重要的一种,占茶多酚含量的75%~80%。儿茶素类化合物主要包括儿茶素(catechin,C)、儿茶素没食子酸酯(catechin gallate,CG)、表儿茶素(epicatechin,EC)、表儿茶素没食子酸酯(epicatechin gallate,ECG)、表没食子儿茶素(epigallocatechin,EGC)、表没食子儿茶素没食子酸酯(epigallocatechin gallate EGCG)、没食子儿茶素(gallocatechin,GC)、没食子儿茶素没食子酸酯(gallocatechin gallate,GCG)等,其中EGCG含量最高,占儿茶素的50%~60%。

儿茶素具有强的抗氧化作用,可增强机体多种抗氧化酶活性,包括谷胱甘肽过氧化物酶、过氧化氢酶、醌还原酶、谷胱甘肽转移酶和超氧化物歧化酶等,减少自由基产生或直接捕捉自由基,从而保护DNA免受氧化损伤,降低血浆过氧化物丙二醛(MDA)的含量,降低8-羟基脱氧鸟苷(8-OHDG)水平,抑制脂质过氧化生成。流行病学和人群干预实验研究儿茶素可降低血胆固醇和低密度脂蛋白胆固醇、血脂、血压、血糖,减轻体重等,从而降低冠心病、心肌梗死等心血管疾病的风险。大量动物实验研究报道,儿茶素对化学致癌物诱发的皮肤、肺、食管、胃、肝、口腔等器官肿瘤均有防范和治疗作用。

儿茶素在茶树鲜叶大部分得以保留,绿茶是不发酵茶,儿茶素类化合物在绿茶中种类较全、含量最高。在乌龙茶和红茶加工过程中,揉切和发酵工序使鲜叶中的儿茶素充分氧化,儿茶素总量减少约75%。我国市售不同品种茶叶中儿茶素类化合物的含量见表5-5。

表5-5　我国市售不同品种茶叶中儿茶素类化合物的含量(mg/g)

儿茶素	绿茶			发酵茶		半发酵茶
	黄山毛尖	西湖龙井	大叶青茶	红茶	普洱茶	铁观音
GC	1.659	0.169	1.317	—	—	0.837
EGC	18.250	4.854	9.479	—	—	5.158
EGCG	51.064	34.546	27.984	4.588	—	16.610
ECG	3.545	3.913	7.872	0.238	—	1.564
EC	9.056	8.369	15.000	3.559	3.756	2.065

2.原花青素

原花青素(procyanidin,PC或P)是指一类由不同数量的儿茶素、表儿茶素或没食子酸聚合而成的同源或异源多酚类黄酮化合物。原花青素在植物体内,可以转变为花青素(anthocyanidin)。

原花青素具有抗氧化、降低某些癌症风险、预防心血管系统疾病以及预防尿路感染等生物学作用。

原花青素广泛分布于植物性食物中,主要存在于葡萄、高粱、苹果、可可豆等豆类以及野生水果(如玫瑰果、樱桃、木莓、黑莓、红莓和草莓等)中,其中葡萄(尤其是葡萄子)是原花青素的最丰富、最重要的来源。部分食物中原花青素的含量见表5-6。

表5-6 部分食物中原花青素的含量(mg/100 g或100 mL可食部)

食物名称	原花青素含量	食物名称	原花青素含量
肉桂(粉)	8108.2	蓝莓	173.0
葡萄子(干)	2872.0	黑巧克力	153.8
高粱	1893.3	草莓	138.0
芸豆(红色,肾形)	494.0	大麦	96.1
榛子	490.8	水蜜桃(黄色)	67.3
红小豆	446.0	苹果(带皮,红富士)	62.5
红葡萄酒	293.0	葡萄(紫)	60.3
开心果	226.4	油桃	23.6
李子	204.5	牛油果	6.4
美国大杏仁	176.3	香蕉	3.2

3. 槲皮素

槲皮素(quercetin)是广泛分布于植物界的黄酮类化合物。

槲皮素是自然界中较强的抗氧化剂,其抗氧化能力是维生素E的50倍、维生素C的20倍。此外,槲皮素在抑制肿瘤细胞活性,降低心血管疾病发病风险,抗菌、抗病毒、抗炎等方面有较好作用,可降低某些慢性疾病的发病风险。

槲皮素存在于许多植物的茎皮、花、叶及果实中,多以苷的形式存在,经酸水解可得到槲皮素。在很多蔬菜(如红洋葱、绿叶菜、辣椒、芦笋等)、水果(如莓类水果、樱桃、石榴、越橘、黑加仑、苹果皮等)、香料(如丁香、茴香等)及中草药(如柴胡、桑叶、银杏叶等)中均含有槲皮素。部分蔬菜和水果中槲皮素含量见表5-7。

表5-7 部分蔬菜和水果中槲皮素含量(mg/100 g可食部)

食物名称	槲皮素含量	食物名称	槲皮素含量
萝卜叶	70.37	李子	12.45
香菜叶	52.90	生菜	11.9
茴香叶	48.8	蓝莓	7.67
野樱桃	42.81	无花果	5.47
洋葱(红)	31.77	黑加仑	4.24
红薯	16.94	梨	4.24
辣椒	15.98	苹果(带皮)	4.01
芦笋	13.98	菠菜	3.97
蔓越莓	13.6	黑莓	3.58
越橘	13.3	葡萄	3.11

4. 花色苷

花色苷(anthocyanin)是具有2-苯基苯并吡喃结构的一类糖苷衍生物，为植物界广泛分布的一种水溶性色素。作为一种资源丰富的天然色素，花色苷安全无毒，色彩鲜艳、色质好，是葡萄酒、配制酒、果汁饮料以及糖果、冰淇淋和果酱等食品的理想着色剂，在多个国家和地区被允许根据需要量使用。

除了赋予植物性食物鲜艳的色泽外，现已明确花色苷还具有抗氧化、抑制炎症反应、预防糖尿病及心血管疾病等慢性疾病以及改善视力等生物学作用。

花色苷使植物呈现红色、紫色乃至黑色，在深色浆果、蔬菜、薯类和谷物种皮中的含量丰富。如桑葚、黑米、紫甘蓝、茄子皮、黑豆、紫苏、黑加仑、红豆、杨梅等食物中花色苷含量较高。部分食物中花色苷的含量见表5-8。

表5-8　部分食物中花色苷的含量(mg/100 g可食部)

食物名称	花色苷含量	食物名称	花色苷含量
桑葚	668.05	绿豆	32.59
黑米	622.58	红菜薹	28.86
紫甘蓝	256.06	花豆角	24.83
茄子皮	145.29	巨峰葡萄	13.58
黑豆	125.00	紫甘薯	10.29
紫苏	80.66	红柿	8.78
黑加仑	71.21	洋葱	7.26
红豆	63.64	石榴	6.79
杨梅(红)	49.48	苹果皮(红富士)	2.38
山楂	38.55	草莓	2.17

5. 大豆异黄酮

大豆异黄酮(soy isoflavone)是一种多酚类化合物，具有苯并吡喃的化学结构，主要存在于豆科植物中。自然界中主要存在的大豆异黄酮以糖苷形式存在，其苷元主要有染料木黄酮(genistein，又称金雀异黄素)、大豆苷元(daidzein，又称大豆黄素)、黄豆黄素(glycitein)、鹰嘴豆芽素A(biochanin A，又称鸡豆黄素)和芒柄花黄素(formononetin)。

大豆异黄酮具有雌激素样活性。由于其与17β-雌二醇的化学结构相似，可以与不同器官的雌激素受体结合，发挥类雌激素或拮抗内源性雌激素的作用。大豆异黄酮被认为是选择性雌激素受体调节剂，在内源性雌激素水平较低时，表现为雌激素样作用；而在内源性雌激素水平较高时，表现为抗雌激素作用。大豆异黄酮可以改善围绝经期综合征(perimenopausal syndrome)和改善绝经后骨质疏松症(postmenopausal osteoporosis)。大豆异黄酮可能通过增加雌激素代谢向抗癌产物2-羟雌酮转化，从而发挥降低乳腺癌(breast carcinoma)发病风险的作用。

大豆异黄酮具有抗氧化作用，主要表现在抑制活性氧自由基产生、抑制过氧化氢生成、减少DNA氧化损伤以及抑制脂质过氧化。

大豆和以大豆为基础的食品是大豆异黄酮的主要来源，尤其是富含染料木黄酮和大豆苷元，以及少量的黄豆黄素。鹰嘴豆芽素 A 和芒柄花黄素则主要存在于红三叶草和苜蓿属芽菜中。部分食物中大豆异黄酮含量见表 5-9。

表 5-9　部分食物中大豆异黄酮含量(mg/100 g 可食部)

食　物	大豆异黄酮			总　计
	大豆苷元	染料木黄酮	黄豆黄素	
腐竹	79.88	104.80	18.40	203.08
速溶豆粉饮料	40.07	62.18	10.90	113.15
浓缩大豆蛋白	43.04	55.59	5.16	103.79
大豆(煮，发酵)	21.85	29.04	8.17	59.06
豆面酱	16.13	24.56	2.87	43.56
黄豆芽	19.12	21.60	—	40.72
腐乳	14.30	22.40	2.30	39.00
毛豆	9.27	9.84	4.29	23.40
豆浆	4.45	6.06	0.56	11.07
豆粉面条	0.90	3.70	3.90	8.50

6. 姜黄素

姜黄素(curcumin)是从姜科姜黄属植物姜黄、莪术、郁金等的根茎中提取的一种多酚类物质，是目前世界上销量最大的天然色素之一。近年来的研究表明，姜黄素具有抗氧化、抑制肿瘤细胞生长、抗炎等作用。姜、芥末、咖喱富含姜黄素，是姜黄素的主要食物来源。

7. 绿原酸

绿原酸(chlorogenic acid，CGA)是一种酚酸，广泛存在于植物性食物中，蔬菜、水果和咖啡饮品中含量尤多。

近年来的研究结果显示，绿原酸具有抗氧化、清除自由基、抗炎、抗菌、抗病毒等生物活性。人群流行病学调查和干预研究以及动物实验结果显示，绿原酸在调节糖、脂代谢，改善胰岛素抵抗，降低 2 型糖尿病和心血管疾病风险，保护神经、肝、肺、眼、关节等器官免受氧化和炎症损伤，抑制化学致癌物的致癌作用，保护 DNA 大分子等方面，发挥着重要作用。

咖啡豆及咖啡制品是绿原酸良好的来源，菊苣、蓝莓、向日葵仁、樱桃、茄子、薯类、苹果、梨、山楂等绿原酸含量也较高。部分食物中绿原酸含量见表 5-10。

表 5-10　部分食物中绿原酸含量(mg/100 g 或 100 mL 可食部)

食 物 名 称	绿原酸含量	食 物 名 称	绿原酸含量
绿色咖啡豆(干)	6000～10000	山楂	23.4
浓咖啡	150～175	八角茴香	10～20
菊苣	260	东方梨	16.3

续表

食物名称	绿原酸含量	食物名称	绿原酸含量
蓝莓	50～200	黑醋栗	14
向日葵仁	63.0～97.1	甘蓝类	0.6～12
樱桃	15～60	胡萝卜	12
茄子	60	山药	6.2～10.3
甘薯	10～50	马铃薯	9.1
苹果	6.2～38.5	番茄	1～8
西方梨	30.9	黑莓	7

8. 白藜芦醇

白藜芦醇(resveratrol)是含有芪类结构的非黄酮类多酚化合物，是许多植物受到生物或非生物胁迫(如真菌感染、紫外线照射等)时产生的一种植物抗毒素。近期研究结果表明白藜芦醇具有抗氧化生物活性，对心血管系统具有一定保护作用。

白藜芦醇广泛存在于葡萄、桑葚、菠萝、花生、虎杖等植物或果实中。葡萄中白藜芦醇的含量与葡萄品种、土壤环境、栽培方法以及病虫害等因素有关，不同产地、品种葡萄之间白藜芦醇含量差异较大。葡萄中的白藜芦醇仅在葡萄叶的表皮和葡萄皮中合成，而不存在于果肉中，所以带皮酿制的红葡萄酒中白藜芦醇含量较高。除红酒以外的部分食物中白藜芦醇含量见表5-11。

表5-11 部分食物中白藜芦醇的含量(μg/100 g)

食物名称	白藜芦醇含量	食物名称	白藜芦醇含量
桑葚	2688	小白菜	4～10
新鲜葡萄皮(红)	1845	芹菜	1～22
菠萝	912	葡萄肉	1～8
水煮花生	510	豆角	0～18
可可粉	185	橙子	0～16
大蒜叶	173	黑豆	0～13
冬笋	120	菠菜	0～10
白花菜	114～116	桃	0～7
茭白	106	油麦菜	0～4
啤酒花	50～100	苋菜	0～4

(二)萜类化合物

萜类化合物(terpenoid)是所有异戊二烯聚合物及其衍生物的总称，在自然界中分布广泛，种类繁多，估计有10000种以上，是天然物质中最多的一类。

1. 番茄红素

番茄红素(lycopene)是成熟番茄中的主要色素，是类胡萝卜素的一种。近年来对番茄红素的研究日益增多，它不仅已广泛用作天然色素，而且也已越来越多地应用于功能食品、药品和化妆品中。

番茄红素的长链多不饱和烯烃分子结构使其具有很强的抗氧化和消除自由基能力，其体外抗氧化能力已得到证实。番茄红素猝灭单线态氧的能力是β-胡萝卜素的2倍多，是维生素E的100倍。番茄红素的抗氧化作用也是其降低心血管疾病风险和抗肿瘤等生物活性的可能机制之一。

番茄红素主要存在于番茄、西瓜、葡萄柚和番石榴等食物中，少量存在于胡萝卜、南瓜、李子、柿、桃、芒果、石榴、葡萄等蔬果中。番茄红素在番茄中的含量随品种和成熟度的不同而异。成熟度越高，其番茄红素含量亦越高。部分食物中番茄红素的含量见表5-12。

表5-12 部分食物中番茄红素的含量(mg/100 g可食部)

食物名称	番茄红素含量
番茄酱	29.3
番石榴	5.20
西瓜	4.53
番茄(熟)	4.40
番茄(生)	2.57
葡萄柚(红)	1.42
柿子(日本)	0.159
辣椒(红)	0.308
紫甘蓝	0.020
胡萝卜	0.001

2. 叶黄素

叶黄素(lutein)又名植物黄体素，是一类含氧类胡萝卜素，广泛存在于自然界中，是玉米、蔬菜、水果、花卉等植物中色素的主要组分。

绿色植物中的叶黄素可将吸收的光能传递给叶绿素，推测其对光氧化及光损伤具有一定的防护作用，这就是目前被认识和广泛关注的叶黄素具有较强抗氧化功能的由来。叶黄素能有效地猝灭单线态氧，与自由基起反应，形成无害的产物，或通过破坏自由基链反应，将自由基清除。叶黄素的总抗氧化能力分别是虾青素和角黄素的50倍和75倍，鸡蛋中提取的叶黄素清除二苯基苦基苯肼自由基的能力是β-胡萝卜素的10倍。

叶黄素是视网膜黄斑中的主要类胡萝卜素。叶黄素可在人眼视网膜内部形成一种有效的蓝光过滤器，能将蓝光造成的氧化损害减至最小，从而具有视网膜保护作用。此外，大量的研究已开始关注叶黄素对心血管疾病、肿瘤、糖尿病、老年痴呆等的影响，显示其可能降低某些慢性疾病的风险，但其作用仍需要大规模的人群流行病学研究加以证实。

叶黄素主要存在于植物中，来源广泛，在万寿菊中含量较高并且易于分离纯化。韭菜、苋菜、菠菜等深绿色蔬菜是膳食叶黄素的主要来源，柑橘、桃子、木瓜等橙黄色水果中也有丰富的叶黄素。天然叶黄素在动物性食物中主要存在于蛋类和乳类。与植物相比，蛋类中的叶黄素含量虽然不高，但是其生物利用率较高，为等量蔬菜的3倍。母乳是婴幼儿叶黄素的主要食物来源。部分食物中叶黄素的含量见表5-13。

表5-13　部分食物中叶黄素的含量(μg/100 g可食部)

食物名称	叶黄素含量	食物名称	叶黄素含量
韭菜	18226.9	开心果	3336.5
苋菜	14449.6	油麦菜	2544.4
甘栗南瓜	13265.2	生菜	2211.7
芹菜叶	12922.6	毛豆	1147.9
香菜	11434.1	青椒	886.5
菠菜	6892.0	玉米	331.9
小白菜	6699.5	鸡蛋	143.7
空心菜	5323.2	木瓜	122.0
茴香	4658.1	橘子	121.0
枸杞子	4644.0	牛奶	6.6
西兰花	3507.2	母乳	4.3

3.植物甾醇

植物甾醇(phytosterol，又称植物固醇)是植物中存在的固醇类物质的总称，目前发现的植物甾醇有100余种，主要有β-谷甾醇、菜油甾醇、豆甾醇、谷甾烷醇等，它们以环戊烷多氢菲为基本骨架，在结构上与胆固醇很相似，仅侧链不同。

大量流行病学资料和实验室研究显示，摄入较多的植物甾醇可降低人群部分慢性疾病的发生率，如冠状动脉硬化性心脏病、癌症、良性前列腺增大等。植物甾醇对血清总胆固醇和低密度脂蛋白胆固醇(LDL-C)降低作用是目前公认的重要功能之一。因此，目前植物甾醇受到了越来越多的重视，已有许多国家将其作为功能成分在食品中广泛使用，以降低慢性疾病发生风险。

各类植物性食物中均含有植物甾醇，以β-谷甾醇为主。植物油、豆类、谷类食物中植物甾醇含量较高，蔬菜、水果中含量较少。部分食物中植物甾醇总含量见表5-14。

表5-14　部分食物中植物甾醇总含量(mg/100 g可食部)

食物名称	总含量	食物名称	总含量
玉米胚芽油	1032.07	小米	76.14
菜子油	570.16	绿豆	64.07
芝麻油	559.27	玉米粉	60.46
葵花子油	372.26	花菜	42.79

续表

食物名称	总含量	食物名称	总含量
橄榄油	312.02	北豆腐	29.23
大豆油	307.34	橘子	25.53
花生油	245.12	胡萝卜	19.29
黄豆	114.54	大白菜	12.79
全麦粉	85.49	苹果(红富士)	8.70
薏米	79.50	西瓜	1.41

(三)含硫化合物

含硫化合物指分子结构中含有元素硫的一类植物化学物,它们以不同的化学形式存在于蔬菜或水果中。

1. 异硫氰酸盐

异硫氰酸盐(isothiocyanate,ITCs)是一类通式为 R—N=C=S(R 为取代基)的有机化合物,自然界中存在的异硫氰酸盐大多以硫代葡萄糖苷(glucosinolate,简称硫苷)的形式存在于多种十字花科类蔬菜中,人类已陆续从十字花科植物中分离提取出了 120 多种不同结构的异硫氰酸盐。

大量研究证明异硫氰酸盐具有间接或直接的抗氧化作用;动物实验证明不同的异硫氰酸盐可以有效地阻断多种化学致癌物,抑制肺、胃、结肠、食管、膀胱、前列腺癌和乳腺肿瘤的发生。目前的证据表明十字花科蔬菜有抗肿瘤、降低心血管疾病风险的作用,但还没有研究人员使用异硫氰酸盐单体进行过大规模的人群研究。

十字花科蔬菜是异硫氰酸盐主要的食物来源,包括卷心菜、抱子甘蓝、花椰菜、西兰花、芥菜、盖菜、中国大白菜、萝卜、油菜等。部分食物中硫苷含量见表 5-15。

表 5-15 部分食物中硫苷含量(mg/100 g 可食部)

食物名称	硫苷含量平均值
抱子甘蓝(生)	236.6
萝卜(生)	93.0
西兰花(生)	61.7
卷心菜(生)	58.9
花椰菜(生)	43.2
中国大白菜	20.6

2. 大蒜素

大蒜素(allicin)是多种烯丙基有机硫化物复合体,最主要的活性成分为二烯丙基二硫化物(DADS,也称大蒜辣素)和二烯丙基三硫化物(DATS,也称大蒜新素)。

大蒜素能抑制病原微生物的生长和繁殖,抑制肿瘤细胞生长和增殖,同时被认为具有潜在的降低血脂的作用。

大蒜素主要存在于大蒜的鳞茎中。新鲜大蒜中并没有大蒜素，只含有蒜氨酸(alliin)，当大蒜被切开或粉碎后，大蒜中的内源酶即蒜氨酸酶被激活，催化蒜氨酸分解合成为大蒜素。其他百合科植物中也能发现大蒜素，如青蒜、洋葱、大葱、小葱、圆葱、韭菜和韭黄等。

三、植物化学物的生理功能

(一)抗癌作用

蔬菜和水果中的约30种植物化学物可能降低人类癌症发病率，如芥子油苷、多酚、单萜类、硫化物、酚酸、植物雌激素等。

(二)抗氧化作用

如类胡萝卜素、多酚、植物雌激素、硫化物等具有明显的抗氧化作用，以多酚类的抗氧化作用最强。

(三)免疫调节作用

如类胡萝卜素、皂苷、硫化物、植酸具有免疫增强作用，类黄酮具有免疫抑制作用。

(四)抗微生物作用

如硫化物(大蒜素)、芥子油苷的代谢物(异硫氰酸盐和硫氰酸盐)具有很强的抗微生物作用。

(五)降胆固醇作用

如皂苷、植物固醇、硫化物等具有降低血浆胆固醇的作用。

(六)其他作用

植物化学物还具有调节血压、血糖，参与凝血，抑制炎症等生物活性作用。

下 篇

烹饪营养

Pengren Yingyang

第六章　原料的营养价值

第一节　原料营养价值评定概述

人体所需的营养素和其他有益的膳食成分，归根结底来源于每日所摄入的各种食物原料。对原料进行营养价值评定应考虑两个方面的因素：一是食物原料中所含的能量和营养素满足人体需要的程度；二是食物原料在膳食整体中对维持或促进人体健康状态，特别是对预防慢性疾病的贡献。

因此，原料营养价值的高低，一方面取决于原料中营养素的种类是否齐全、数量是否充足、相互比例是否适宜以及是否易被消化吸收；另一方面取决于食物原料中除营养素以外的其他成分，特别是非营养素的活性成分。

不同原料因营养素的构成不同，营养价值也有所不同。如谷类食物，其营养价值体现在能供给较多的碳水化合物和能量，但在蛋白质质量方面的营养价值不够理想；蔬菜水果能提供丰富的维生素、矿物质及膳食纤维，但其蛋白质、脂肪含量极少。因此原料的营养价值是相对的。即使同一种原料，由于品种、入食部位、产地和烹调加工方法的不同，营养价值也会存在一定的差异。此外，对同一种食物原料营养价值的评定，可能会因膳食模式的变化和食用人群对象的不同，而得到不同的结论。

一、原料营养价值评定的意义

原料营养价值评定的意义：第一，全面了解各种食物原料的天然组成成分，包括营养素、非营养素类物质、抗营养因子等；第二，了解原料在储存、加工、烹调过程中营养素的变化与损失，采取相应的有效措施来最大限度地保持食物中营养素的含量，提高食物营养价值；第三，指导人们科学地选购食物原料和合理配制营养平衡的膳食，以达到增强体质、预防疾病和促进健康的目的。

二、原料营养价值评定的内容

(一)原料中的营养素成分

1. 营养素的种类和含量

对原料中的营养素种类和含量的评定即评定每一种原料中所含的营养素种类是否齐全,含量是否充足。一般来说,原料中所能提供的营养素的种类和含量越接近人体需要,其营养价值就越高。我国的研究者们已经对中国人日常生活中常用的1000多种食物进行了营养素种类和含量的分析测定,并将测定的结果汇总为《中国食物成分表》,该表中的各营养成分数据是以每100 g可食部分食物中的成分含量来表达的。该表是评定食物营养价值的重要工具。

2. 营养素密度

由于每种食物的水分含量以及能量含量有很大的不同,在评定食物原料的营养价值时,仅仅比较每100 g食物中的营养素含量,有时并不能很好地反映出不同食物营养价值的真正差异。此时,比较食物的营养素密度显得更有价值。

营养素密度(nutrient density),即食物中某种营养素满足人体需要的程度与其能量满足人体需要的程度之比值。可以表述为食物中相应于含1000 kcal能量的某营养素含量。其常用计算公式为:

$$\text{营养素密度}=\frac{100\ \text{g某食物中的某营养素含量}}{\text{同量该食物中的能量含量}}\times 1000$$

3. 营养质量指数

营养质量指数(index of nutrition quality,INQ)是常用的食物原料营养价值评定指标。营养价值比较好的原料应该是满足机体某种营养素需要的程度(称之为营养密度)和满足机体能量需要的程度(能量密度)相适应的原料。所以,通常用以上两个数值的比值大小来评定原料的营养价值。即:

INQ=营养密度/能量密度

营养密度=100 g某食物中某营养素含量/该营养素的膳食供给量标准

能量密度=100 g某食物中能量含量/能量的膳食供给量标准

INQ反映的是某种食物原料中某一种营养素满足人体一日所需程度与该食物提供的能量满足人体一日所需程度相适应的情况。所以,当INQ=1时,表示食物原料中该营养素与能量含量达到平衡;当INQ>1,表示食物原料中该营养素的供给量多于能量的供给量,故INQ≥1为营养价值高。当INQ<1,表示食物原料中该营养素的供给量少于能量的供给量,长期食用此种原料,可能发生该营养素的不足或能量过剩,则该原料的营养价值低。

如以成年男子轻体力劳动者的膳食营养素供给量标准为例,计算出鸡蛋(红皮)、籼米

(标一)、大豆中能量、蛋白质、视黄醇、硫胺素和核黄素的INQ,其具体计算结果见表6-1。

表6-1　鸡蛋、籼米、大豆中几种营养素的INQ

	能量/kJ	蛋白质/g	视黄醇/(μg RAE)	硫胺素/mg	核黄素/mg
膳食营养素供给量标准	9410	65	800	1.4	1.4
100 g鸡蛋营养素含量	653	12.8	194	0.13	0.32
INQ	—	2.84	3.49	1.34	3.29
100 g籼米营养素含量	1454	7.7	—	0.15	0.06
INQ	—	0.77	—	0.69	0.28
100 g大豆营养素含量	1631	35.0	37	0.41	0.20
INQ	—	3.11	0.27	1.69	0.82

4.营养素的质量

原料中所含营养素的种类和含量固然十分重要,但营养素的质量也是一项非常重要的指标。食物中某营养素的质量取决于该营养素的生物利用率。

营养素的生物利用率(bioavailability)是指食物中所含的营养素经过消化、吸收和转化,能够真正在人体代谢中被利用的程度。不同食物中、不同烹饪加工方式、与不同食物成分同时摄入时,营养素的生物利用率会有很大差别。

影响营养素生物利用率的因素主要包括以下几个方面:

(1)营养素的消化率　如虾皮中富含钙、铁、锌等元素,但是食用虾皮时很难把它彻底嚼碎,导致其消化率较低,其中所含矿物质等营养素的生物利用率受到影响。

(2)营养素的利用率　如鸡蛋、牛奶等动物性食物中的蛋白质,由于其氨基酸模式与人体蛋白质的氨基酸模式更为接近,被人体储存利用更充分,蛋白质生物价更高。

(3)食物中营养素的存在形式　如在植物性食物中,铁主要以不溶性的三价铁复合物存在,其生物利用率较低;而动物性食物中的铁为血红素铁,其生物利用率较高。

(4)食物中营养素与其他食物成分共存的状态　如在菠菜中由于草酸的存在使钙和铁的生物利用率降低,而牛奶中由于维生素D和乳糖的存在促进了钙吸收,可提高牛奶中钙的生物利用率。

(5)人体的需求状况与营养素供给程度　在人体生理需求急迫或是食物供给不足时,许多营养素的生物利用率提高,反之在供给过量时便降低。如乳母的钙吸收率比普通成年人提高,而每日大剂量服用钙片会导致钙吸收率下降。

因此,评价原料的营养价值,不能仅仅考查食物中营养素的绝对含量,还要考查营养素的质量,否则,就有可能做出错误的评价,从而影响食物选择。

(二)原料中的非营养素成分

1.非营养素类物质的有益成分

原料中还存在着一些非营养素类物质,如动物性原料中的含氮浸出物,蔬果中的色素、有机酸等，都能使食物产生特殊风味，具有增进食欲、提高营养素消化吸收率等功能；广泛存在于植物性食物中的植物化学物，如大豆中的皂苷、异黄酮，蔬果中的槲皮素、原花青素等，都是具有特殊的生理作用的生物活性物质，摄入人体后可能产生积极的保健作用。

不仅如此，我国传统食疗学认为食物具有各种性味。性味不同的食物对人体的作用也不同。食物性味的形成，大部分与食物原料中的非营养素类物质有关。食物中非营养素类物质的存在，说明单种营养素和食物之间是有严格区别的。

2. 抗营养因子

食物原料中含有的对营养素在人体内正常消化吸收有不良影响的物质，被统称为抗营养因子。如大豆中的抗胰蛋白酶因子（胰蛋白酶抑制剂）可妨碍蛋白质的消化吸收；蛋清中的抗生物素因子会降低生物素的消化吸收率；植物性原料中的草酸、植酸、鞣酸等会降低很多矿物质的吸收利用率。

食物中抗营养因子的存在，在一定程度上影响到食物营养素的利用率。若在原料加工烹饪过程中除去这些物质，即有利于提高原料的营养价值。然而，对食物中抗营养因子的评价，也随着人们对食物成分研究的不断深入而发生变化。一些传统的抗营养因子，目前已经被发现具有明确的保健作用，适量摄入时对于某些疾病的预防和控制有益。例如，植酸虽然会干扰锌、铁等矿物质的吸收，但却具有抗氧化作用并可延缓餐后血糖的上升；十字花科蔬菜中的硫苷虽会在膳食碘供给不充足时促使甲状腺肿的发生，但在碘供给充足时却表现出预防癌症的有益作用。

3. 食物中的不耐受成分、过敏成分和有害成分

由于每个人的体质存在差异，有些人可能会对某些食物或食物成分发生不耐受现象，如在部分人群中存在的乳糖不耐受症。

此外，食物中可能含有导致过敏的成分。这些成分对大部分人来说是营养成分，但可能引起少部分人的过敏反应，甚至带来生命危险。例如，鱼、虾、蟹、牛奶、牛肉、花生、豆类等高蛋白食物都是常见的食物过敏原。不过不能因此否定这些食物对大部分人的营养价值。

对于有食物过敏和不耐受的人来说，首先要考虑的是食物的安全性，应严格避免食用过敏食物或不耐受食物。如果食物受到来自微生物或化学毒物的污染，其污染程度达到对人体造成明显可察觉的危害的水平，则无法考虑其营养价值。

第二节　植物性原料的营养价值

植物性原料包括谷类、薯类、豆类、蔬菜、水果、坚果、菌类、藻类等，是膳食中的重要

组成部分，谷类是我国人民膳食中能量的主要来源，豆类和坚果含优质的植物蛋白和植物油脂，其他植物性原料能为我们提供丰富的维生素、矿物质、膳食纤维和植物化学物等。

一、谷类的营养价值

谷类主要指单子叶禾本科植物的种子，如大米、小麦、小米、玉米、燕麦、高粱、薏米等，也包括双子叶蓼科植物荞麦等。其中，以大米和小麦为主，我国膳食中 70%～80% 的能量和接近 50%的蛋白质是由谷类供给的。因此，谷类被称为主食，在膳食中占有重要地位。

（一）谷粒结构与营养素的分布

谷粒由谷皮、糊粉层、胚乳和胚芽四个部分构成，各种谷类种子的结构基本相似。麦粒结构见图 6-1。

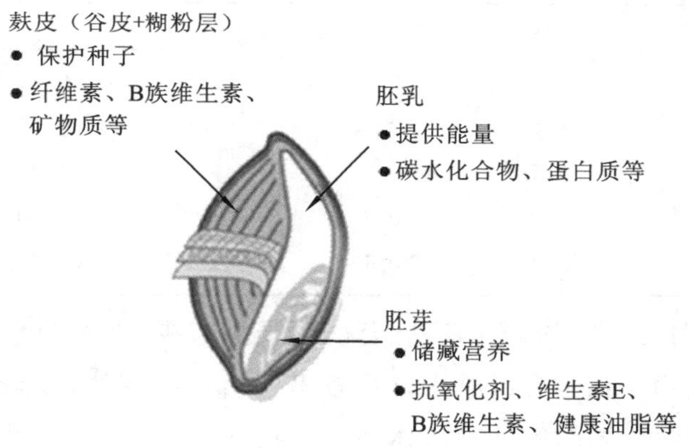

图 6-1 麦粒结构示意图

谷皮：为谷粒的外壳，约占谷粒的 5%，主要由纤维素、半纤维素等组成，还含有一定量的蛋白质、脂肪、B 族维生素和矿物质，但这一部分在谷物加工过程中一般被除掉。

糊粉层：位于谷皮和胚乳之间，由厚壁细胞组成，约占谷粒的 8%，纤维素含量较多，蛋白质、脂肪、B 族维生素和矿物质含量也较高，有重要营养意义，但在碾磨加工时易与谷皮同时脱落而混入糠麸中。

胚乳：是谷粒的主要部分，占整个谷粒的 85%～90%，含大量淀粉和一定量的蛋白质，但矿物质和维生素的含量极低。胚乳的周围部分蛋白质含量较高，越向胚乳中心，含量越低。

胚芽：位于谷粒的一端，占谷粒的 2%～3%，富含脂肪、蛋白质、矿物质、B 族维生素和维生素 E。胚芽质地较软而有韧性，不易粉碎，但在加工时易与胚乳分离而丢失。

谷类结构的特点决定了其所含的各种营养素的分布不均衡。矿物质、维生素、蛋白质、脂肪多分布在谷粒的周围和胚芽内，向胚乳中心逐渐减少。因此加工精度与谷类营养素的保留程度有着密切的关系。不同加工程度的大米和小麦营养素组成见表 6-2。

表 6-2　不同出米率大米和不同出粉率小麦的营养素组成(%)

营养组成	大米出米率			小麦出粉率		
	92%	94%	96%	72%	80%	85%
水分	15.5	15.5	15.5	14.5	14.5	14.5
粗蛋白	6.2	6.5	6.9	8～13	9～14	9～14
粗脂肪	0.8	1.1	1.5	0.8～1.5	1.0～1.6	1.5～2.0
糖	0.3	0.4	0.6	1.5～2.0	1.5～2.0	2.0～2.5
矿物质	0.6	0.8	1.0	0.3～0.6	0.6～0.8	0.7～0.9
纤维素	0.3	0.4	0.6	微～0.2	0.2～0.4	0.4～0.9

可见加工精度越高，糊粉层和胚芽损失越多，营养素损失越大，尤以 B 族维生素损失显著。不同出粉率小麦中 B 族维生素的变化见表 6-3。

表 6-3　不同出粉率小麦中 B 族维生素的变化(mg)

出粉率/(%)	50	72	80	85	95～100
硫胺素	0.08	0.11	0.26	0.31	0.40
核黄素	0.03	0.04	0.05	0.07	0.12
烟酸	0.70	0.72	1.20	1.60	6.00
泛酸	0.40	0.60	0.90	0.10	1.50
吡哆酸	0.10	0.15	0.25	0.30	0.50

谷类加工粗糙时虽然出粉(米)率高、营养素损失减少，但感观性状不同且消化吸收率也相应降低，而且由于植酸和纤维素含量较多还会影响其他营养素的吸收，如植酸与钙、铁、锌等螯合形成植酸盐，不能被机体利用。我国于 20 世纪 50 年代初加工生产的标准米(九五米)和标准粉(八五粉)，比精白米面保留了较多的 B 族维生素、纤维素和矿物质，这在节约粮食及预防某些营养缺乏病方面收到了良好效益。近年来由于经济水平明显提高，人们对精白米面的需求日益增长，故应采取对精白米面的营养强化措施及改良谷类加工工艺、提倡粗细粮混食等方法来克服精白米面的营养缺陷。

(二)谷类原料的营养价值

1. 碳水化合物

谷类的碳水化合物主要为淀粉，集中在胚乳内，含量在 70%以上。淀粉是人类最理想、最经济的能量来源，在我国居民膳食中 50%～70%的能量来自谷类碳水化合物。

除淀粉之外，谷类种子中尚含有少量可溶性糖和糊精。可溶性糖的含量低于 3%，包括葡萄糖、果糖、麦芽糖和蔗糖。含可溶性糖最多的部分是谷胚。

谷类中含有较多的非淀粉多糖，包括纤维素、半纤维素、戊聚糖等，果胶物质比较少。

谷粒中的膳食纤维含量在2%～12%，主要存在于谷壳、谷皮和糊粉层中。其中纤维素主要在谷皮中，常常损失于精磨时的糠麸之中，胚乳部分的纤维素含量不足0.3%。所以长期食用精白米面容易引起膳食纤维不足的问题。各种未精制的谷类食物都是纤维素的良好来源，尤其全谷类膳食纤维含量丰富，使其具有较低的血糖反应，而精制的谷物普遍血糖反应较高。大麦和燕麦中富含β-葡聚糖，β-葡聚糖近年来受到营养学界的特别重视，经功能研究认定它具有降低血糖、降低血清胆固醇和预防慢性疾病发生的功效。

2. 蛋白质

谷类蛋白质含量一般在7.5%～15%，品种间有较大差异。谷类蛋白质主要是醇溶蛋白和谷蛋白。一般谷类蛋白质因必需氨基酸组成不平衡，多数谷类种子的第一限制氨基酸是赖氨酸，第二限制氨基酸往往是色氨酸或苏氨酸，因此谷类食物蛋白质营养价值低于动物性食物，为半完全蛋白质。燕麦和荞麦的蛋白质是例外，其中赖氨酸含量充足，蛋白质生物价较高。

尽管谷类并非是富于蛋白质的原料，且蛋白质质量不够理想，但由于我国谷类食物在膳食中所占比例较大，所以谷类也是膳食蛋白质的重要来源。常采用氨基酸强化和蛋白质互补的方法来提高谷类蛋白质的营养价值，还可用基因调控的科技手段改良品种，通过改善谷类蛋白质的氨基酸组成来提高其营养价值。

3. 脂类

谷类脂肪含量低，大米、小麦为1%～2%，玉米和小米可达4%，主要集中在糊粉层和胚芽，在谷类加工时，易转入副产品中。谷物油中含有丰富的亚油酸，还含有磷脂和谷固醇等成分，维生素E含量较为丰富。如从米糠中可提取有益于机体健康的米糠油、谷维素和谷固醇；从玉米和小麦胚芽中提取的胚芽油，80%为不饱和脂肪酸，其中亚油酸占60%，具有降低血清胆固醇、防止动脉粥样硬化的作用。

4. 维生素

谷类是膳食B族维生素的重要来源，米糠油和谷类胚芽油中含有丰富维生素E，黄色籽粒谷物（如玉米和小米）中含有少量的类胡萝卜素。玉米的烟酸为结合型，不易被人体利用，须经过适当加工变成游离烟酸后才能被吸收利用。

谷类籽粒中的维生素主要集中在胚芽、糊粉层和谷皮部分，其中硫胺素和维生素E主要存在于谷胚中，核黄素、烟酸、泛酸和吡哆醇等主要集中于糊粉层中。谷类加工的精度越高，B族维生素和维生素E损失就越多。

5. 矿物质

谷类含矿物质为1.5%～3%，主要在谷皮和糊粉层中。谷类中含有30多种矿物质，其中以磷含量最为丰富，占矿物质总量的50%左右；其次是钾，占总量的1/4～1/3；镁、锰的含量也较高；多数谷类中钙、铁含量低。谷物加工精度越高，其矿物质含量就越低。

从谷物矿物质的生物利用率来说，谷类矿物质的化合状态并非人类直接可以利用的形式，主要以不溶性形态存在，而且含有一些干扰吸收、利用的因素。所以谷物中的矿物质多以不溶性的植酸盐形式存在，消化吸收较差。

6. 其他

在黑色、紫色、红色等有色稻米中，含有花色苷、类黄酮等植物化学物，具有抗氧化功能。

几种谷类原料营养成分比较见表 6-4。

表 6-4　几种谷类原料营养成分比较(以每 100 g 可食部计)

原料名称	能量/kcal	蛋白质/g	脂肪/g	碳水化合物/g	膳食纤维/g	维生素 B_1/mg	维生素 B_2/mg	钙/mg	铁/mg	锌/mg
大米	347	7.4	0.8	77.9	0.7	0.11	0.05	13	2.3	1.70
小麦粉	349	11.2	1.5	73.6	2.1	0.28	0.08	27	2.7	0.97
玉米面	352	8.1	3.3	75.2	5.6	0.26	0.09	22	3.2	1.42
燕麦片	377	15.0	6.7	66.9	5.3	0.30	0.13	186	7.0	2.59
黑米	341	9.4	2.5	72.2	3.9	0.33	0.13	12	1.6	3.80

(三)谷类加工制品的营养价值

1. 精制米面产品

稻米和小麦通常需要经过一定程度的精制方可用于日常饮食和食品加工。在加工过程中带来的营养素变化，使得不同产品的营养素保留情况不同。

在经过碾磨的大米中，蒸谷米是营养价值较高的一种。蒸谷米是稻谷经过浸泡、汽蒸、干燥和冷却等处理之后再碾磨制成的米，稻谷中的维生素和矿物质等营养素向内部转移，因此碾磨后营养素损失少，而且容易消化吸收。“含胚精米”可以保留米胚达 80%以上，从而保留了较多营养成分。营养强化米是在普通大米中添加营养素的成品米，通常用喷涂或造粒的方式将营养素混入免淘米中，以强化 B 族维生素、赖氨酸和苏氨酸、铁和钙等营养素，无须淘洗即可直接烹调从而避免了淘洗过程中营养成分的流失。

日用面粉产品主要分为低筋粉和高筋粉两类，其中高筋粉的蛋白质含量在 12%以上，而低筋粉的蛋白质含量为 8%左右。目前强化多种营养素的小麦面粉产品已经在我国问世，常见的强化营养素包括钙、铁、锌、维生素 B_1、维生素 B_2、烟酸和赖氨酸等。

2. 发酵谷类加工品

发酵谷类加工品包括馒头、面包、发糕、包子等食品，它们由蛋白质含量高的面粉制品制成，在制作过程中经过酵母发酵，增加了 B 族维生素的含量，使大部分植酸被酵母菌所含植酸酶水解，从而使钙、铁、锌等各种微量元素的生物利用率提高。

制面包的高蛋白面粉在碾磨之后通常使用化学氧化剂如过氧化苯甲酰、二氧化溴、溴酸钾等进行处理，以增强筋力并改善色泽；但如果超标使用，会使面粉中的 B 族维生素损失率超过 15%。

3. 挂面、方便面和方便米粉

挂面需要有较强的韧性，其原料面粉的蛋白质含量较高。其中添加鸡蛋、豆粉、杂粮、蔬菜汁、海藻等成分后，其营养价值有所提高。为提高耐煮性，挂面产品中往往加入氯化钠和钙盐，提高钙含量的同时也增加了钠含量，因而需要控制盐分摄入的人群需要注意挂面的调味方式。

方便面中以油炸方便面占据统治地位，含油量高达20%～24%，能量值大大高于普通挂面，同时B族维生素含量低于普通挂面，是一种营养素密度较低的食物。油炸时主要使用棕榈油，棕榈油中必需脂肪酸和维生素E含量较低。经过油炸的方便米粉的营养价值与方便面类似。非油炸方便面的营养价值与挂面大致相当，但如果使用了调味包，则增加了其中的油脂和盐分。

4. 淀粉类制品

粉皮、粉丝、凉粉、酿皮等食品是由谷类或薯类淀粉制成的。在加工过程中，绝大部分的蛋白质、维生素和矿物质随多次的洗涤而损失殆尽，剩下的几乎是纯粹的淀粉，营养价值相对较低。在这类食品中添加明矾可能带来铝污染。

5. 糕点饼干类制品

糕点饼干类食品的主要原料是面粉、精制糖、油脂，辅之以其他风味配料。这类产品为保持疏松、蓬松或酥脆的口感，通常使用低蛋白质含量的面粉原料，甚至需要在产品中添加淀粉。多数产品的糖含量在10%～20%，并需要额外添加油脂，使得这类食品的营养素密度较低，能量较高。添加牛奶、鸡蛋、麦胚、大豆蛋白等配料可提高其营养价值，使用氢化植物油类产品和动物油使得这类食品中反式脂肪酸和饱和脂肪酸含量较高。

二、薯类的营养价值

薯类包括各种含淀粉的根茎类食品，包括马铃薯、甘薯、芋头、山药、木薯等。在我国，最为广泛食用的是马铃薯和甘薯。薯类食物含60%～90%的水分，在营养价值上介于谷类和蔬菜之间，既可充当主食，部分替代谷类食物，也可以部分替代蔬菜食用。

（一）蛋白质

薯类蛋白质含量通常在1%～2%。与其他主食类相比，鲜薯类食物的蛋白质含量较低；但按照干重计算时，薯类的蛋白质含量可与谷物媲美。例如，鲜马铃薯的粗蛋白含量平均为2%，按照80%的含水量计算，则相当于干重的10%，与大米相当；而鲜甘薯蛋白质含量为1.4%左右，按照73%的含水量计算，相当于干重的5.2%，略低于谷类。

从蛋白质中氨基酸组成来看，薯类蛋白质的质量相当于或优于谷类蛋白质。马铃薯蛋白质的氨基酸构成良好，其中赖氨酸和色氨酸含量丰富，可以与谷类蛋白质互补。甘薯蛋白质含量与大米相近，而赖氨酸含量高于大米。

(二)脂类

薯类脂肪主要由不饱和脂肪酸组成,脂肪含量通常低于0.2%,按干重计算亦低于糙米和全麦。但薯类与脂肪的结合能力极强,经过油炸的薯类食品(如炸薯条、炸薯片等)往往含有较高的脂肪。薯类与富含油脂的动物性原料共同烹饪后,也会大量吸收油脂。

(三)碳水化合物

薯类富含淀粉,其淀粉含量达鲜重的8%~30%,达干重的85%以上,超过谷物中碳水化合物的含量。薯类淀粉容易被人体消化吸收,因而可以用作主食。甘薯中含有较多可溶性糖,因而其具有甜味。

薯类淀粉颗粒较大,容易分离,也常被用来提取淀粉或者制作各种淀粉制品。马铃薯和甘薯均为我国重要的淀粉原料。其中马铃薯中富含磷酸基团,具有良好的持水性和柔软的口感,常被添加于多种加工食品中,如糕点、面包、肉制品等,用以改善食品的口感。

薯类富含膳食纤维,以纤维素为主,特别是甘薯中含量最高。薯类中的膳食纤维质地细腻,对肠胃刺激较小,可有效预防便秘发生。

(四)矿物质

薯类富含矿物质,其中以钾含量最高,其次为磷、钙、镁、硫等。每100 g马铃薯干粉中钾含量可达1000 mg以上,山药和芋头等含钾也十分丰富。薯类中的镁含量也较高,钙含量高于谷类,铁含量较低。

用薯类部分替代精白米面作主食,有利于改善膳食中的矿物质元素平衡,增加钾元素摄入量,对控制血压十分有益。

(五)维生素

薯类中含有除了维生素B_{12}以外的各种B族维生素,以及较为丰富的维生素C,可以在膳食中部分替代蔬菜。如马铃薯和甘薯中的维生素C含量均在25 mg/100 g左右,与小白菜和白萝卜等蔬菜含量相当。经常食用薯类时,特别是在蔬菜不足的冬季,它们是膳食中维生素C的重要来源之一。由于其中所含淀粉对维生素C具有一定保护作用,薯类食物经蒸煮之后,维生素C的损失率较低。

薯类食物中含有一定量的B族维生素,其中维生素B_1含量较高,按干重计算,可达大米的2~3倍。红心甘薯中含有较丰富的胡萝卜素,是膳食维生素A的补充来源之一。

几种薯类原料营养成分比较见表6-5。

表 6-5　几种薯类原料营养成分比较(以每 100 g 可食部计)

原料名称	能量/kcal	蛋白质/g	脂肪/g	碳水化合物/g	膳食纤维/g	维生素 B_1/mg	维生素 B_2/mg	β-胡萝卜素/μg	维生素 C/mg	钾/mg	钙/mg	铁/mg
甘薯	102	1.1	0.2	24.7	1.6	0.04	0.04	750	26	130	23	0.5
马铃薯	77	2.0	0.2	17.2	0.7	0.08	0.04	30	27	342	8	0.8
山药	57	1.9	0.2	12.4	0.8	0.05	0.02	20	5	213	16	0.3
芋头	81	2.2	0.2	18.1	1.0	0.06	0.05	160	6	378	36	1.0
炸薯片	615	4.0	48.4	41.9	1.9	0.09	0.05	50	…	620	11	1.2

注:“…”表示未检出,或低于方法检出限,含量极微。

三、豆类的营养价值

豆类包括各种豆科植物的成熟可食种子,可分为大豆、杂豆和豆制品类,是价廉物美的蛋白质来源。豆类尤其是大豆在我国膳食中占有重要地位。

(一)大豆的营养价值

1. 大豆中的营养素成分

(1)蛋白质

大豆包括黄大豆、青大豆、黑大豆、白大豆、褐色大豆等,以黄大豆和黑大豆最为常见。大豆含有 35%～40%的蛋白质,是植物性原料中含蛋白质最多的食物之一。大豆蛋白质的氨基酸组成接近人体需要,而且富含谷类蛋白质较为缺乏的赖氨酸,具有较高的营养价值,是与谷类蛋白质互补的天然理想食物,故大豆蛋白质为优质植物蛋白。大豆、绿豆与鸡蛋的必需氨基酸组成见表 6-6。

表 6-6　鸡蛋、大豆、绿豆的必需氨基酸组成(g/100 g 蛋白质)

必需氨基酸	WHO 建议氨基酸构成比	鸡蛋	大豆	绿豆
异亮氨酸	4.0	4.8	5.2	4.5
亮氨酸	7.0	8.1	8.1	8.1
赖氨酸	5.5	6.5	6.4	7.5
蛋氨酸+胱氨酸	3.5	4.7	2.5	2.3
苯丙氨酸+酪氨酸	6.0	8.6	8.6	9.7
苏氨酸	4.0	4.5	4.0	3.6
色氨酸	1.0	1.7	1.3	1.1
缬氨酸	5.0	5.4	4.9	5.5

(2)脂类

大豆所含脂肪量为 15%～20%,其中不饱和脂肪酸占 85%,且以亚油酸最多,高达 50%以上,油酸含量达 30%以上。大豆中 α-亚麻酸含量因品质不同而有所差异,多在

2%～10%，是膳食中 n-3 系列脂肪酸的来源之一。此外，大豆油中还含有较多的磷脂和具有较强抗氧化能力的维生素 E，大豆磷脂含量占脂肪含量的 2%～3%。在精制的大豆油中，磷脂大部分被分离，成为食品加工中重要的乳化剂或制成大豆磷脂保健品。

（3）碳水化合物

大豆中含 25%～30%的碳水化合物，其中一半是可以利用的，而另一半是人体不能消化吸收的棉子糖和水苏糖，两者合称为大豆低聚糖。大豆低聚糖存在于大豆细胞壁，不能为人体消化吸收，但能被肠道益生菌利用，称为双歧杆菌增殖因子，在肠道细菌作用下发酵产生二氧化碳和氨，可引起腹胀，又称为胀气因子。在豆制品的加工过程中，这些大豆低聚糖溶于水中被除去，因此食用豆制品不会引起严重的腹胀。

（4）维生素

大豆中各种 B 族维生素含量都比较高，如其维生素 B_1、维生素 B_2 的含量是面粉的 2 倍以上。黄大豆含有少量胡萝卜素，干大豆中缺乏维生素 C 和维生素 D。

（5）矿物质

大豆中含有丰富的矿物质，总含量为 4.5%～5.0%。其中钙的含量高于普通谷类食物，是一类高钾、高镁、低钠的食物。铁、锰、锌、铜、硒等微量元素的含量也较高。需要注意的是，大豆中的矿物质生物利用率较低，如铁的生物利用率仅有 3%左右。

2.大豆中的非营养素类物质的特殊成分

大豆中含有一些非营养素类物质的特殊成分，如胰蛋白酶抑制剂、植酸、皂苷和异黄酮、大豆凝集素（SBA）、豆腥味成分等。有的具有一些特殊的生物活性，如皂苷和异黄酮。大豆皂苷是存在于大豆中的一类具有较强生物活性的物质。很早以前人们就发现了大豆皂苷，但由于它具有溶血作用，可以导致甲状腺肿大，长期以来一直被当作一种抗营养因子，但是人群试验却未能证实其危害。近年发现，大豆皂苷具有多种有益于人体健康的生物学功能，如降脂减肥、抗凝血、预防血栓形成、抗氧化、预防肿瘤等作用。大豆异黄酮具有雌激素样作用，亦具有抗氧化性，可以改善围绝经期综合征和绝经后骨质疏松症，降低乳腺癌发病风险以及抑制活性氧自由基产生。

大豆中还有些成分可影响人体对某些营养素的消化吸收，如胰蛋白酶抑制剂、植酸等；有的可引起肠黏膜结构和功能改变，影响营养素消化吸收，导致腹痛、腹泻等，如大豆凝集素等。在应用大豆时，应注意合理利用或处理这些物质，才能充分发挥大豆的营养作用。通常，用加热的加工工艺可使对营养素的消化吸收有影响的因子分解失活，故豆制品中营养素的消化吸收率要高于整粒大豆。

（二）杂豆的营养价值

豆杂主要包括红豆、绿豆、芸豆、豌豆、蚕豆等。一般所含蛋白质为 20%～25%，脂肪含量较低，碳水化合物含量可高达 55%～60%；杂豆中的其他营养素如 B 族维生素和矿物质含量比较高，与大豆相当。

几种豆类原料营养成分比较见表 6-7。

表 6-7 几种豆类原料营养成分比较(以每 100 g 可食部计)

原料名称	能量/kcal	蛋白质/g	脂肪/g	碳水化合物/g	膳食纤维/g	胡萝卜素/μg	维生素 B_1/mg	维生素 B_2/mg	钙/mg	铁/mg	锌/mg
大豆	390	35.1	16.0	18.6	15.5	220	0.41	0.20	191	8.2	3.34
绿豆	329	21.6	0.8	62.0	6.4	130	0.25	0.11	81	6.5	2.18
赤小豆	324	20.2	0.6	63.4	7.7	80	0.16	0.11	74	7.4	2.20
豌豆	334	20.3	1.1	65.8	10.4	250	0.49	0.14	97	4.9	2.35
芸豆	341	22.5	0.9	62.5	3.5	—	0.37	0.28	156	1.7	1.20

(三)豆制品的营养价值

豆制品是指以大豆或杂豆为原料加工生产的豆类食品，包括非发酵豆制品和发酵豆制品两种。非发酵豆制品有豆浆、豆腐脑、豆腐、豆腐丝、豆腐干、干燥豆制品(腐竹)等，这些豆制品在经浸泡、磨细、过滤、加热等工艺处理后，其中的纤维素和抗营养因子等减少，从而使蛋白质的消化率提高。如整粒大豆的蛋白质消化率为 65%左右，加工制成豆腐后其蛋白质消化率为 92%～96%。

豆制品中富含蛋白质，其含量与动物性食物相当。例如，豆腐干的蛋白质含量达 16%，接近瘦肉、鱼虾等食物中的蛋白质含量；豆浆和豆奶的蛋白质含量接近牛奶，为 2%～3%；水豆腐中的蛋白质含量为 5%～8%，和猪五花肉中蛋白质含量相当；腐竹中蛋白质含量达 45%～50%，相当于牛肉干中的蛋白质含量。

豆制品中含有一定量的脂肪，但这些脂肪是优质的植物油脂，其中富含必需脂肪酸和磷脂，不含胆固醇，对人体健康有益。

大豆中的水溶性维生素在非发酵类豆制品制作过程中有较大流失，如维生素 B_1、维生素 B_2、烟酸的含量均下降。

豆制品是矿物质的良好来源。大豆本身钙含量较高，而豆腐制作过程中以钙盐为凝固剂，使得豆腐中的钙含量进一步提高，是膳食中钙的重要来源。

发酵豆制品有豆豉、黄酱、豆瓣酱、腐乳等，此类豆制品的蛋白质在加工时已被分解，更易被消化和吸收，且发酵能使其中的谷氨酸游离出来，增加鲜味；其中的 B 族维生素含量在发酵过程中有所增加，特别是通过霉菌发酵可在发酵豆制品中合成植物性食物普遍缺乏的维生素 B_{12}，对素食者较为重要。如每 100 g 豆豉中维生素 B_{12} 的含量在 0.05～0.18 μg，红腐乳中的含量为 0.4～0.7 μg，臭豆腐中含量高达 1.88～9.80 μg。

几种豆制品原料营养成分比较见表 6-8。

表 6-8 几种豆制品原料营养成分比较(以每 100 g 可食部计)

原料名称	能量/kcal	蛋白质/g	脂肪/g	碳水化合物/g	膳食纤维/g	胡萝卜素/μg	维生素 B_1/mg	维生素 B_2/mg	钙/mg	铁/mg	锌/mg
北豆腐	99	12.2	4.8	2.0	0.5	30	0.05	0.03	138	2.5	0.63
豆腐干	142	16.2	3.6	11.5	0.8	—	0.03	0.07	308	4.9	1.76
千张	262	24.5	16.0	5.5	1.0	30	0.04	0.05	313	6.4	2.52
腐竹	461	44.6	21.7	22.3	1.0	—	0.13	0.07	77	16.5	3.69
豆腐脑	15	1.9	0.8	0	—	—	0.04	0.02	18	0.9	0.49

四、蔬菜的营养价值

蔬菜是我国膳食的重要组成部分,其所占的食物构成比为33.7%。蔬菜的品种很多,又可分为根茎类(包括根菜、薯芋类等)、嫩茎叶花菜类、瓜菜类、茄果类、鲜豆类、野生蔬菜类等,各个品种间的营养素的组成和营养价值存在一定的差别。

(一)蔬菜的营养价值

1. 碳水化合物

蔬菜中的碳水化合物包括淀粉、糖、纤维素和果胶。根茎类(尤其是薯类)含有较多的淀粉,一般含量可达到10%~25%。薯类在一些地区的膳食中占有相当比例,成为人体能量的重要来源。一般蔬菜中的碳水化合物含量只有2%~6%,一些有甜味的蔬菜中含有少量单糖和双糖,碳水化合物含量较高;含较多糖分的胡萝卜和某些品种的萝卜碳水化合物含量介于两者之间,碳水化合物含量为7%~8%。

蔬菜中的纤维素、半纤维素、果胶含量丰富,鲜豆类纤维含量在1.5%~4.0%,叶菜类通常达1.0%~2.2%,瓜类较低,为0.2%~1.0%。有些蔬菜富含果胶,如花椰菜。毛豆、鲜豌豆、鲜蚕豆等鲜豆类蔬菜中含有少量低聚糖,菊苣、洋葱、芦笋、牛蒡等蔬菜中含有菊糖(低聚果糖)。蔬菜是人体膳食纤维的重要来源。

2. 矿物质

蔬菜中含有丰富的矿物质,如钙、磷、铁、钾、钠、镁、铜等,是膳食中矿物质的主要来源,对维持体内酸碱平衡起重要作用。

含钙较多的蔬菜有苜蓿、金针菜、荠菜、雪里蕻、黑油菜、油菜薹、苋菜、甘薯叶、蕹(蕌头)、汤菜、毛豆、鱼腥草、萝卜缨、芫荽、蕹菜(空心菜)、香椿、白菜薹、小白菜、马齿苋、油麦菜、西兰花、菠菜等;含铁较多的有鱼腥草、苜蓿、金针菜、水芹菜、汤菜、荠菜、苋菜、黑油菜、豌豆尖、蒜薹、韭薹等,但蔬菜中的铁为非血红素铁,其吸收利用率受膳食中其他多种因素的影响,生物利用率比动物性食物低;叶绿素中含有镁,因而绿叶蔬菜中镁含量较高。

一些蔬菜可富含某些元素,如大蒜中含有较多的硒,菠菜中含有较多的钼,卷心菜中含有较多的锰，豆类蔬菜含有较多的锌。各种微量元素的含量受到土壤、肥料、气候等因素的影响，施用微量元素肥料可以有效地改变蔬菜中的微量元素含量。

大多数蔬菜中虽然含有比较多的矿物质，但同时也因含有较多的草酸和膳食纤维，而影响自身以及其他食物中钙、铁等矿物质的吸收。草酸能溶于水，食用含草酸较多的蔬菜时可先焯水，去除部分草酸。含草酸较多的蔬菜有水芹菜、番茄、南瓜、菠菜、萝卜、马齿苋、蕹菜、茭白、竹笋等。

3. 维生素

蔬菜在膳食中的重要意义在于提供谷类、豆类以及动物性食物中所缺乏的维生素 C 和类胡萝卜素。因维生素 C 的分布常常与叶绿素平行，所以深绿色的蔬菜中维生素 C 含量较高；胡萝卜素在绿色、黄色或红色蔬菜中含量较多。此外，绿色蔬菜还是维生素 B_2、叶酸、维生素 K 的重要来源。

含维生素 C 较多的蔬菜有鲜辣椒、苜蓿、萝卜缨、盖菜、鱼腥草、豌豆苗、油菜薹、花椰菜、枸杞菜、紫菜薹、汤菜、甘薯叶、苦瓜、西兰花、香菜、苋菜、蒲公英叶、芦笋、莲藕等；含胡萝卜素较多的蔬菜有蒲公英叶、西兰花、甘薯叶、胡萝卜、枸杞菜、鱼腥草、蕹、菠菜、豌豆尖、豌豆苗、苜蓿、荠菜、马齿苋、苋菜、金针菜、生菜、小白菜、蕹菜、黑油菜、韭菜、鲜红辣椒、芫荽、葫子、白菜薹、南瓜等；含叶酸较多的蔬菜有苋菜、香菜、茼蒿、蒜苗、菠菜、鲜豌豆、雪里蕻、辣椒、韭菜、荠菜等；含核黄素较多的蔬菜有苜蓿、蒲公英叶、枸杞菜、甘薯叶、金针菜、水芹菜、荠菜、芫荽、西兰花、萝卜缨、苋菜等。

野生蔬菜中的维生素含量普遍高于人工栽培蔬菜。如 100 g 野生苋菜中的胡萝卜素含量为 7.1 mg，维生素 C 含量为 153 mg。

4. 蛋白质和脂肪

新鲜蔬菜的蛋白质含量通常在 3%以下。蔬菜中根茎类和鲜豆类的某些种类蛋白质含量相对较高，一般蔬菜中蛋白质的含量较低。

蔬菜中还含有一些非蛋白质氨基酸，其中有的是蔬菜风味物质的重要来源，如 S-烷基半胱氨酸亚砜是洋葱风味的主要来源，而蒜氨酸是大蒜风味的前体物质。

蔬菜中的脂肪含量亦较低，通常低于 1%，是低能量食物。

几种蔬菜原料营养成分比较见表 6-9。

表 6-9 几种蔬菜原料营养成分比较(以每 100 g 可食部计)

原料名称	能量/kcal	蛋白质/g	脂肪/g	碳水化合物/g	膳食纤维/g	胡萝卜素/μg	维生素 B_1/mg	维生素 B_2/mg	维生素 C/mg	钙/mg	铁/mg	锌/mg
白萝卜	23	0.9	0.1	5.0	1.0	20	0.02	0.03	21	36	0.5	0.30
胡萝卜	39	1.0	0.2	8.8	1.1	4130	0.04	0.03	13	32	1.0	0.23
毛豆	131	13.1	5.0	10.5	4.0	130	0.15	0.07	27	135	3.5	1.73
茄子	23	1.0	0.1	5.4	1.9	180	0.03	0.03	7	55	0.4	0.16
番茄	20	0.9	0.2	4.0	0.5	550	0.03	0.03	19	10	0.4	0.13

续表

原料名称	能量/kcal	蛋白质/g	脂肪/g	碳水化合物/g	膳食纤维/g	胡萝卜素/μg	维生素 B_1/mg	维生素 B_2/mg	维生素C/mg	钙/mg	铁/mg	锌/mg
辣椒	27	1.4	0.3	5.8	2.1	340	0.03	0.04	62	15	0.7	0.22
冬瓜	12	0.4	0.2	2.6	0.7	80	0.01	0.01	18	19	0.2	0.07
南瓜	23	0.7	0.1	5.3	0.8	890	0.03	0.04	8	16	0.4	0.14
蒜苗	40	2.1	0.4	8.0	1.8	280	0.11	0.08	35	29	1.4	0.46
小白菜	17	1.5	0.3	2.7	1.1	1680	0.02	0.09	28	90	1.9	0.51
西兰花	36	4.1	0.6	4.3	1.6	7210	0.09	0.13	51	67	1.0	0.78
红苋菜	35	2.8	0.4	5.9	1.8	1490	0.03	0.10	30	178	2.9	0.70
莲藕	73	1.9	0.2	16.4	1.2	20	0.09	0.03	44	39	1.4	0.23
甘薯叶	60	4.8	0.7	9.0	1.0	5968	0.13	0.28	56	174	3.4	0.32
苜蓿	64	3.9	1.0	10.9	2.1	2640	0.10	0.73	118	731	9.7	2.01

(二)蔬菜中的植物化学物

蔬菜中除含有维生素、矿物质、膳食纤维等营养素成分外，还常含有一些具有特殊生理活性的植物化学物。它们多具有抗氧化作用，并赋予某些蔬菜以特定的保健价值，如预防某些癌症发生、降低血脂、抗菌等。

1. 天然色素类

绿叶蔬菜和橙黄色蔬菜中含有不能转变成维生素 A 的多种类胡萝卜素，如番茄中的番茄红素、绿叶蔬菜中的叶黄素、辣椒中的玉米黄素和辣椒红素等；紫色、黑色蔬菜如紫甘蓝、紫背天葵、紫菜薹等中富含花青素。这些天然色素是重要的抗氧化剂。

2. 有机硫化合物

蔬菜中的有机硫化合物主要有两类。

其一是存在于所有十字花科植物中的芥子油苷(硫苷)和异硫氰酸盐，它们的降解产物具有典型的芥末、辣根和花椰菜的味道。借助于植物中一种特殊的酶，即葡萄糖硫苷酶的作用，植物组织的机械性损伤可将芥子油苷转变为有实际活性的异硫氰酸盐、硫氰酸盐和吲哚。当白菜加热时，其中的芥子油苷含量可减少 30%～60%。人体每日从膳食中摄入的芥子油苷量大致为 10～50 mg，素食者每日摄入量可高达 110 mg。芥子油苷、异硫氰酸盐和吲哚广泛存在于西兰花、花椰菜、球茎甘蓝、卷心菜、芥菜、萝卜中。

其二是葱蒜类蔬菜中的大蒜素，包括二烯丙基硫代磺酸酯、二烯丙基二硫化合物、二烯丙基三硫化合物等，其中的主要活性物质是氧化形式的二丙烯基二硫化物，主要存在于大蒜中，洋葱、韭菜、香葱等蔬菜中也含有这类物质。

有机硫化合物的生物学作用主要是抑癌和杀菌。如异硫氰酸盐能阻止实验动物肺、乳腺、食管、肝、小肠、结肠和膀胱等组织癌症的发生；大蒜中的硫化物可以阻断体内亚硝胺合成、抑制肿瘤细胞生长；大蒜素具有广谱杀菌作用，大蒜汁对革兰阳性菌和革兰阴性菌都有抑制或灭杀作用。此外，文献报道大蒜还具有增强机体免疫力、降血脂、减少脑血栓和冠心病发生等多种生物学作用。

3. 酚类化合物

蔬菜中的酚类化合物主要有酚酸以及黄酮类物质。

酚酸主要有香豆酸和绿原酸等，它们可以阻止致癌物质亚硝胺的形成，多存在于番茄、青椒、胡萝卜等蔬菜中。

蔬菜中还含有许多黄酮类物质，如洋葱中的槲皮素，茄子、番茄中的芦丁等。黄酮类在植物中的含量随种类的不同而异，就蔬菜而言，一般叶菜类多根茎类少，外层绿叶中含量高于内层，成熟的蔬菜含量增高，户外大地蔬菜中的含量明显高于大棚蔬菜中的含量。黄酮类具有调节血脂、抗氧化、抗肿瘤、抗病毒等生理活性。

除上述各种植物次级代谢产物外，还有一些植物化学物没有归属到所列分类中，如植物凝血素、蛋白酶抑制剂、叶绿素等。

五、菌类的营养价值

世界上已发现可食用菌类500多种。现在有越来越多的品种被人工栽培，并成为现代人膳食结构中的重要组成部分。

（一）蛋白质

菌类中的蛋白质含量高于普通蔬菜。如新鲜蘑菇中含蛋白质3%～4%，含量比大多数蔬菜高；而干蘑菇中所含蛋白质可高达40%，大大超过动物类食物中的蛋白质含量。食用菌蛋白质中的氨基酸组成较平衡，尤其以赖氨酸、亮氨酸较多。

（二）碳水化合物

菌类中碳水化合物的含量较一般蔬菜丰富，主要因其含有食用菌多糖，如香菇多糖、银耳多糖等，它们具有多种保健作用，如抗肿瘤、提高免疫功能、抗衰老等。食用菌的膳食纤维含量亦较高。

（三）维生素

菌类中的维生素含量也很丰富，主要为B族维生素，如维生素B_1、B_2、B_{12}及烟酸等。如鲜蘑菇中维生素B_2和烟酸含量分别为0.35 mg/100 g和4.0 mg/100 g，鲜草菇中分别为0.34 mg/100 g和8.0 mg/100 g。食用菌中所含维生素C较少。

（四）矿物质

菌类中还含有丰富的钙、铁、锌、钾、锰、锌、氟、氯、碘等元素。如黑木耳、口蘑中钙、铁含量相当丰富。

几种菌类原料营养成分比较见表6-10。

表6-10 几种菌类原料营养成分比较(以每100 g可食部计)

原料名称	能量/kcal	蛋白质/g	脂肪/g	碳水化合物/g	膳食纤维/g	胡萝卜素/μg	维生素B_1/mg	维生素B_2/mg	维生素C/mg	钙/mg	铁/mg	锌/mg
草菇	27	2.7	0.2	4.3	1.6	—	0.08	0.34	—	17	1.3	0.60
香菇	26	2.2	0.3	5.2	3.3	—	Tr	0.08	5.0	83	10.5	8.57
平菇	24	1.9	0.3	4.6	2.3	10	0.06	0.06	4.0	5	1.0	0.61
金针菇	32	2.4	0.4	6.0	2.7	30	0.15	0.19	2.0	—	1.4	0.39
黑木耳(干)	205	12.1	1.5	35.7	29.9	100	0.17	0.44	2.5	247	97.4	3.18
口蘑	277	38.7	3.3	31.6	17.2	—	0.07	0.08	—	169	19.4	9.04

注:Tr表示未检出,或低于方法检出限,含量极微。

六、藻类的营养价值

藻类主要有海带、紫菜、发菜、石莼、葛仙米等。

(一)蛋白质

藻类中含有蛋白质,特别是紫菜、发菜中含量较多,一般在22%以上。其氨基酸的组成中尤以精氨酸含量为多,其他的氨基酸组成与陆生叶菜相似。

(二)碳水化合物

藻类中的碳水化合物主要是海藻多糖,如褐藻胶、红藻胶、卡拉胶、琼脂等都是从藻类中提取的黏多糖。因其不能被人体消化、吸收,故属可溶性膳食纤维。

(三)维生素

藻类中含有多种维生素,主要为B族维生素,如维生素B_1、B_6、B_{12}和烟酸等,尤其以紫菜中的含量较高,紫菜中还含有少量胡萝卜素。

(四)矿物质

矿物质种类多、含量高是藻类最有价值的营养特点,如碘、钾、钙、钠、硫、铁等,尤其是碘和钙在海带、紫菜中含量高。

几种藻类原料营养成分比较见表6-11。

表 6-11　几种藻类原料营养成分比较(以每 100 g 可食部计)

原料名称	能量/kcal	蛋白质/g	脂肪/g	碳水化合物/g	膳食纤维/g	胡萝卜素/μg	维生素 B_1/mg	维生素 B_2/mg	维生素 C/mg	钙/mg	铁/mg	锌/mg
海带(干)	77	1.8	0.1	17.3	6.1	240	0.01	0.10	0.8	348	4.7	0.65
紫菜(干)	207	26.7	1.1	22.5	21.6	1370	0.27	1.02	7.3	264	54.9	2.47
发菜(干)	259	20.2	0.5	60.8	35.0	—	0.15	0.54	6.0	1048	85.2	1.68
苔菜(干)	167	19.0	0.4	26.3	9.1	—	0.35	0.40	—	185	283.7	3.56

七、水果的营养价值

水果分为鲜果、干果。其中，干果如葡萄干、杏干、桂圆干、荔枝干等。

(一)鲜果的营养价值

1. 碳水化合物

水果中的碳水化合物包括淀粉、蔗糖、果糖和葡萄糖。鲜果中蔗糖和还原糖含量在5%～20%，多在10%左右，但柠檬中含糖量很低，只有0.5%。未成熟的水果中淀粉含量较高，成熟之后淀粉转化为单糖或双糖，淀粉含量降至可忽略的水平(除香蕉外)。

果实中的甜味来源主要是葡萄糖、果糖和蔗糖，其比例和含量则因水果种类、品种和成熟度的不同而异。水果中其他单糖和低聚糖的含量甚微。蔷薇科水果中山梨糖醇含量较为丰富，如苹果汁中D-山梨糖醇的含量达300～800 mg/100mL。柿子等水果中还含有甘露糖醇。

水果中含有较丰富的膳食纤维，包括纤维素、半纤维素和果胶，其中以果胶最为突出。水果中果胶的含量和组分都受到成熟度的影响，随着成熟度的提高，总果胶含量下降，果胶当中的不溶性组分下降，而可溶性组分增加。

2. 维生素

水果是膳食中维生素C和胡萝卜素的较重要来源。维生素C含量丰富的有鲜枣、猕猴桃、荔枝、桂圆、山楂、柑橘、番石榴、葡萄、柿子、桃子等，野生水果如酸枣、刺梨、沙棘、野生猕猴桃中维生素C含量更高；胡萝卜素含量高的有柑橘、芒果、枇杷、红富士苹果、杏脯等。有些水果还能提供叶酸、维生素K和维生素B_6。水果中维生素B_1和维生素B_2含量通常较低。总体而言，水果中的维生素含量低于绿叶蔬菜。

3. 矿物质

水果中含有多种矿物质，含量在0.4%左右，主要为钾、镁、钙等。水果是膳食中钾的重要来源。一些水果含有较为丰富的镁和铁，如草莓、大枣和山楂中的铁含量较高，而且因富含维生素C和有机酸，其中铁的生物利用率较高。

4. 蛋白质和脂肪

水果中的蛋白质含量极低，为0.5%～1.0%。水果中的蛋白质主要为酶蛋白，包括果胶酶类和酚氧化酶，某些水果中含有较为丰富的蛋白酶类，如菠萝、木瓜、无花果、猕猴桃等，有助蛋白质的消化。

水果的脂肪含量多在0.3%以下，只有鳄梨（牛油果）、榴莲、余甘果等少数水果例外，如鳄梨中脂肪含量高达15%。

5.有机酸与色素

富含有机酸与色素是水果的一大特色。如花青素、胡萝卜素、苹果酸、柠檬酸、酒石酸、琥珀酸等，使水果呈现出丰富多彩的颜色和多样的风味，能增强食欲、帮助消化、帮助矿物质吸收，还能保护维生素C。

6.植物化学物

水果中的植物化学物主要有：

(1)天然色素类　如西瓜、木瓜中的番茄红素；蓝莓、草莓、黑加仑等中的花青素；葡萄子、苹果皮中的原花青素等。

(2)黄酮类化合物　如苹果、葡萄中的槲皮素；柑橘类水果中的橙皮苷、橘红素、川陈皮素等。

(3)萜类化合物　富含萜类化合物的有柑橘类水果。水果中已经被证实具有明显生理功能的萜类化合物主要有d-柠檬烯和柠檬苦素等。d-柠檬烯在柑橘的果皮中含量较多，是橙皮精油中的主要成分。d-苧烯及其衍生物能抑制胆固醇合成，亦有抑制肿瘤作用，可使动物乳腺癌的发生数量显著减少。

柠檬苦素类化合物是柑橘汁苦味的成分之一，它们以葡萄糖衍生物的形式存在于成熟的果实中，以葡萄子中含量最高。柠檬苦素具有抗肿瘤、抗炎等生理功能。

几种水果原料营养成分比较见表6-12。

表6-12　几种水果原料营养成分比较(以每100 g可食部计)

原料名称	能量/kcal	蛋白质/g	脂肪/g	碳水化合物/g	膳食纤维/g	胡萝卜素/μg	维生素B_1/mg	维生素B_2/mg	维生素C/mg	钙/mg	铁/mg	锌/mg
红富士苹果	49	0.7	0.4	11.7	2.1	60	0.01	—	2	3	0.7	—
雪梨	79	0.9	0.1	20.2	3.0	—	0.03	—	1	12	0.8	0.25
鳄梨	161	2.0	15.3	7.4	2.1	—	0.11	0.12	8	11	1.0	0.42
黄桃	57	0.5	0.1	14.0	1.2	90	—	0.01	9	—	—	—
枣(鲜)	125	1.1	0.3	30.5	1.9	240	0.06	0.09	243	22	1.2	1.52
巨峰葡萄	51	0.4	0.2	12.0	0.4	30	0.03	0.01	4	7	0.6	0.14
中华猕猴桃	61	0.8	0.6	14.5	2.6	130	0.05	0.02	62	27	1.2	0.57
橙	48	0.8	0.2	11.1	0.6	160	0.05	0.04	33	20	0.4	0.14
刺梨	63	0.7	0.1	16.9	4.1	2900	0.05	0.03	2585	68	2.9	—
芒果	35	0.6	0.2	8.3	1.3	897	0.01	0.04	23	Tr	0.2	0.09
香蕉	93	1.4	0.2	22.0	1.2	60	0.02	0.04	8	7	0.4	0.18
西瓜	26	0.6	0.1	5.8	0.3	450	0.02	0.03	6	8	0.3	0.10

注：Tr表示未检出，或低于方法检出限，含量极微。

(二)水果加工制品的营养价值

1. 干果

干果是由鲜果加工、干制而成，所以糖分、矿物质等营养素含量更集中，所以干果中的糖分普遍含量较高，杏干、葡萄干、干枣、桂圆干、无花果干等均为钾、铁、钙等矿物质的膳食补充来源。但在干果制作和储存过程中，维生素的损失较大，特别是维生素C。

2. 果汁

果汁分为两类，一类是带果肉的混浊汁，其中含有除部分纤维素之外水果的全部养分，如柑橘汁等；另一类是澄清汁，经过过滤或超滤，除去了水果中的膳食纤维等物质，只留下糖分、矿物质和部分水溶性维生素，如苹果汁。市售“果汁饮料”不同于果汁，其中的原果汁含量在10%以下，主要提供水分和糖分。

3. 果酱

果酱加工中需要加入大量蔗糖长时间熬煮，一般含糖量可达50%～70%，因此大量食用这类食品可能带来精制糖摄入过量的问题。部分果酱加工时添加果胶，使得可溶性膳食纤维增加。

4. 果脯

果脯制作过程中往往会用大量的蔗糖或盐类进行处理，因此果脯中糖分含量较高，矿物质含量也会上升。如用100 mg/kg的氯化钙溶液进行真空渗透处理，可使桃肉脯的钙含量从28 mg/100 g上升到43 mg/100 g；用明矾处理可改善果脯口感，却会使其中的铝含量上升；为预防褐变反应，用二氧化硫熏制可使得硫含量大幅度上升。

八、坚果的营养价值

坚果根据其营养物组成，可分为油脂类坚果和淀粉类坚果两种。油脂类坚果包括花生、核桃、芝麻、松子、杏仁、开心果、腰果、榛子、葵花子、澳洲坚果(夏威夷果)等，这类坚果中的脂肪含量在40%以上；淀粉类坚果包括栗子、莲子、白果等，这类坚果富含淀粉，含量在60%以上。

(一)脂类

脂肪是油脂类坚果中极其重要的成分，含量在40%～70%。如花生仁中脂肪含量为44%，核桃、松子、杏仁、葵花子等多种油脂类坚果中脂肪含量超过50%，夏威夷果中脂肪含量高达70%。

坚果油脂中所含的脂肪酸以不饱和脂肪酸为主，多数种类富含亚油酸和油酸，还有少数种类含有较为丰富的α-亚麻酸。如葵花子、核桃和西瓜子脂肪中特别富含亚油酸，含量为60%～70%；一些坚果中单不饱和脂肪酸的比例较大，对心血管疾病的预防有一定益处，如山核桃脂肪中油酸含量高达74%，松子、花生、黑芝麻、南瓜子脂肪中油酸含量超过35%；核桃和松子脂肪中含有较多的α-亚麻酸(含量在10%以上)，对平衡膳食中n-3和n-6系列脂肪酸的比例有一定的贡献。

(二)碳水化合物

淀粉类坚果是碳水化合物的良好来源，如白果含碳水化合物72.6%，干栗子碳水化合物含量为78.4%，干莲子为67.2%，其中的主要成分为淀粉，因此这类坚果可部分替代主食。油脂类坚果中可消化碳水化合物含量较少，多在15%以下。

坚果中的膳食纤维含量较高，如花生中膳食纤维含量为6.3%，榛子为9.6%，中国杏仁膳食纤维含量高达19.2%。除去纤维素和半纤维素等成分，坚果中还有少量不能被人体吸收的低聚糖和多糖类物质。

(三)蛋白质

坚果中蛋白质含量多在12%～25%，因坚果品质不同蛋白质含量差异较大。如花生仁中蛋白质含量为25%，葵花子为24%，西瓜子仁含蛋白质32%，夏威夷果蛋白质含量为8%～9%；淀粉类坚果蛋白质含量相对低一些，如银杏、莲子蛋白质含量都在12%以上，栗子中蛋白质含量仅为5%左右。

坚果类蛋白质的氨基酸组成各有特点，第一限制氨基酸因品质而异。总的说来，坚果是植物性蛋白质的重要补充来源，但其生物效价较低，需要与其他食品营养互补后方能发挥最佳营养作用。

(四)维生素

坚果中主要含有维生素E和B族维生素。富含油脂的坚果含有大量维生素E，各种坚果中B族维生素的含量均较高，在植物性食物中较为突出。

坚果中的B族维生素包括维生素B_1、维生素B_2、烟酸和叶酸等。其中杏仁中的维生素B_2含量特别高，无论是美国大杏仁还是中国小杏仁，均是维生素B_2的极好来源。值得注意的是，一些坚果中含有相当数量的维生素C，如栗子、杏仁中维生素C含量为25 mg/100 g左右，可以作为膳食中维生素C的补充来源。

(五)矿物质

油脂类坚果中的钾、镁、磷、铁、锌、铜、锰、硒等矿物质元素的含量在各类食物中相当突出，高于豆类，远高于谷类，是多种微量元素的良好补充来源，在膳食中较为有意义。如芝麻是补充矿物质的食物，其中铁、锌、镁、铜、锰等元素的含量均很高；南瓜子仁也是矿物质的良好来源；一些坚果含有较丰富的钙，如美国大杏仁和榛子都是钙的较好来源；巴西坚果、腰果、美国大杏仁、西瓜子仁等是硒的良好来源。

几种坚果原料营养成分比较见表 6-13。

表 6-13　几种坚果原料营养成分比较(以每 100 g 可食部计)

原料名称	能量/kcal	蛋白质/g	脂肪/g	碳水化合物/g	膳食纤维/g	胡萝卜素/μg	维生素 B_1/mg	维生素 B_2/mg	维生素 C/mg	钙/mg	铁/mg	锌/mg
核桃(干)	336	12.8	29.9	6.1	4.3	—	0.07	0.14	1	56	2.7	2.17
山核桃(熟)	612	7.9	50.8	34.6	7.8	—	0.02	0.09	—	133	5.4	12.59
栗子(鲜)	189	4.2	0.7	42.2	1.7	—	0.14	0.17	24	17	1.1	0.57
松子仁	718	13.4	70.6	12.2	10.0	10	0.19	0.25	—	78	4.3	4.61
杏仁(大)	540	19.9	42.9	27.8	18.5	—	0.02	1.82	26	49	1.2	4.06
腰果	559	17.3	36.7	41.6	3.6	49	0.27	0.13	—	26	4.8	4.30
花生仁(生)	574	24.8	44.3	21.7	5.5	30	0.72	0.13	2	39	2.1	2.50
芝麻(黑)	559	19.1	46.1	24.0	14.0	—	0.66	0.25	—	780	22.7	6.13
莲子(干)	350	17.2	2.0	67.2	3.0	—	0.16	0.08	5	97	3.6	2.78

第三节　动物性原料的营养价值

动物性食物是人们膳食的重要组成部分，包括畜类、禽类、水产类、奶类和蛋类等。该类食物能供给人体优质蛋白质、脂肪、矿物质和维生素，是食用和营养价值较高的食物，且味道鲜美，易消化。

一、畜类的营养价值

畜类是指猪、牛、羊等牲畜的肌肉、内脏及其制品，主要提供蛋白质、脂肪、矿物质和维生素。

(一)蛋白质

畜肉中的蛋白质含量为 10%～20%，含有充足的人体必需氨基酸，并在种类和比例上接近人体需要，富含赖氨酸，易消化吸收，故蛋白质的营养价值很高。但存在于畜肉结缔组织中的间质蛋白，主要是胶原蛋白和弹性蛋白，其必需氨基酸组成不平衡，蛋白质的利用率低。此外，畜肉中含有可溶于水的含氮浸出物，能使肉汤具有鲜味，且成年动物的含氮浸出物含量较幼年动物高。

在各种畜肉当中，纯瘦肉如瘦猪肉、瘦牛肉、瘦羊肉中的蛋白质含量均为 20%左右。

(二)脂类

畜肉中的脂肪含量因动物品种、动物年龄、动物肥育程度、食用部位不同而有很大差异,其脂肪含量可在0.4%至90%之间变化。瘦猪肉、瘦羊肉、瘦牛肉中脂肪含量分别为6.2%、3.9%、2.3%,这是畜种之间的差异导致的;猪里脊肉含脂肪8%,猪排骨肉含脂肪30%,这是同种畜肉不同部位的差异导致的;肥育良好的牛肉中脂肪含量可达18%左右,肉的横切面呈现大理石样花纹,而肥育不良的牛肉脂肪含量仅为4%;老年动物肉中的脂肪比例比幼小动物的高。

畜肉脂肪中饱和脂肪酸较多,饱和脂肪酸主要为棕榈酸和硬脂酸,不饱和脂肪酸主要为油酸,亚油酸含量较低。由于饱和脂肪酸含量较高,畜肉脂肪的熔点较高,如猪脂肪中约含有40%饱和脂肪酸,其熔点接近人体体温,约37 ℃,牛羊脂肪中饱和脂肪酸含量在50%以上,其熔点可达40 ℃以上。所以猪脂肪比牛羊脂肪容易消化。

畜肉脂肪中还含有少量卵磷脂和一定数量的胆固醇。胆固醇在动物脑、肝、肾等内脏中的含量较多。

(三)矿物质

畜肉中的矿物质含量为1%~2%,是铁、锰、锌、铜、硒等微量元素的重要膳食来源。常量元素中,钙含量较低,一般为7.9 mg/100 g,含钠、磷较多。铁多以血红素铁的形式存在,生物利用率高,吸收不受食物中各种干扰物质的影响,是膳食铁的良好来源。

内脏富含多种矿物质。肝、肾中富含铁和磷。肝是铁的储藏器官,含铁量位居各内脏之首。如猪肝含铁22.6 mg/100 g,是猪肾的3.7倍,是瘦猪肉的8倍。此外,畜类内脏也是锌、铜、硒等微量元素的良好来源;畜血中亦含有多种矿物质,吸收利用率高,是膳食铁的优质来源。

(四)维生素

所有的畜肉都含有丰富的B族维生素,如维生素B_1、B_2、B_6、B_{12}及烟酸、叶酸、泛酸、生物素、胆碱等;内脏中含有丰富的维生素A、D和B_2,叶酸、生物素、维生素B_{12}含量也高于畜肉。除肝脏中含有少量维生素C外,其他畜肉及内脏中基本不含维生素C。

(五)碳水化合物

畜肉中的碳水化合物均以糖原形式存在于肌肉和肝脏中,含量极少。宰后的动物肉尸在保存过程中,由于酶的分解作用糖原含量会逐渐下降。

几种畜类原料营养成分比较见表6-14。

表 6-14　几种畜类原料营养成分比较(以每 100 g 可食部计)

原料名称	能量/kcal	蛋白质/g	脂肪/g	碳水化合物/g	胆固醇/mg	视黄醇/μg	维生素 B_1/mg	维生素 B_2/mg	维生素 C/mg	钙/mg	铁/mg	锌/mg
猪肉(瘦)	143	20.3	6.2	1.5	81	44	0.54	0.10	—	6	3.0	2.99
牛肉(瘦)	106	20.2	2.3	1.2	58	6	0.07	0.13	—	9	2.8	3.71
羊肉(瘦)	118	20.5	3.9	0.2	60	11	0.15	0.16	—	9	3.9	6.06
猪肝	129	19.3	3.5	5.0	288	4972	0.21	2.08	20	6	22.6	5.78
香肠	508	24.1	40.7	11.2	82	—	0.48	0.11	—	14	5.8	7.61

二、禽类的营养价值

禽类包括鸡、鸭、鹅、鸽子、鹌鹑等的肌肉、内脏及其制品。

(一)蛋白质

去皮鸡肉和鹌鹑的蛋白质含量约为 20%，与畜类瘦肉蛋白质含量相当；鸭、鹅的蛋白质含量分别为 16%和 18%。禽肉蛋白质亦为优质蛋白，生物价与畜肉相当。各部位蛋白质含量略有差异，如鸡脯肉蛋白质含量约为 20%，鸡翅约为 17%；禽类内脏中，胗的蛋白质含量较高，为 18%～20%。

(二)脂类

禽肉中的脂肪含量也会因动物品种、动物年龄、动物肥瘦程度、食用部位不同而存在差异。如鸭和鹅的脂肪含量为 20%左右，鸡和鸽子脂肪含量为 14%～17%，火鸡和鹌鹑的脂肪含量较低，在 3%以下；翅膀部分脂肪含量在 12%以上，胸脯肉脂肪含量仅有 3%～5%，禽类的皮是脂肪含量较高的部位，可高达 90%。

禽肉脂肪中饱和脂肪酸的含量明显低于畜类脂肪，在室温下呈半固态；同时，禽类脂肪中还含有 20%左右亚油酸，这些特点使得禽类脂肪的质量优于畜类脂肪。禽类肌肉、内脏中的胆固醇含量与畜类相当。

(三)矿物质

与畜类相同，禽肉中铁、锌、硒等矿物质含量较高，但钙含量不高。禽类肝脏中富含多种矿物质，肝脏和血液中铁的含量十分丰富，高达 10～30 mg/100 g。

(四)维生素

禽肉中维生素分布特点与畜肉相同，B 族维生素含量丰富，特别是富含烟酸，泛酸含量也较高。禽类肝脏中各种维生素含量均很高，是视黄醇、维生素 D、维生素 B_2 和维生素E的良好来源。禽类心脏和胗也是B族维生素含量丰富的食物。

几种禽类原料营养成分比较见表6-15。

表6-15　几种禽类原料营养成分比较(以每100 g可食部计)

原料名称	能量/kcal	蛋白质/g	脂肪/g	碳水化合物/g	胆固醇/mg	视黄醇/μg	维生素B_1/mg	维生素B_2/mg	维生素C/mg	钙/mg	铁/mg	锌/mg
鸡	167	19.3	9.4	1.3	106	48	0.05	0.09	—	9	1.4	1.09
鸭	240	15.5	19.7	0.2	94	52	0.08	0.22	—	6	2.2	1.33
鸽子	201	16.5	14.2	1.7	99	53	0.06	0.20	—	30	3.8	0.82
鹅肝	129	15.2	3.4	9.3	285	6100	0.27	0.25	—	2	7.8	3.56
鸭血	452	13.6	0.4	12.4	95	110	0.05	0.07	—	5	30.5	0.50

三、水产类的营养价值

水产类原料的种类繁多,包括鱼、虾、蟹、贝(软体动物)等。根据其来源又可分为淡水产品和海水产品两类。

(一)蛋白质

鱼、虾等原料的肌肉蛋白质含量一般为15%～25%,按鲜重计算,其蛋白质含量与肉类相当。但由于水产品含水量高和含脂肪量低,按干重计算的蛋白质含量高于肉类。水产品蛋白质较畜、禽肉蛋白质易消化,亦为优质蛋白。

水产品中还富含牛磺酸,它是一种能够促进胎儿和婴儿大脑发育、防止动脉硬化、维持血压、保护视力的有益物质。贝类牛磺酸含量高于鱼类,鱼类中含量高于肉类。

存在于鱼类结缔组织和软骨中的含氮浸出物主要为胶原和黏蛋白,是鱼汤冷却后形成凝胶的主要物质。有些水产制品如鱼翅、鱼肚中蛋白质含量也很高,但主要以结缔组织蛋白为主,属于不完全蛋白质。

(二)脂类

水产类原料中的脂类物质含量各不相同。同样是鱼类,脂肪的含量有很大差异,脂肪含量低的品种仅有0.5%左右,如鳕鱼等;脂肪含量高的品种可达16%～26%。鱼类脂肪呈不均匀分布,主要分布在皮下和内脏周围,肌肉组织中的含量较少。虾类、贝类脂肪含量更低,蟹类的脂肪主要在蟹黄中。

鱼类脂肪中含不饱和脂肪酸比例较高,如鲤鱼脂肪中不饱和脂肪酸含量达70%左右。因此鱼油熔点低,常温下为液态,消化吸收率达95%。鱼类脂肪中含有20～24个碳的长链多不饱和脂肪酸,如二十碳五烯酸(EPA)和二十二碳六烯酸(DHA),具有降低血脂、防治动脉粥样硬化、促进大脑和视觉发育等作用。这些长链多不饱和脂肪酸在陆地动植物中含量极低，主要存在于水产品中。海鱼中 DHA 的含量高于淡水鱼。

鱼、虾、蟹等肌肉中的胆固醇含量不高，但其鱼子、虾子、蟹子、蟹黄中胆固醇含量较高；贝类中胆固醇含量高于鱼类。

（三）矿物质

水产品中各种矿物质含量丰富，钙、锌、硒含量明显高于肉类，其矿物质的生物利用率也较高。贝类是锌、铜的良好来源，海鱼和海生虾、蟹、贝类中含碘丰富。

（四）维生素

水产品中通常含有 B 族维生素，鱼类是维生素 B_2 与烟酸的良好来源。如黄鳝、河蟹和海蟹中维生素 B_2 的含量较高；鱼油和鱼肝油中含有丰富的视黄醇和维生素 D；一些生鱼中含有硫胺素酶，但加热可破坏此酶。

几种水产类原料营养成分比较见表 6-16。

表 6-16　几种水产类原料营养成分比较（以每 100 g 可食部计）

原料名称	能量 /kcal	蛋白质 /g	脂肪 /g	碳水化合物/g	胆固醇 /mg	视黄醇 /μg	维生素 B_1/mg	维生素 B_2/mg	钙 /mg	铁 /mg	锌 /mg
鳜鱼	117	19.9	4.2	0	124	12	0.02	0.07	63	1.0	1.07
黄鳝	89	18.0	1.4	1.2	126	50	0.06	0.98	42	2.5	1.97
基围虾	101	18.2	1.4	3.9	181	Tr	0.02	0.07	83	2.0	1.18
河蟹	103	17.5	2.6	2.3	267	389	0.06	0.28	126	2.9	3.68
生蚝	57	10.9	1.5	0	94	Tr	0.04	0.13	35	5.0	71.20
虾皮	153	30.7	2.2	2.5	482	19	0.02	0.14	991	6.7	1.93

注：Tr 表示未检出，或低于方法检出限，含量极微。

四、奶类及奶制品的营养价值

奶类是一类营养成分齐全、组成比例适宜、易消化吸收、营养价值较高、能满足初生幼仔生长发育的全部营养需要的天然食品。常用的如牛奶、羊奶和马奶等，最适合病人、幼儿、老年人食用。奶类食品主要提供优质蛋白质、视黄醇、维生素 B_2 和钙。

（一）奶类的营养价值

奶类是由水、脂肪、蛋白质、乳糖、矿物质、维生素等组成的复杂乳胶体。其中，含水量为 85%～88%。牛奶成分不完全固定，各种成分中以乳糖和矿物质含量较为恒定，其他成分因乳牛的种类、饲料、季节等不同而有所差异。

1. 蛋白质

牛奶中蛋白质含量平均为 3.0%，主要为酪蛋白（79.6%）、乳清蛋白（11.5%）和乳球蛋白(3.3%)组成。奶蛋白消化率为87%～89%,蛋白质生物价为85,属优质蛋白。其中,乳球蛋白与机体免疫有关。

羊奶蛋白质含量为3.5%～3.8%,略高于牛奶。羊奶中酪蛋白含量略低于牛奶,比牛奶更容易消化。

2.脂类

牛奶的脂肪含量约为3.0%,以微粒状的脂肪球形式分散在乳浆中,呈很好的乳化状态。静置时,脂肪球集于一处而成奶油浮于牛奶的上层。牛奶脂肪熔点较低,易消化,吸收率达97%。乳脂肪中脂肪酸组成复杂,短链脂肪酸如丁酸、己酸含量较高,是乳脂肪风味良好及易消化的原因。乳脂肪中含有约30%的油酸,而亚油酸和亚麻酸分别占5.3%和2.1%。此外,还有少量的卵磷脂、胆固醇,并含有脂溶性维生素。

3.碳水化合物

牛奶中的碳水化合物含量约为5%,主要为乳糖,乳糖几乎是天然牛乳中唯一的碳水化合物,占牛奶中碳水化合物的99.8%。羊奶中乳糖含量与牛奶基本一致。

乳糖容易被婴幼儿消化吸收,而且具备蔗糖、葡萄糖等所没有的优点:促进钙、铁、锌等矿物质吸收;促进肠内乳酸菌特别是双歧杆菌的繁殖,改善人体微生态平衡;促进肠内细菌合成B族维生素。有部分人成年后多年不喝牛奶,体内的乳糖酶活性很低,无法消化乳糖,导致以腹胀、腹泻为主要症状的乳糖不耐受症。乳糖不耐受的人可以食用经乳糖酶处理的奶品,或是饮用酸奶,或购买低乳糖的奶品食用。

4.矿物质

牛奶中有丰富的矿物质,含量为0.7%～0.75%,以钙、磷、钾、镁等为多,而微量元素有锌、碘、硅等。羊奶中的矿物质含量比牛奶略高,为0.85%。100 mL鲜牛乳中含钙104 mg,且吸收利用率高,是钙的良好来源。牛奶中的钾、镁较丰富,使其有利于控制血压,并成为动物性食物中唯一的碱性食物。牛奶中铁元素的含量偏低。

5.维生素

牛奶中含有人体所需的各种维生素,如维生素A、D、B_1、B_2,是B族维生素的良好来源,尤其可提供相当数量的维生素B_2。维生素含量与奶牛的饲养方式有关,如放牧期牛奶中的维生素A、维生素D、胡萝卜素和维生素C含量较冬春季在棚内饲养明显增多。鲜牛奶中的维生素C含量较少,若经过加工处理后所存无几。此外,牛奶中还含有丰富的色氨酸,在体内可少量转化成烟酸。目前市售消毒鲜牛奶普遍强化维生素A和维生素D,成为这两种维生素最方便和廉价的来源之一。

(二)奶制品的营养价值

奶制品包括消毒奶、灭菌奶、奶粉、酸奶、奶酪、炼乳、奶油等。

1.消毒奶和灭菌奶

消毒奶也称为巴氏奶,是牛奶经100 ℃以下(多为65～85 ℃)温度短时杀菌制成的液态奶品，需要冷藏；灭菌奶是经过超高温（135 ℃左右）瞬时杀菌法杀菌而成，可在常温下储藏 30～40 日或 6 个月以上。

消毒奶和灭菌奶中的蛋白质、乳糖、矿物质等营养成分的含量基本上与原料奶相同，仅 B 族维生素有少量损失，消毒奶的保存率通常在 90％以上，灭菌奶中保存率在 60％以上。一般市售的巴氏杀菌乳中，常强化维生素 A、维生素 D 和维生素 B_1 等营养素。

2. 奶粉

可分为全脂奶粉、脱脂奶粉、加糖奶粉、调制奶粉。

（1）全脂奶粉　鲜奶消毒后除去 70％～80％水分，采用喷雾干燥法将奶喷成雾状颗粒。此奶粉溶解性好，对蛋白质的性质、奶的色香味及其他营养成分影响较小。全脂奶粉保存了原料奶中所有的脂肪，其中脂肪含量不低于 26％。

（2）脱脂奶粉　生产工艺同全脂奶粉，但原料奶需经过脱脂的处理，会使脂溶性维生素损失。此种奶粉适合于腹泻的婴儿及要求低脂膳食的人群。

（3）调制奶粉　又称母乳化奶粉，该奶粉是以牛奶为基础，按照母乳组成的模式和特点加以调制，使各种营养成分的含量和比例接近母乳。

目前，许多奶粉产品按照产品目标人群的营养需要对原料奶中的营养成分进行了调整，添加钙、铁、锌、铬等矿物质，多种维生素、免疫球蛋白、亚油酸、DHA、牛磺酸以及其他活性物质，生产出婴儿奶粉、青少年奶粉、老年奶粉、孕妇奶粉、男士奶粉等更适合特定人群营养需要的产品，提高了奶粉的营养价值。

3. 酸奶

酸奶是一种发酵制品，是以新鲜奶、脱脂奶、全脂奶粉、脱脂奶粉或炼乳等为原料接种乳酸菌，经过不同工艺发酵而成，其中以酸牛奶最为普遍。

牛奶经过乳酸菌发酵后部分乳糖变成乳酸，可刺激胃酸分泌，缓解乳糖不耐受症；通过发酵，蛋白质和脂肪不同程度水解形成独特的风味，易于消化吸收；乳酸菌发酵过程中也提高了维生素 B_{12} 和叶酸的含量；乳酸菌中的乳酸杆菌和双歧杆菌为肠道益生菌，在肠道可抑制肠道腐败菌的生长繁殖，防止腐败胺类产生，对维护人体的健康有重要作用。

酸奶适合于消化功能不良的婴幼儿、老年人，并能使成人原发性乳糖缺乏者的乳糖不耐受症状减轻。

4. 奶酪

奶酪又称干酪，是由牛乳经过发酵、凝乳、除去乳清、加盐压榨、后熟等处理后得到的产品。除部分乳清蛋白和水溶性维生素随乳清流失外，其他营养素得到保留和浓缩。经后熟发酵，蛋白质和脂肪部分分解，提高了消化吸收率，并产生乳酪特有的风味。部分 B 族维生素含量经细菌发酵而增加。

由于奶酪是经鲜奶发酵后高度浓缩制成，其中的蛋白质、脂肪、钙、维生素 A、B 族维生素等营养素含量均十分丰富。

5. 炼乳

炼乳是一种浓缩乳，种类较多，按其成分可分为甜炼乳、淡炼乳、全脂炼乳、脱脂炼乳等。若添加维生素 D 等营养物质可制成各种强化炼乳。目前，市场上的炼乳主要品种有甜炼乳和淡炼乳。

(1)甜炼乳：是在牛奶中加入约 16%的蔗糖，并经减压浓缩到原体积 40%的一种奶制品。成品中蔗糖含量为 40%～45%，渗透压增大，成品保质期较长。甜炼乳因糖分过高在食用前需加大量水分冲淡，造成蛋白质等营养成分相对较低，故不宜用于喂养婴儿。

(2)淡炼乳：为无糖炼乳，又称蒸发乳，是将牛奶浓缩到原体积 1/3 后装罐密封，经加热灭菌后制成的具有保存性的乳制品。淡炼乳经过高温灭菌后维生素 B_1 和维生素 B_2 等受到损失，若予以增补，其营养价值与鲜奶相同。高温处理后形成的软凝乳块以均质处理可使脂肪球微细化，有利于消化吸收，所以淡炼乳适合于喂养婴儿。

6. 复合奶

将脱脂奶粉和无水奶油分别溶解，按一定比例混合，再加入 50%的鲜奶即成复合奶，其营养价值与鲜奶基本相似。

7. 奶油

奶油是由牛奶中分离的脂肪制成的产品，一般含脂肪 80%～83%，而含水量低于 16%，主要用于佐餐和面包、糕点制作。牛奶中的视黄醇和维生素 D 等脂溶性营养成分基本保留在奶油中并被浓缩，但是水溶性成分如 B 族维生素绝大部分被除去。奶油中以饱和脂肪酸为主，在室温下呈固态，由于其中含有类胡萝卜素而呈现淡黄色。奶油中浓缩了牛奶中所含有的胆固醇。

几种奶类原料营养成分比较见表 6-17。

表 6-17　几种奶类原料营养成分比较(以每 100 g 可食部计)

原料名称	能量/kcal	蛋白质/g	脂肪/g	碳水化合物/g	胆固醇/mg	视黄醇/μg	维生素 B_1/mg	维生素 B_2/mg	维生素 C/mg	钙/mg	铁/mg	锌/mg
牛乳	54	3.0	3.2	3.4	15	24	0.03	0.14	1	104	0.3	0.42
酸奶	72	2.5	2.7	9.3	15	26	0.03	0.15	1	118	0.4	0.53
酸奶(脱脂)	57	3.3	0.4	10.0	18	—	0.02	0.10	1	146	0.1	0.51
奶酪	328	25.7	23.5	3.5	11	152	0.06	0.91	—	799	2.4	6.97
全脂牛奶粉	478	20.1	21.2	51.7	110	141	0.11	0.73	4	676	1.2	3.14

五、蛋类及蛋制品的营养价值

蛋类主要指鸡、鸭、鹅、鹌鹑、火鸡等禽类的卵。各种蛋的结构和营养价值大致相同，其中食用最普遍、销量最大的是鸡蛋。蛋类在我国居民膳食构成中所占的比例为1.4%，主要提供高营养价值的蛋白质。蛋类对成人、儿童、老年人、孕妇、乳母、病人(除限胆固醇者外)都适合使用。由蛋类制成的蛋制品有皮蛋、咸蛋、糟蛋、冰蛋、干全蛋粉、干蛋白粉、干蛋黄粉等。

蛋由蛋壳、蛋黄和蛋清三部分组成,鸡蛋中蛋清和蛋黄分别占鸡蛋可食部分的2/3和1/3。

(一)蛋类的营养价值

1. 蛋白质

蛋类含蛋白质约为13%。蛋清中蛋白质为胶状水溶液,由卵清蛋白、卵类黏蛋白、卵球蛋白等组成;蛋黄中蛋白质主要是卵黄磷蛋白和卵黄球蛋白。鸡蛋所含蛋白质是天然食物中最优良的蛋白质,蛋黄与蛋白的生理价值都极高,适合人体需要,易消化吸收。鸡蛋蛋白质生物价达94,是最理想的优质蛋白质。在评价食物蛋白质营养质量时常以鸡蛋蛋白质作为参考蛋白。

蛋清中的卵类黏蛋白具有抑制胰蛋白酶活性的作用,卵巨球蛋白为蛋白酶抑制剂;卵黄素蛋白易与维生素 B_2 结合;卵清中尚含有少量卵抑制剂,为丝氨酸蛋白酶的抑制剂;卵清中的生物素结合蛋白可与生物素形成极难分解的复合物,使人体不能吸收鸡蛋中的生物素。因此,生鸡蛋的消化吸收率很低,仅为50%左右;烹调后可使各种鸡蛋中的抗营养素完全失活,蛋白质消化率达96%。

2. 脂类

蛋类的脂肪含量为9%~15%,主要集中在蛋黄中,蛋清几乎不含脂肪。蛋黄中的脂肪呈乳融状且分散成细小颗粒,故易于消化和吸收。蛋黄油的脂肪酸构成中,油酸最为丰富,约占50%,亚油酸约占10%,其余主要是硬脂酸、棕榈酸和棕榈油酸,尚含微量花生四烯酸和DHA。鸡蛋黄中有大量磷脂和胆固醇,胆固醇含量约为585 mg/100 g,是高胆固醇食品。

3. 维生素

鸡蛋所含的维生素也大部分集中在蛋黄中,含量较高,且维生素种类较为完全,包括所有的B族维生素、维生素A、维生素D、维生素E、维生素K和微量维生素C,其中最为突出的是维生素A和维生素 B_2。

蛋黄的颜色来自维生素 B_2、胡萝卜素和叶黄素,其颜色深浅因饲料不同、类胡萝卜素类物质含量不同而异。饲料中添加类胡萝卜素可使蛋黄的颜色加深。蛋黄中的类胡萝卜素有50%为叶黄素和玉米黄素,其余为胡萝卜素类。

4. 矿物质

鸡蛋所含的矿物质主要集中在蛋黄中,含有磷、镁、钙、硫、铁、铜、锌、氟等。蛋类中所含的钙不及牛奶多,但铁含量较多。由于蛋黄中的铁与磷蛋白结合,以非血红素铁的形式存在，以致其吸收率有限，所以蛋黄中铁的生物利用率较低，仅为3%左右。

蛋类中的矿物质含量受饲料因素影响较大，可以通过畜牧学措施生产出高碘、高硒、高锌等特种鸡蛋。鹌鹑蛋、乌鸡蛋的某些矿物质如铁、锌、硒等含量略高于普通鸡蛋。

5. 碳水化合物

蛋类含糖较少。蛋清中主要含甘露糖和半乳糖；蛋黄中主要含葡萄糖，多以与蛋白质结合形式存在。

（二）蛋类的合理利用

1. 加工成蛋制品

（1）皮蛋：新鲜鸭蛋制作成皮蛋，由于加工过程中加入盐和碱，使皮蛋中的矿物质含量增加；而B族维生素则由于碱的作用几乎被全部破坏。传统的皮蛋（松花蛋）腌制中需加入黄丹粉，即氧化铅，使得皮蛋中的铅含量提高。目前已有多种无铅皮蛋问世，系用铜或锌盐代替氧化铅，使得铜、锌等微量元素含量相应上升。

（2）咸蛋：咸蛋中钠等矿物质的含量明显上升，蛋白质、脂肪和碳水化合物的含量因水分的减少而略有增加。

（3）糟蛋：是鲜鸭蛋经糯米酒糟糟制而成。糟渍过程中产生的乙酸使蛋壳软化，蛋壳中的钙盐借渗透作用渗入蛋内，故糟蛋钙含量特别高，可为鲜蛋的40倍左右。

2. 蛋类的烹调

蛋类的常用烹调方法有煮、煎、炸、蒸等，除维生素 B_1 少量损失外，对其他营养成分的影响不大。蛋类制熟后易于消化，但在高温深油中炸鸡蛋时间过长或油温过高，会使部分蛋白焦煳，则可影响其消化率。烹调过程中的加热不仅具有杀菌作用，而且具有提高其消化吸收率的作用。因为生蛋清中存在的抗生物素和抗胰蛋白酶经加热后被破坏，使蛋白质的消化吸收和利用更完全，因此不宜生吃鸡蛋。长期多吃生蛋清，会造成生物素的缺乏，对健康不利。鸡蛋煮熟后抗生物素蛋白被破坏，不能再起作用。

几种蛋类原料营养成分比较见表6-18。

表6-18 几种蛋类原料营养成分比较（以每100 g可食部计）

原料名称	能量/kcal	蛋白质/g	脂肪/g	碳水化合物/g	胆固醇/mg	视黄醇/μg	维生素 B_1/mg	维生素 B_2/mg	维生素C/mg	钙/mg	铁/mg	锌/mg
鸡蛋	144	13.3	8.8	2.8	585	234	0.11	0.27	—	56	2.0	1.10
鸡蛋（土鸡）	138	14.4	6.4	5.6	—	199	0.12	0.19	—	76	2.3	1.01
鸭蛋	180	12.6	13.0	3.1	565	261	0.17	0.35	—	62	2.9	1.67
咸鸭蛋	190	12.7	12.7	6.3	647	134	0.16	0.33	—	118	3.6	1.74
松花蛋	171	14.2	10.7	4.5	608	215	0.06	0.18	—	63	3.3	1.48
鹌鹑蛋	160	12.8	11.1	2.1	515	337	0.11	0.49	—	47	3.2	1.61

第四节 食用油脂的营养价值

食用油脂可分为植物油和动物油两类。常用的植物油，包括大豆油、花生油、菜子油、芝麻油、玉米油等；常用的动物油，包括猪油、牛油、羊油、鱼油等。

一、油脂的组成特点

油脂是甘油和不同脂肪酸组成的酯。植物油含较多不饱和脂肪酸，熔点低，常温下呈液态，消化吸收率高；动物油以饱和脂肪酸为主，熔点较高，常温下一般呈固态，消化吸收率不如植物油高。

植物油中脂肪的含量通常在 99%以上。此外，还含有丰富的维生素 E 及少量的钾、钠、钙等元素。如每 100 g 菜子油中含脂肪 99.9 g、维生素 E 60.89 mg、钾 2 mg、钠 7 mg、钙 9 mg、铁 3.7 mg、锌 0.5 mg、磷 9 mg 等。

动物油中脂肪的含量在未提炼前一般为 90%左右，提炼后，可达 99%以上。动物油所含的维生素 E 不如植物油高，但含有少量维生素 A，其他营养成分与植物油相似。

二、各种油脂的营养价值比较

油脂的营养价值取决于其消化率、必需脂肪酸含量及脂溶性维生素含量等因素。常用油脂的营养价值比较，参见表 6-19、表 6-20、表 6-21。

表 6-19 常见食用油的亚油酸含量比较

名 称	亚油酸含量/(%)	名 称	亚油酸含量/(%)
棉子油	55.6	鸡油	24.7
大豆油	52.2	鸭油	19.5
玉米油	47.8	猪油	6.3
芝麻油	43.7	牛油	3.9
花生油	37.6	黄油	3.6
米糠油	34.0	羊油	2.0
菜子油	14.2		
茶油	7.4		

表 6-20　几种食用油的消化率比较

名　　称	消化率/(%)	名　　称	消化率/(%)
菜子油	99	奶油	98
棉子油	98	猪油	94
大豆油	98	牛油	89
橄榄油	98	羊油	81
芝麻油	98		
花生油	98		
茶油	91		

表 6-21　几种食用油中维生素 E 的含量比较

名　　称	总维生素 E 含量/(mg/100 g)	名　　称	总维生素 E 含量/(mg/100 g)
大豆油	93.08	猪油(板油)	21.83
棉子油	86.45	猪油(炼)	5.21
芝麻油	68.53	牛油(炼)	4.60
菜子油	60.89	羊油	1.08
葵花子油	54.60		
玉米油	50.94		
花生油	42.06		
茶油	27.90		

第五节　调味品的营养价值

调味品是指以粮食、豆类、蔬菜、动物性食物等为原料,经发酵、腌渍、水解、混合等工艺制成的各种用于烹调调味和食品加工的产品以及各种食品的添加剂。调味品除了具有调味价值之外,大多也具有一定的营养价值和保健价值。其中有部分调味品因为使用量非常之少,其营养价值并不十分重要;但也有部分调味品构成了日常饮食的一部分,并对维持健康起着不可忽视的作用。同时,调味品的选择和食用习惯往往对健康也有着相当大的影响。

一、酱油和酱类调味品的营养价值

酱油和酱类是以小麦、大豆及其制品为主要原料,接种曲霉菌种,经发酵酿制而成。

酱油品种繁多，可以分为风味酱油、营养酱油、固体酱油三大类。风味酱油中的日式酱油加入了海带汁、鲣鱼汁，另一些中式风味酱油加入了鸡精、鱼露、香菇汁、香辛料等，不仅增加鲜味，也使营养价值有所提高。营养酱油起步较晚，主要包括减盐酱油和铁强化酱油两类。铁强化酱油中添加了 EDTA 铁。固体酱油是将酱油真空浓缩后再加入食盐和鲜味剂制成的产品。

酱类包括了以豆类和面粉、大米等为原料发酵制成的各种半固体咸味调味料。按照原料的不同，可分为以豆类为主制成的豆酱(大酱)、豆类和面粉混合制作的黄酱、以面粉为主的甜面酱、以蚕豆为主的蚕豆酱和豆瓣酱、大豆和大米制成的日本酱等。此外，在酱中加入其他成分可以制成各种花色酱，如加入肉末和辣椒的牛肉酱等。

豆类、小麦等原料经过微生物和酶的作用，原料中的蛋白质降解生成氨基酸、多肽等含氮物质；淀粉分解为双糖和单糖；部分糖类发酵产生醇和有机酸，并进一步生成具有芳香气味的酯类；氨基酸与糖类通过美拉德反应生成芳香物质和类黑素，使其具有较深的颜色。酱油和酱的营养素种类和含量与其原料有很大的关系。

(一)蛋白质与氨基酸

酱油和酱类的鲜味主要来自于含氮化合物，其含量高低是其品质的重要标志。优质酱油的总氮含量多在 1.3%～1.8%，氨基酸态氮≥0.7%。其中谷氨酸含量最高，其次为天门冬氨酸，这两种氨基酸均具鲜味。此外，增鲜酱油中添加了 0.001%～0.1%的 5'-肌苷酸钠和 5'-鸟苷酸钠，使氨基酸的鲜味阈值更低，鲜味更加鲜明和自然。

酱油因发酵工艺不同而表现出不同的香气和色泽。低盐固态发酵法制成的酱油的铵态氮含量低，鲜味不足，香气不浓，色泽较浅；先固后稀醪淋浇浸出法可改善酱油风味，色泽红褐、香味浓郁而鲜美。高盐稀醪淋浇浸出法则生产酱香浓郁、色浅味鲜的酱油。日本高盐稀醪发酵法制成的酱油具有醇香浓郁、氨基酸含量高、口味鲜美、汁液澄清的特点。

以大豆为原料制作的豆酱蛋白质含量比较高，可达 10%～12%。以小麦为原料的甜面酱蛋白质的含量在 8%以下；若在制作过程中加入了芝麻等蛋白质含量高的原料，则蛋白质的含量可达到 20%以上。其氨基酸态氮与酱油中的含量大致类似。黄酱蛋白质的含量在 0.6%以上，甜面酱在 0.3%以上。

(二)碳水化合物和甜味物质

酱油中含有少量还原糖以及少量糊精，它们也是构成酱油浓稠度的重要成分。甜味物质包括葡萄糖、麦芽糖、半乳糖以及甜味氨基酸，如甘氨酸、丙氨酸、苏氨酸、丝氨酸、脯氨酸等。糖的含量差异在不同品种之间较大，从 3%以下直到 10%左右。黄酱中含还原糖很少，以面粉为原料的甜面酱糖含量可高达近 20%，高于以大豆为原料的豆酱。以大米为主料的日本酱的碳水化合物的含量可达 19%左右。

(三)维生素和矿物质

酱油中含有一定数量的B族维生素,其中维生素B_1含量在0.01 mg/100 g左右,而维生素B_2含量较高,可达0.05～0.20 mg/100 g,烟酸含量在1.0 mg/100 g以上。酱类中维生素B_1含量与原料含量相当,而维生素B_2含量在发酵之后显著提高,含量在0.1～0.4 mg/100 g之间,烟酸含量也较高,达1.5～2.5 mg/100 g。此外,经过发酵产生了植物性食物中缺乏的维生素B_{12},对素食者预防维生素B_{12}缺乏具有一定意义。

酱油和酱类中的咸味来自氯化钠。酱油中所含的氯化钠在12%～14%,是膳食中钠的主要来源之一。减盐酱油氯化钠含量较低,为5%～9%。酱类的氯化钠含量通常在7%～15%。

(四)有机酸和芳香物质

酱油中有机酸含量约为2%,其中60%～70%为乳酸,还有少量琥珀酸,其钠盐也是鲜味的来源之一。

酱油的香气成分主体为酯类物质,包括乙酸己酯、乳酸乙酯、乙酸丙酯、苯甲酸丙酯、琥珀酸乙酯等约40种酯类,此外还有醛类、酮类、酚类、酸类、呋喃类、吡啶类等共200余种呈香物质。其中酱油的特征香气成分被认为是4-羟基-2(5)-乙基-5(2)-甲基-3(2H)-呋喃酮,含量仅为0.02%左右。

酱类含有多种有机酸,包括柠檬酸、琥珀酸、乳酸、乙酸、焦谷氨酸等。酱类含有乙醇0.1%～0.6%,此外还含有少量异戊醇、丁醇、异丁醇和丙醇等。这些成分与微量的脂肪形成酯类,形成乙酸丁酯、乙酸己酯、乙酸异戊酯、乳酸乙酯等。各种脂肪酸与乙醇成酯,也有助于酱的香气和口感。此外,醛类也是酱香气的主要来源,包括乙醛、异戊醛、异丁醛等。熟化的时间越长,酱的香气物质产生量越多,于是质量也更好。

二、醋类的营养价值

醋是一种常用的调味品,按原料可以分为粮食醋和水果醋;按照生产工艺可以分为酿造醋、配制醋和调味醋;按颜色可以分为黑醋和白醋。目前大多数食醋都属于以酿造醋为基础调味制成的复合调味酿造醋。粮食醋的主要原料是大米、高粱、麦芽、豆类等加上麸皮,通过蒸煮使淀粉糊化,在霉菌分泌的淀粉酶作用下转变为小分子糊精、麦芽糖和葡萄糖,经酵母发酵,转变成乙醇,再经乙酸发酵产生有机酸。其中加入少量盐、糖、鲜味剂和各种香辛料,可以制成各种调味醋。

与酱油相比,醋中蛋白质、脂肪和碳水化合物的含量都不高,但却含有较为丰富的钙和铁。

粮食醋的主要酸味来源是乙酸，但醋酸菌发酵还可产生多种有机酸，包括乳酸、丙酮酸、苹果酸、柠檬酸、琥珀酸、α-酮戊二酸等。发酵过程中未被氧化成酸的糖类，包括葡萄糖、蔗糖、果糖、鼠李糖等，以及甘氨酸、丙氨酸、色氨酸等氨基酸可提供甜味。在醋的储藏后熟期间，羰氨反应（又称美拉德反应）和酚类氧化缩合产生类黑素，使醋的颜色逐渐加深。各种有机酸与低级醇类产生多种酯类物质，辅以少量醛类、酚类、双乙酰和3-羟基丁酮等，构成醋的复杂香气。

水果醋的主要原料是苹果、葡萄、柠檬、菠萝、柿子、香蕉、草莓等水果，其中的糖分经过乙醇发酵、乙酸发酵而产生各种有机酸类。苹果醋中除了乙酸之外，还含有柠檬酸、苹果酸、琥珀酸、乳酸等成分；葡萄醋尚含有酒石酸、琥珀酸和乳酸。水果醋与普通醋相比，酸味丰富而柔和，还有浓郁果香。苹果醋常用于番茄酱、蛋黄酱、泡菜和西餐的制作，或直接作饮料。

白醋是用乙酸为主料，配以其他有机酸，再加入水、蔗糖、食盐、谷氨酸钠和酯类香精，使醋味柔和而制成。

我国优质酿造食醋的pH值为3～4，总酸含量为5%～8%，其中老陈醋总酸含量可达10%以上。醋的总氮含量为0.2%～1.2%，其中氨基酸态氮占一半左右。碳水化合物含量差异较大，多数为3%～4%，而老陈醋可高达12%，白米醋仅为0.2%。氯化钠含量为0～4%，多数在3%左右。水果醋含酸量约为5%，还原糖为0.7%～1.8%，总氮为0.01%左右。

三、味精和鸡精的营养价值

鲜味是引起强烈食欲的可口滋味。食品中鲜味的主要来源是氨基酸、肽类、核苷酸和有机酸及其盐类，如肉类中的谷氨酸、肉汤和鱼汁里的5'-肌苷酸、甲壳类和软体动物中的5'-腺苷酸、香菇等菌类中的5'-鸟苷酸、蕈类中的口蘑氨酸和鹅膏蕈氨酸、海贝类中的琥珀酸和竹笋中的天门冬氨酸等。其中味精是最主要的鲜味调味品，它是咸味的助味剂，也有调和其他味道、掩盖不良味道的作用。

味精即谷氨酸单钠结晶而成的晶体，是以粮食为原料，经谷氨酸细菌发酵生产出来的天然物质，作为构成蛋白质的氨基酸成分之一，存在于几乎所有食品当中。1987年联合国粮农组织和世界卫生组织食品添加剂联合专家委员会（JECFA）认定，味精是一种安全的物质，除了2岁以内婴幼儿的食品之外，可以添加于各种食品当中，其阈值浓度为0.03%，最适呈味浓度为0.1%～0.5%。

味精在以谷氨酸单钠形式存在时鲜味最强，二钠盐形式则完全失去鲜味。因而，它在pH 6.0左右鲜味最强，pH＜6时鲜味下降，pH＞7时失去鲜味。谷氨酸单钠在碱性条件下受热可发生外消旋化失去鲜味，120 ℃以上加热时分子脱水生成焦性谷氨酸。

食品中的各种鲜味氨基酸均与鲜味核苷酸具有协同作用，特别是谷氨酸单钠与5'-肌苷酸和5'-鸟苷酸等核苷酸共用时，鲜味物质的呈味阈值会大幅度下降，因而使食物中潜在的鲜味显示出来，整体鲜味得到强化。目前5'-肌苷酸和5'-鸟苷酸均已工业化生产，与氨基酸类鲜味剂配合起着很好的助鲜效果，味感较强而且自然适口，添加量为味精的0.01%～0.03%即可达到此效果。用95%的谷氨酸钠加2.5%的肌苷酸钠及2.5%的鸟苷酸钠可配成强力味精，市场上已有销售。然而各种核苷酸之间没有协同作用。

目前市场上销售的“鸡精”“牛肉精”等复合鲜味调味品中含有味精、鲜味核苷酸、糖、盐、肉类提取物、蛋类提取物、香辛料和淀粉等成分，调味后能赋予食品以复杂而自然的美味，增加食品鲜味的浓厚感和饱满度，消除硫黄味和腥臭味等异味。需要注意的是，核苷酸类物质容易被食品中的磷酸酯酶分解，最好在菜肴加热完成之后再加入这类含有鲜味核苷酸的调味品。

四、盐的营养价值

咸味是食物中最基本的味道，而膳食中咸味的来源是食盐，也就是氯化钠。钠离子可以提供最纯正的咸味，而氯离子为助味剂。钾盐、铵盐、锂盐等也具有咸味，但咸味不正而且具有一定苦味。

食盐按照来源可以分为海盐、井盐、矿盐和池盐。按加工精度，可以分为粗盐（原盐）、洗涤盐和精盐（再制盐）。粗盐中含有氯化镁、氯化钾、硫酸镁、硫酸钙以及多种微量元素，因而具有一定的苦味。粗盐经饱和盐水洗涤除去其中杂质后称为洗涤盐，经过蒸发结晶可制成精盐。精盐的氯化钠含量达90%以上，色泽洁白、颗粒细小、坚硬干燥。

精盐经过调味或调配，可以制成各种盐产品。自1996年起我国普遍推广加碘食盐，其中每千克食盐当中加入碘20～50 mg，可有效预防碘缺乏。低钠食盐当中加入1/3左右钾盐，包括氯化钾和谷氨酸钾等，可以在基本不影响调味效果的同时减少钠的摄入量。加入调味品制成的花椒盐、香菇盐、五香盐、加鲜盐等产品的营养价值与普通食盐基本一致。

盐每日必用，使用数量基本恒定，是营养强化的绝佳载体之一。目前已经开发出来的营养型盐制品包括钙强化营养盐、锌强化营养盐、硒强化营养盐、维生素A盐等及复合元素强化盐，还有富含多种矿物质的竹盐等。但其中钙和锌的强化数量较低，按每日摄入8 g食盐计算，低于每日推荐摄入量的1/3。

食盐不仅提供咸味，也是食品保存中最常应用的抑菌剂。每一类食品都具有被普遍认同的食盐浓度。在食品加工当中，单独食用的食物食盐浓度较低，与主食配合食用者则相对较高；低温或常温环境食用的食物食盐浓度较低，高温环境食用者则食盐浓度较高。此外，食盐浓度也需要与甜味剂、酸味剂、鲜味剂的浓度相协调。

健康人群每日摄入 6 g 食盐即可完全满足机体对钠的需要。摄入食盐过量，与高血压病的发生具有相关性。由于我国居民平均摄盐量远高于推荐数值，因此在日常生活当中应当注意控制食盐数量，已经患有心血管疾病、糖尿病、肾脏疾病和肥胖等疾病的患者应当选择低钠盐，并注意调味清淡。

一个需要注意的问题是，咸味和甜味可以相互抵消。在 1%～2%的食盐溶液中添加 10%的糖，几乎可以完全抵消咸味。因而在很多感觉到甜咸两味的食品当中，食盐的浓度要比感觉到的水平更高。另一方面，酸味则可以强化咸味，在 1%～2%的食盐溶液中添加 0.01%的乙酸就可以感觉到咸味更强，因此烹调中加入醋调味可以减少食盐的用量，从而有利于减少钠的摄入。

五、糖和甜味剂的营养价值

食品中天然含有的各种单糖和双糖都具有甜味，其中以果糖最高，蔗糖次之，乳糖甜度最低。日常使用的食用糖主要成分为蔗糖，是食品中甜味的主要来源。蔗糖可以提供纯正愉悦的甜味，也具有调和百味的作用，为菜肴带来醇厚的味觉，在炖烧菜肴中还具有促进美拉德反应而增色增香的作用。

食品用蔗糖主要分为白糖、红糖两类，其中白糖又分为白砂糖和绵白糖两类。白砂糖纯度最高，达 99%以上；绵白糖纯度仅为 96%左右，此外含有少量还原糖类，其吸湿性较强，容易结块。红糖含蔗糖 84%～87%，其中含水分 2%～7%，有少量果糖和葡萄糖以及较多的矿物质。其褐色来自美拉德反应和酶促褐变所产生的类黑素。

除蔗糖之外，很多小分子碳水化合物都能够提供甜味，也广泛地应用于食品当中。其中果糖和葡萄糖的甜味有清凉感，这是由于它们具有较大的负溶解热，可以带走口腔中的能量所致。果糖、葡萄糖、乳糖、麦芽糖等甜味来源具有和蔗糖相等的能量值。其中由于果糖甜度高于蔗糖，达到同样甜度时能量低于蔗糖。

木糖醇、山梨糖醇、甘露糖醇等糖醇类物质为糖类加氢制成，为保健型甜味剂，不升高血糖，不引起龋齿，还保持了糖类的基本物理性质，已经广泛应用于糖尿病病人、减肥者食用的甜食，以及口香糖、糖果等食品当中。

现代食品工业经常使用淀粉水解生产的淀粉糖产品代替蔗糖提供甜味，其中主要包括淀粉糖浆和果葡糖浆。淀粉糖浆也常称玉米糖浆，是淀粉不完全水解的产物，其中含有糊精、麦芽糖、葡萄糖。水解程度用葡萄糖当量(DE 值)来表示。果葡糖浆是淀粉糖浆中一部分葡萄糖异构为果糖所得的产品，以不同果糖含量来表示其甜度。此外，一些低聚糖也成为食用甜味剂的一部分，如帕拉金糖、低聚果糖、低聚麦芽糖等。

几种调味品原料营养成分比较见表 6-22。

表 6-22 几种调味品原料营养成分比较(以每 100 g 可食部计)

原料名称	能量/kcal	蛋白质/g	脂肪/g	碳水化合物/g	胆固醇/mg	视黄醇/μg	维生素B_1/mg	维生素B_2/mg	钠/mg	钙/mg	铁/mg	锌mg
酱油	63	5.6	0.1	10.1	—	—	0.05	0.13	5757.0	66	8.6	1.17
醋	31	2.1	0.3	4.9	—	—	0.03	0.05	262.1	17	6.0	1.25
精盐	0	…	…	0	—	—	—	—	39311.0	22	1.0	0.24
味精	268	40.1	0.2	26.5	—	—	0.08	0	8160.0	100	1.2	0.31
鸡精	195	10.7	2.8	32.5	5	Tr	0.09	0.05	18864.4	—	—	—

注:"…"或 Tr 表示未检出,或低于方法检出限,含量极微。

第六节 饮料的营养价值

一、酒类的营养价值

(一)酒类的能量和营养成分

1.酒类的能量

酒类中都含有不同数量的乙醇、糖和微量的肽类和氨基酸。每克乙醇可提供 7 kcal (29.3 kJ)的能量,远高于同质量的碳水化合物和蛋白质的能量值。酒类所能提供的能量主要取决于酒类中所含乙醇的量。

蒸馏酒的能量主要来自乙醇;发酵酒的能量也相当高,一方面来自乙醇,另一方面则来自碳水化合物及其他成分;啤酒和汽水、水果汁、脱脂奶一样,都属于"糖性饮料"。每升啤酒可提供 400 kcal(1674 kJ)左右的能量,相当于 200 g 面包,或 500 g 土豆,或 45 g 植物油,或 60 g 奶油等。因此,历史上埃及人称啤酒为"液体面包"。而每升甜葡萄酒和黄酒提供的能量在啤酒的 1.5 倍以上。

酒类提供能量有高效、迅速等特点。如运动员在较长时间的比赛或训练之后,适当饮用一些啤酒,能快速补充能量。但肥胖者过多饮用啤酒、葡萄酒、黄酒等,可能对维持体重或减肥不利。

2.酒类中的营养成分

发酵酒类的主要营养成分是糖,也是这类酒能量的主要来源。酒中的糖不仅具有营养作用,也能影响和决定酒的口感。如葡萄酒中糖可增加甘甜、醇厚的口感,若糖度高、酸度低则呈现甜腻感。发酵酒中所含的糖的种类很多，如葡萄糖、麦芽糖、麦芽三糖、麦芽四糖、糊精、阿拉伯糖、木糖、鼠李糖、棉子糖、蜜二糖、半乳糖等。

酒中的蛋白质主要以其降解产物（如氨基酸和短肽）的形式存在。由于酒的配料和酿造方法不同，其含量相差较大。如黄酒、葡萄酒、啤酒等发酵酒类中，氨基酸和短肽的含量较多；而蒸馏酒类中几乎不含氨基酸。

酒类中的矿物质的含量与酿酒的原料、水质和工艺有着密切的关系。如葡萄酒、黄酒和啤酒中的矿物质含量最多。其中钾的含量较为丰富，一般含量为 0.3～0.8 g/L；其他矿物质如钠、镁、钙、锌等都有不同程度的存在。

在啤酒和葡萄酒中还含有各种维生素。据国内外食物成分数据资料显示，啤酒和葡萄酒内含有多种 B 族维生素，如维生素 B_1、维生素 B_2、维生素 B_6、维生素 B_{12}、烟酸、泛酸、叶酸、生物素，还有维生素 C 等。一般，每升葡萄酒中还含有 220～730 mg（平均为 436 mg）的肌醇；啤酒中的维生素 B_1 含量虽低，但维生素 B_2、烟酸等含量却较丰富。

（二）酒类中的非营养成分

酒类除了上述常见营养成分外，还有很多其他非营养素化学成分，如乙醇、酯类、有机酸、醛类、酮类和酚类化合物等。这些成分一方面直接或间接赋予酒的色泽、香型、风味、口感等各种品质特性，从而决定着酒类的种类、档次和质量；而另一方面，也影响和决定着酒的营养作用、保健作用或其他生理作用。如其中的多酚类物质具有很强的抗氧化性；黄酮类物质具有预防心血管疾病的功能等。

（三）酒类的嫌忌成分和毒副作用

1. 甲醇

蒸馏酒的甲醇主要来自酿酒原料的果胶物质。果胶物质受糖化和发酵微生物的作用发生分解，最终产生甲醇，并可以完全被蒸馏到成品酒中。薯干类酒的果胶物质含量高，故酒中甲醇含量也较高。

甲醇在人体的氧化分解很慢，在人体内经呼吸道、胃肠道吸收后，可迅速分布于机体组织内，尤以脑脊液、血、胆汁和尿中含量最高。

甲醇具有明显的麻醉作用，故甲醇在体内蓄积呈现出来的中毒症状比乙醇明显得多。严重中毒时，颅内血管扩张或痉挛，甚至引起脑出血使组织功能紊乱，以致局部瘫痪、深度麻痹、体温下降、衰竭死亡。

由于眼房和玻璃体的含水量达 99%以上。甲醇中毒后，其中的含量很高，并作用于视网膜上的糖原酵解酶，抑制视网膜的氧化磷酸化过程，引起视网膜及视神经病变，最后引起视神经萎缩。

2. 甲醛

酒中也可能含有甲醛。一般白酒中的含量较高，但很少有人对此进行实验室检查。

若含有甲醛，则对人体是有害的。甲醛轻度中毒者有烧灼感、头晕、意识丧失等症状。同时，甲醛中毒也是急性甲醇中毒的症状之一。

3. 杂醇油

杂醇油是一类较高级的醇类化合物，包括异戊醇、正丁醇、异丁醇、丙醇、异丙醇等。因其在液体里以油状出现，故称杂醇油。在酒的发酵过程中，除能产生糖类外，在氨基酸的分解过程中也能产生杂醇油。

杂醇油含量多少及各种醇之间的组成比例，可直接影响白酒的风味。除了异戊醇微甜以外，其他如异丁醇、正丙醇、正丁醇都呈苦味。酒类中适量的杂醇油是其生香物质，但白酒中的杂醇油含量不能过高，否则带有较重的苦涩味。但若缺少杂醇油，酒的味道即较淡薄，故酒中的醇与酯比例非常重要。一般，酒中高级醇与酯的比例应小于 1。试验证明酸、酯、高级醇比例为 1∶2∶1.5 较为适宜。

杂醇油的毒性比乙醇大。其中，丙醇的毒性相当于乙醇的 8.5 倍；异丁醇为乙醇的 8 倍。由于杂醇油能抑制神经中枢，故饮入过多者有头痛、头晕等症状，对人是有害的。按国家规定，蒸馏酒及配制酒中的杂醇油含量（以异丁醇和异戊醇计）应不高于 0.2 g/100 mL。在各类酒中，蒸馏酒的杂醇油含量最高，如中国白酒、白兰地、威士忌等。

几种酒类饮料营养成分比较见表 6-23。

表 6-23　几种酒类饮料营养成分比较（以每 100 g 可食部计）

原料名称	能量/kcal	酒精/（%vol）	蛋白质/g	维生素 B_1/mg	维生素 B_2/mg	钙/mg	铁/mg	锌/mg
啤酒	32	5.3	0.4	0.15	0.04	13	0.4	0.30
红葡萄酒	74	13.2	0.1	0.04	0.01	20	0.2	0.08
黄酒	66	10.0	1.6	0.02	0.05	41	0.6	0.52
二锅头（58°）	351	58.0	—	0.05	—	1	0.1	0.04

二、茶叶的营养价值

茶叶中的营养成分，包括蛋白质、脂类、碳水化合物、多种维生素和矿物质等。其中，蛋白质的含量一般为 20%～30%，但能溶于水而被利用的只有 1%～2%。其所含的多种游离氨基酸含量为 2%～4%，且易溶于水而被吸收利用。脂肪含量为 2%～3%，包括磷脂、硫脂、糖脂和各种脂肪酸。其中，亚油酸和亚麻酸的含量较多，部分可为人体所利用。碳水化合物含量为 20%～25%，多数是不溶于水的多糖，能溶于水并可为机体所利用的糖类仅占 4%～5%。茶叶中维生素的含量较丰富。以绿茶为例，每 100 g 中，含胡萝卜素 5800 μg、维生素 B_1 0.02 mg、维生素 B_2 0.35 mg、烟酸 8.0 mg、维生素 C 19 mg、维生素 E 9.6 mg 等。其所含矿物质有 30 多种，总含量为 4%～6%。其中，含钾 1661 mg、钠 28.2 mg、钙 325 mg、镁 196 mg、铁 14.4 mg、锰 32.6 mg、锌 4.3 mg、铜

1.7 mg、磷191 mg、硒 3.2 μg 等。

茶叶中还含有许多非营养成分，如多酚类、色素、茶氨酸、生物碱、芳香物质、皂苷等。这些成分的存在，形成了各种茶叶独特的颜色、香气，也是茶叶具有预防肿瘤、心血管疾病，抑菌消炎及降脂、降糖等多种保健功效的物质基础。

茶多酚是茶叶中酚类及其衍生物的总称，大量存在于茶叶中，占其干物质的 24%～38%。茶多酚为强抗氧化剂，可抑制肿瘤细胞的生长，减少肠内胆固醇的吸收，降低血液胆固醇，降低体脂率并减少肝内脂肪聚积。

三、碳酸饮料的营养价值

碳酸饮料是指在一定工艺条件下，充入二氧化碳气体的饮料。通常，碳酸饮料有两类：一是在经过纯化的饮用水中加入二氧化碳气体的饮料；二是在糖液中加入果汁（或不加入果汁）、酸味剂及食用香精等制成调和糖浆，然后加入碳酸水而制成的饮料。

其主要成分包括碳酸水、柠檬酸、白糖、香料等。有些饮料还含有咖啡因、人工色素等。碳酸饮料中除糖类能给人体补充能量外，几乎不含其他营养素。

碳酸饮料在一定程度上对人类的健康可能产生不良影响。其主要的表现如下：

（一）对骨骼的影响

大部分碳酸饮料都含有磷酸。大量摄入磷酸会影响钙的吸收，以致钙磷比例失调，从而影响到骨骼和牙齿的生长发育。有资料显示，经常大量饮用碳酸饮料的青少年的骨折发生风险是其他青少年的 3 倍。

（二）对消化功能的影响

饮用过多碳酸饮料会直接影响肠胃的消化功能。特别是一次大量饮入时释放出的二氧化碳很容易引起腹胀，影响食欲，甚至造成肠胃功能紊乱。

（三）对神经系统的影响

饮用过多碳酸饮料会妨碍神经系统的冲动传导，容易引起儿童多动症。

（四）导致肥胖和龋齿

碳酸饮料中含有 10%左右的精制糖。若每日摄入 2 罐碳酸饮料，便同时摄入了 70 g白糖（含 280 kcal 的能量）。如果每天不增加运动量，也不减少三餐的进食量，持续 3 个月后，多摄入的热量即相当于增加 2.8 kg 脂肪。精制糖摄入较多亦容易发生龋齿。

几种软性饮料营养成分比较见表 6-24。

表 6-24　几种软性饮料营养成分比较(以每 100 g 可食部计)

原料名称	能量/kcal	蛋白质/g	脂肪/g	碳水化合物/g	膳食纤维/mg	维生素 A/μgRAE	维生素 B_1/mg	维生素 B_2/mg	维生素 C/mg	钙/mg	铁/mg	锌/mg
茶水	0	0.1	…	0	—	—	…	…	—	2	0.1	0.03
可口可乐	43	0.1	0	10.8	—	0	0	0	0	3	0	0.01
AD钙奶	55	1.1	0.1	12.3	—	144	0.03	0.09	Tr	121	0.3	0.16
沙棘果汁	47	0.9	0.5	10.6	1.7	—	—	…	8	10	15.2	0.08
杏仁露	46	0.9	1.1	8.1	—	—	Tr	0.02	1	4	—	0.02

注:“…”或 Tr 表示未检出,或低于方法检出限,含量极微。

第七章　营养与科学烹饪

烹饪是人类最初的食品科技，它通过热力、温度、机械、脱水、微生物等作用改变食物成分的理化性质，一定程度上提升了食物在人体内的消化吸收率，为人类生命延续以及脑力和体能进化提供了物质基础。故烹饪的发明，是人类文明发展史上的一个里程碑。

尽管合理烹饪有利于满足人体营养需求，但过度烹饪加工反而会造成食材原料营养价值下降，甚至产生威胁人体健康的有毒成分。因此，从现代营养科学角度分析烹饪工艺，研究烹饪加工过程中食材营养价值的变化，能够对传承和发扬传统烹饪技术、创新和推广合理烹饪方法起到参考和指导作用。

第一节　营养素在热加工过程中的变化

热加工是最传统且常见的烹饪工艺，它以火焰、水、油脂、空气等作为传热媒介，改变食物营养素本身理化特性以及营养素之间的相互作用方式，其原理为外界能量的输入破坏了营养素本身分子平衡结构。一般而言，营养素分子结构越复杂，热加工对其理化性质的影响越显著，故食物中蛋白质、脂类、糖类的营养特性受热加工影响较大，而矿物质和水则受其影响较小。

一、蛋白质

蛋白质由氨基酸组成，它是生物体维持生命所需的必要营养素，蛋白质约占活细胞干重的50%。食用蛋白质包括可供人类食用、易消化、安全无毒、富有营养、具有功能特性的蛋白质。食品热加工过程会改变蛋白质理化特性，从而对蛋白质的营养价值产生影响。

(一)蛋白质变性

从分子结构来看，蛋白质是由卷曲或折叠的氨基酸长链，相互缠绕排斥而堆在一起的不规则“立体线球”。天然状态下，蛋白质依靠分子内相互作用力的制约和平衡来维持这种空间构象。当蛋白质所处的环境出现任何改变，都会引起蛋白质分子产生一个新的平衡结构，其构象会发生不同程度的变化，当这种改变不涉及蛋白质一级结构（氨基酸肽链）时，称这个构象变化过程为蛋白质变性。即蛋白质变性实际上是指在某些理化因素作用下，蛋白质分子发生二级、三级或四级结构的改变，并可能成为完全伸展的多肽结构。

蛋白质变性分子结构示意图见图 7-1。

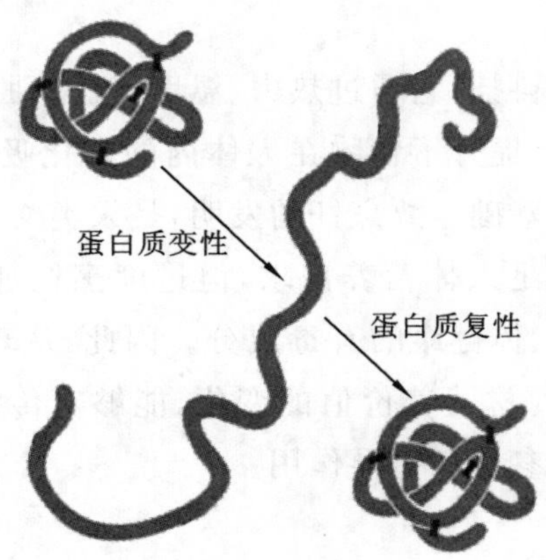

图 7-1　蛋白质变性分子结构示意图

压力、机械剪切、高能射线、酸碱度、有机溶剂、某些盐都能引起蛋白质变性，而受热变性是蛋白质最普通也是在烹饪中应用范围最广的变性现象。由于分子结构不同，种类相异的蛋白质热变性温度差异较大。目前已发现蛋白质的疏水性越强，其分子柔性越小，变性起始温度就越高。蛋白质中含半胱氨酸越多，其变性和热凝固温度越低。例如，牛奶酪蛋白和豆浆球蛋白含半胱氨酸少，热变性温度高，且不容易热凝固。一般的蛋白质热凝固的温度在 45～75 ℃；牛奶中酪蛋白的凝固温度高达 160～200 ℃；蛋黄在 65 ℃左右时变为黏胶体，70 ℃以上失去流动性。蛋白质变性速率与温度密切相关，当超过变性起始温度后，每提升 10 ℃，蛋白质变性速率可增加 600 倍左右，因为维持蛋白质二级、三级和四级结构稳定性的各种相互作用的能量都很低。

某些蛋白质的热变性温度见表 7-1。

表 7-1　某些蛋白质的热变性温度

蛋　白　质	Td/(℃)	蛋　白　质	Td/(℃)
胰蛋白酶原	55	卵清蛋白	76
胃蛋白酶原	57	胰蛋白酶抑制剂	77
乙醇脱氢酶	64	肌红蛋白	79
血红蛋白	67	α-乳清蛋白	83
溶菌酶	72	β-乳球蛋白	83
胰岛素	76	大豆球蛋白	92

蛋白质变性对蛋白质本身结构及功能造成的影响包括：由于疏水基团在分子表面暴露，引起溶解度降低；改变对水的结合能力，引起持水性降低；酶或免疫蛋白失去其生物活性；由于肽键的暴露，更容易受到蛋白酶的攻击；特征黏度增大；不能结晶等。通常情况下，部分变性蛋白质则比天然状态的蛋白质更易消化，或具有更好的乳化性、起泡性和胶凝性。

1. 消化性质

从营养学的角度来评价，经温和热处理所产生的变性蛋白质比天然状态的蛋白质更易于消化和吸收。这是因为，天然蛋白质分子具有紧密的立体结构，氢键、疏水键、二硫键等分子作用使肽链卷曲于蛋白质分子内部，很难被蛋白酶水解。热变性破坏蛋白质的二级、三级或四级结构，打开氢键、二硫键及疏水键，使之处于无秩序的肽链状态，那些原来在分子内部包藏而易与酶发生作用的部位，由于分子结构松散而暴露出来。此外，伴随变性，蛋白质分子的伸展程度相当大。例如，天然血清清蛋白分子是椭圆形的，长宽比为 3.1，经过热变性后长宽比变为 5.5。这些变化使蛋白酶的作用点显著增加，提高了酶解速率。例如，大豆分离蛋白若不变性直接进行酶解，由于肽链未打开，酶作用点未充分暴露出来，导致相对酶解速率受到影响。随着热变性温度的升高，肽链逐渐打开成为松散状态，易于与酶结合，底物迅速被分解。因此，酶解蛋白质时，可以通过适当加热的方式来破坏蛋白质紧密结构，提高水解速度。但不能过度加热，否则松散的多肽链又会由于 S—S 键和疏水键的再生而重新结合得更加紧密，这样反而阻碍了酶对蛋白质的水解作用。同理，在适宜的加热条件下，蛋白质发生变性后，容易受到消化酶的作用，从而提高消化率。因此，从营养学观点来看，适度、温和热处理的蛋白质变性通常是有益于人体消化作用的。

蛋白质的热变性可使食材中具有破坏或降解营养成分的酶钝化失活，保留食物原有营养价值。多数酶只能在狭窄的温度范围内（60～90 ℃，经 1 h 或更短时间）才具有生物活性或功能性。热烫或蒸煮能使酶失活，如脂酶、脂肪氧合酶、蛋白酶、多酚氧化酶等，酶失活能防止食品（苹果、莲藕）产生令人不快的褐色，也可防止风味、质地变化和维生素的损失。热处理菜子可使黑芥子硫苷酸酶失活，因而阻止内源性硫代葡萄糖苷形成致甲状腺肿大的化合物（5-乙烯基-2-硫噁唑烷酮）。大豆蛋白经热处理还可除去与蛋白质结合的不良风味物质，以及因脂肪氧合酶作用产生的异味。

食品中天然存在的大多数抗营养因子也可通过加热使之变性和钝化，从而提升人体对食物营养成分的消化效果。豆科植物（大豆、花生、菜豆、蚕豆、豌豆和苜蓿等）种子或叶中含有抑制或结合人体蛋白酶的蛋白质，这些蛋白质能降低人体对膳食蛋白质的消化率。例如，大豆种子含有两种具有抗营养特性的蛋白质，一种是植物凝集素，另一种是胰蛋白酶抑制剂。植物凝集素是一种能和多糖苷结合的热不稳定性蛋白质，它能够与肠道刷状缘细胞膜多糖苷形成复合物，使消化道对氨基酸的转移和消化能力减弱，并对食用生大豆的人和动物产生毒性。胰蛋白酶抑制剂本身是一种蛋白质分子，具有抗虫害功能，但它会抑制人体对于豆类蛋白质的吸收消化，并造成反胃、胀气等不良反应。加热温度越高，时间越长，胰蛋白酶抑制剂钝化越彻底，其对人体消化系统的负面影响越小。鸡蛋蛋白中的蛋白酶抑制剂，如胰蛋白酶抑制剂和卵类黏蛋白，及牛乳中的蛋白酶抑制剂，当有水存在时适度进行热处理，都可以使这些抗营养因子灭活。

加热对黄豆奶（蛋白质含量 1.62%、含水量 95.5%）胰蛋白酶抑制剂活性的影响，见表 7-2。

表 7-2　加热对黄豆奶（蛋白质含量 1.62%、含水量 95.5%）胰蛋白酶抑制剂活性的影响

加热温度/（℃）	加热时间/min	胰蛋白酶抑制剂失活率/（%）
85	10	14.07
93	60～360	90.00
99	60～70	90.00
121	6	91.10

2. 水合性质

蛋白质分子与水分子相互结合的途径就称为蛋白质的水合作用。蛋白质的许多物化特性与水合作用相关，如水吸收作用、溶解性、溶胀、湿润性、增稠性、黏度、持水容量、黏附和内聚力、聚集、乳化、起泡性等。但蛋白质结合水的能力一般随温度升高而降低，这是因为降低了氢键作用和离子基团结合水的能力，使蛋白质结合水的能力下降。

蛋白质加热时发生变性和聚集，后者可以降低蛋白质的表面面积和极性氨基酸对水结合的有效性，因此凡是变性后聚集的蛋白质结合水的能力会因蛋白质分子之间的相互作用而下降。当蛋白质受热变性发生凝结、沉淀时，水分从食物中脱出，食物的体积缩小，重量减轻。例如，在受热过程中，肉类蛋白质变性，持水性降低，其质地会由嫩逐渐变老。尤其是含结缔组织较多的肉类，受热时不仅肌纤维中的蛋白质变性，持水性降低，而且胶原蛋白变性，大幅度收缩，自身弹性、韧性增强，并将肉内的水分排挤出去，使肉变得特别老韧。鸡肉、水产制品在长时间受热后，其蛋白质发生不可逆变性，持水性降低，肉质变得干涩硬柴，感官品质下降。

在烹饪工艺中，常利用蛋白质热变性聚集、凝固的特性，牺牲外层蛋白质形成质地坚硬的保水层，确保食材内部水分含量和软嫩口感。如滑鱼片、熘肉片、涮羊肉，肉质鲜嫩可口，都是由于原料骤然受到高温作用，表层蛋白质变性凝固，而原料内部的水分和其他营养成分包裹在中间不会外流。在挂糊过程中，采用鸡蛋、面粉等蛋白质含量高的食材制作外壳，所烹饪出的食物内部蛋白质持水量更高，其口感更水润。

与此相反，部分分子结构很紧密的蛋白质在加热时，发生解离和伸展，原来被遮掩的肽键和极性侧链暴露在表面，从而提高了极性侧链结合水的能力，此种蛋白质变性后结合水的能力比天然蛋白质高出约 1/10。例如，具热稳定性的乳清蛋白加热时可产生不可逆胶凝，如果将凝胶干燥，可增加不溶性蛋白质网络内的毛细管作用，蛋白质的吸水能力显著增强，可用于改良冰淇淋、火腿肠、焙烤食品的持水效果。

3.溶解性质

大多数蛋白质变性后在水中的溶解度降低。从热力学观点来看，溶解相当于分开溶剂的分子，在蛋白质分子和溶剂分子之间产生最大的相互作用。因此，蛋白质的溶解必须伴随着同溶剂之间尽可能多的分子间相互作用(氢键、偶极-偶极和离子等)。通常情况下，在一定温度范围之间，蛋白质的溶解度随温度的升高而提高。当超过此温度时，分子运动剧烈到足以改变蛋白质的二级和三级结构。此种变性作用常导致蛋白质的变性和聚集作用，因而变性蛋白质的溶解度变得低于天然蛋白质。例如，温度为 50 ℃时，芝麻蛋白质溶解度最大，低于 50 ℃时，溶解度随温度的升高有所增加，超过 50 ℃时，随温度的升高而减少。

4.胶凝作用

蛋白质凝胶是水分散在蛋白质中的一种胶体状态，大多数情况下，热处理变性是蛋白质胶凝必不可少的，但随后需要冷却以便凝胶的形成。许多研究表明，在有序的蛋白质-蛋白质相互作用导致聚集之前，蛋白质必然发生变性和伸展，这就可以解释为什么大豆蛋白质离析物预先加热或者用溶剂处理发生变性后，即使不加热也能形成凝胶(即豆腐脑)。

热凝结胶凝作用包括两个阶段：溶液向预凝胶的转变和凝胶网络的形成。第一个阶段是加热一定浓度的蛋白质溶液，此时蛋白质发生一定程度变性和伸展，从溶液状态转变为预凝胶状态。而且一些有利于凝胶网络形成的基团(如形成氢键的基团)暴露，然后一定数量的基团通过非共价键结合，使第二个阶段能发生。第二个阶段是将预凝胶冷却至室温或冷藏温度，由于热动能降低，有利于各种分子暴露的功能基团之间形成稳定的非共价键，于是产生了胶凝作用。在制作老酸奶、豆花、皮冻和阿胶的标准流程中，都需要首先将原料充分加热，以达到让食物蛋白质发生热变性，形成第一阶段的预凝胶状态。

根据分子结构和凝胶形成条件不同，蛋白质可生成可逆或不可逆凝胶。通常靠非共价键相互作用形成的凝胶结构是可逆的，如明胶的网络结构是靠氢键保持稳定，在加热(约 30 ℃)时熔融，并且这种凝结、熔融可反复多次，猪皮和鱼皮冻都具有这样的特点。而靠疏水相互作用形成的凝胶网络结构是不可逆的。因为疏水相互作用随温度升高而增加，如蛋清凝胶，水蒸蛋形成的蛋白凝胶在复热时不会熔融成液态，而会加剧凝固程度，持水性下降，体积收缩，质地变硬。

蛋白质变性后的胶凝作用并不局限于单一蛋白质，不同种类的蛋白质放在一起加热也可产生胶凝作用，如制作传统双皮奶所用的水牛奶蛋白和卵清蛋白形成复合凝胶。此外蛋白质还能通过和多糖胶凝剂的相互作用形成凝胶，带正电荷的明胶和带负电荷的褐藻酸盐或果胶酸盐之间通过非特异性离子相互作用可形成高熔点(80 ℃)凝胶，这种凝胶可用于制作胶体内聚力高的酸奶布丁。

5.起泡性质

蛋白质的起泡性质包括起泡能力和泡沫稳定性。蛋白质分子疏水基团暴露表面越多，则对应的起泡能力也就越强，即蛋白质的疏水性与其起泡能力有着直接的关系。泡沫稳定性与蛋白质分子之间的相互作用有关。蛋白质分子对泡沫的稳定是基于在气液界面形成具有一定黏弹性的吸附层，吸附层的强度取决于邻近蛋白质分子之间相互作用的程度。

蛋白质加热部分变性，可以改善泡沫的起泡性质。例如，热变性后牛血清清蛋白起泡能力下降，但泡沫稳定性增强，而鸡蛋清蛋白在热变性后起泡能力及泡沫稳定性都大大提高。鸡蛋清蛋白在热变性后分子表面巯基含量增加，表面疏水性提升，在泡沫膜吸附层中分子间以疏水形式发生相互作用的机会增大，这在一定程度上提高了蛋白质的起泡性能。因此在产生泡沫前，适当加热处理可提高大豆蛋白(70～80 ℃)、乳清蛋白(40～60 ℃)、卵清蛋白等蛋白质的起泡性能。因此，烘焙打发全蛋液时，会采用蛋液隔温水(40 ℃)打发，让鸡蛋蛋白质部分分子舒展变性，以提高全蛋起泡体积和泡沫稳定性。

6.乳化作用

乳化作用是衡量蛋白质促进油/水型乳状液形成能力的指标。乳化稳定性是指维持乳状液稳定存在的能力。蛋白质是一种表面活性剂，能通过降低界面张力帮助形成乳状液，同时在界面形成物理障碍帮助稳定乳状液(如牛奶、豆浆等)。

通常情况下，热变性会造成蛋白质的乳化能力下降。加热通常可降低被界面吸附的蛋白质膜的黏度和刚性，从而使乳状液稳定性降低。这是因为溶液中的蛋白质经热处理后，蛋白质分子内的巯基(—SH)暴露，并与相邻分子间的巯基形成二硫交联键，在界面上发生有限变性聚集，破坏溶液乳化平衡。因此在牛奶和豆浆过热沸腾后，容易发生油水部分分离，破乳后的脂肪聚集在液体表面形成奶油膜或豆油皮。研究者在研究核桃蛋白质乳化性时发现，在低于 70 ℃时，蛋白质的乳化能力和乳化稳定性随温度的升高而增加，但温度继续升高，蛋白质的乳化能力及乳化稳定性均下降。这是因为，随着温度的升高，蛋白质分子受到适宜的热变性，其高级结构适当展开，链节变得更加柔顺，且暴露更多的疏水基团，使蛋白质分子呈有序排列，更易吸附于界面上，从而提高了蛋白质的乳化性质。当温度继续升高时，蛋白质过分变性而发生聚集，溶解度降低，蛋白质乳化能力逐渐下降。

但如果食品中的蛋白质能形成高度水合的界面蛋白质膜，这种蛋白质膜的胶凝作用可提高乳状液微粒表面的黏度和刚性，从而使乳状液保持稳定。因此肌原纤维蛋白的胶凝作用有助于肉类乳胶体如香肠的热稳定性，其结果是提高这类食品对水和脂肪的保护力和黏结性。

7.风味结合

蛋白质本身是没有气味的，然而蛋白质可以通过范德华力、共价键、静电键或氢键等相互作用与风味化合物结合，因此影响食品的感官特性。由于变性蛋白质会出现分子链舒展和基团暴露的现象，蛋白质受热变性后对风味物质的结合量会增加。某些蛋白质食品(如油料种子蛋白和乳清浓缩蛋白)，虽然在功能和营养上可以为人们所接受，但由于一些产生异味(豆腥味、哈喇味、苦味和涩味)的化合物,如醛、酮、醇、酚和氧化脂肪酸,能够与蛋白质结合,使之在烹煮或咀嚼时能感觉到这些物质的释放。然而,某些物质与蛋白质结合非常牢固,甚至蒸汽或溶剂提取也不能去除。在素食烹饪中会利用变性蛋白质的强风味结合作用,将植物性蛋白质作为风味载体和改良剂,如组织化植物蛋白可产生肉的风味,从而制作“素鸡”“辣条”等模拟动物性风味的素食食品。

8. 拉伸性

拉伸性(又称拉丝性)指熔化后的干酪在张力作用下被拉长成纤维状的线条时,保持不断裂的能力,即当干酪受到持续的应力,酪蛋白网络保持完整性不破裂的能力。酪蛋白分子形成内聚性的连续酪蛋白网络结构,在受力时相互作用并释放张力,同时仍然保持足够的相互联系以免断裂。干酪的融化性和拉伸性基于酪蛋白分子相互联系的多少,相互联系越多,融化性越低,拉伸性越好。

当温度升高,蛋白质变性,分子结构减弱,酪蛋白分子间聚集程度提升,脂肪液化,使得在酪蛋白纤维束之间的脂肪乳清层具有流动性,作为一种低黏度润滑剂,可以辅助相邻的酪蛋白纤维在受力的方向发生相对位移。同时温度升高使分子的热运动加强,酪蛋白分子之间的键可以更快地断开和恢复。因此酪蛋白纤维发生位移时酪蛋白分子之间发生瞬间的键断裂,并且瞬间建立新的键连接,从而保持酪蛋白分子之间的密切联系,酪蛋白网络仍然完整。

(二)蛋白质水解

凝固变性的蛋白质若在水中继续加热,将有一部分逐渐水解,生成蛋白胨、蛋白胨、缩氨酸、肽等中间产物,这些多肽物质进一步水解,最后分解成各种氨基酸。

在酸、碱等物质的作用下,蛋白质分子中的肽链即被破坏,发生水解作用。它的水解过程为蛋白质→脲→胨→多肽→低聚肽→氨基酸。工业上常利用酸、碱、酶水解的办法来提取各种氨基酸。富含蛋白质的食物如肉、鱼等在烹调中,也可以水解出游离状态的氨基酸和小分子肽。这不仅有利于人体的吸收,而且对菜肴的色、香、味的形成也起到重要的作用。

1. 风味形成

蛋白质或蛋白质食物在不添加其他物质的情况下进行热处理,可发生氨基酸脱硫、脱酰胺、异构化、水解等化学变化,有时甚至伴随有毒物质的产生,这主要取决于热处理的条件。在 115 ℃灭菌,会使半胱氨酸和胱氨酸部分破坏(不可逆变性),生成硫化氢、二甲基硫化物和磺基丙氨酸。从鱼、肉、牛乳及很多蛋白质的模拟体系中已测定出这些反应的生成物,所产生的硫化氢和其他挥发性化合物能够使加热食物产生风味。

在有酸、碱等其他物质存在的环境下,蛋白质更容易发生分解。植物性蛋白质在 1～3 mol/L的盐溶液中,于 100 ℃条件下加热 10～15 h,可使肽键有限水解,非蛋白氮含量增加 3 倍,溶解度显著提高,从而使蛋白质配料(如面筋蛋白)的表面性质得到改善。

酸水解一般会引起蛋白质侧链的改变，如天冬酰胺和谷氨酰胺残基的脱酰胺反应和磷酸丝氨酸脱磷酸基以及色氨酸残基遭到破坏等。酸水解更为复杂的反应导致色素和肉风味物衍生物的形成，有些植物蛋白质水解物，用碱中和或过滤后可用作增香剂。

蛋白质水解后产生的氨基酸和低聚肽有很好的呈味作用。一般氨基酸的呈味作用比较鲜明，如谷氨酸有鲜味，甘氨酸有甜味，蛋氨酸有时显苦味。低聚肽的呈味作用比较柔和，它是肉类特殊风味的组成物质之一。实验证明，在烹调过程中，食物原料在 100～140 ℃的温度条件下，长时间加热（如炖、煮牛肉）会使食物原料中的蛋白质与水发生水解反应，产生有鲜香味的氨基酸和低聚肽。水解产物中低聚肽的含量高于游离氨基酸。因为在加热的过程中，氨基酸的分子间发生了交联，水解产生的肌肽、鹅肌肽等低聚肽组成味道，形成了牛肉汁特有的风味。鱼肉鲜美的味道是由天门冬氨酸和谷氨酸以及由它们组成的低聚肽构成的。通过在炖肉时加醋，就可以提高菜肴中游离氨基酸的含量，使菜肴更鲜香。

2. 其他特性

蛋白质在碱性介质中加热也可以使肽键有限水解，如在 pH 值为 11～12.5 的 NaOH 溶液中，于 70～95 ℃加热 20 min 至几小时，植物蛋白质、微生物蛋白质或鱼蛋白质就会发生分解。牛乳蛋白质用碱部分水解能明显提高起泡性，这种方法可用来制备起泡剂，因为它们是具有疏水侧链和极性羧酸钠末端基团的双极性肽。

3. 营养价值提升

动物的皮、筋、骨等结缔组织中的蛋白质主要是胶原蛋白，胶原蛋白缺少人体必需的氨基酸，是一种不完全蛋白质，由于它的氨基酸组成特殊，其多肽链在分子内和分子间存在着共价交联键，因而形成特有的三股螺旋结构分子，外形呈棒状。许多棒状的胶原分子相互结合形成胶原纤维，组成动物体的皮、骨和结缔组织。生物体中还有球状蛋白、弹性蛋白和角蛋白都具有这种分子结构，这种天然状态的蛋白质只部分被人体消化。

这种组织的结构非常严密，好像冰的晶体，当加热到一定的温度时，会突然熔化收缩，如肌肉中的胶原纤维在 65 ℃时就会发生这一变化，继续升高温度，在水中煮沸，胶原蛋白变为一个混合多肽，就是明胶。工业上将动物的骨、皮等在酸或碱的作用下，长时间水煮提取明胶。纯净的明胶是无色或者淡黄色透明体，不溶于冷水，易溶于热水，具有较高的黏性和可塑性，冷却后就成为富有弹性的凝胶。由于它的这一性质，明胶被广泛用于食品工业中。在制作冰淇淋时，明胶作为稳定剂和增稠剂加入其中，目的是使冰淇淋中形成一个薄的蛋白质水合网络，防止形成大块冰结晶。明胶的熔点是 27～31 ℃，接近并低于人的体温，因此入口即化，易于吸收。

有些菜肴烹调时需要长时间加热，促进胶原蛋白形成明胶。如用肉熬汤，晾凉后就凝结成肉皮冻。明胶的浓度越大，汤越浓，形成的肉皮冻弹性越大。因为明胶分子亲水性强，在加热情况下，极易与水发生水合作用，在明胶分子外面形成一层水化膜。水化膜的形成使蛋白质分子体积增大，活动能力减弱，在溶液中流动时阻力增大，造成蛋白质胶体溶液的黏度也增大，冷却后凝固成有弹性的肉皮冻，不仅口感柔软滑爽，还有利于人体吸收。

(三)蛋白质高温分解或异构化

蛋白质在有氧存在下进行热处理，色氨酸被部分破坏。温度超过 200 ℃的剧烈处理和在碱性环境中的热处理都会导致 L-氨基酸残基异构化，它包括 β-消去反应和形成负碳离子的过程，负碳离子经质子化可随机形成 L 或 D 型氨基酸的外消旋混合物。这种 D-氨基酸大多数不具有营养价值，因此，必需氨基酸残基发生外消旋反应，使营养价值降低 50%。此外 D 型异构体的存在可降低蛋白质消化率，因为 D-残基肽键在体内比 L-残基肽键更难以被胃和胰蛋白酶水解，不易通过小肠吸收，即使被吸收，也不能在体内合成蛋白质。另外，某些 D 型氨基酸(如 D-脯氨酸)还具有神经毒性，毒性的大小与肠壁吸收的 D 型氨基酸量成正比。

在碱性条件下热处理时，精氨酸转变成鸟氨酸、尿素、瓜氨酸和氨，半胱氨酸转变成脱氢丙氨酸，从而引起氨基酸损失。在碱性介质中强热处理蛋白质，半胱氨酸或胱氨酸发生脱硫，形成不可以利用的赖氨酰基丙氨酸、羊毛硫氨酸和 D-氨基酸残基。在酸性环境中加热时，丝氨酸、苏氨酸和赖氨酸的含量也会降低。

经剧烈热处理(如煎炸和烧烤等)的蛋白质可生成名为杂环胺的环状衍生物，到目前为止，从高温烹调肉制品中共分离和鉴定出杂环胺近 30 种，其中 2-氨基-3-甲基咪唑-(4,5-f)喹啉被国际癌症研究中心(IRAC)认定为Ⅱ级 A 类致癌物，另有 8 种杂环胺属于Ⅱ级 B 类致癌物。肉在 200 ℃以上加热环化生成氨基咪唑基氮杂环类致突变化合物。其中一类是由肌酸酐、糖和某些氨基酸(如甘氨酸、苏氨酸、丙氨酸和赖氨酸等)的浓缩产品在剧烈加热时生成的咪唑喹啉类化合物。图 7-2 中是 3 种在烧烤中发现的最强的致突变剂。

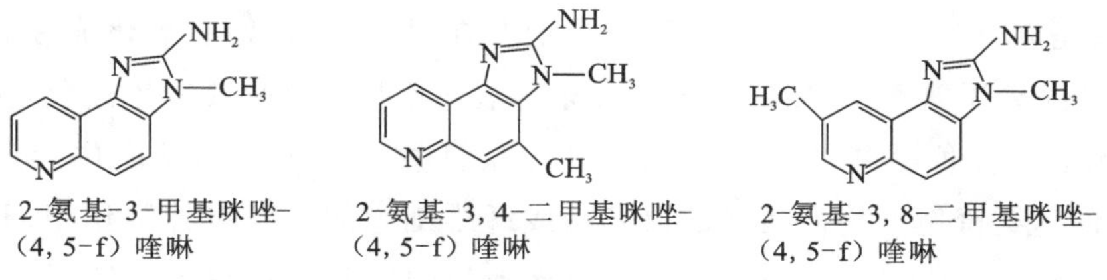

图 7-2 烧烤中发现的杂环胺类致癌物

(四)美拉德反应

含有还原性糖或羰基化合物的蛋白质食品，在加工和储藏过程中可能发生美拉德反应(非酶褐变的一种)，这种反应会降低蛋白质的营养价值。因为非酶褐变中的许多反应具有高活化能，所以在蒸煮、热处理、蒸发和干燥时这些反应明显地增强。中等含水量的食品，如焙烤食品、炒花生、焙烤早餐谷物和用滚筒干燥的奶粉其褐变转化速率大。美拉德反应最容易造成赖氨酸的营养价值损失，且其中间产物还可能抑制某些必需氨基酸在肠道内的吸收。在美拉德反应后期，类黑精分子间或分子内形成共价键，能明显地损害其蛋白质部分的可消化性，加热某些蛋白质-糖类模拟体系所产生的类黑精还有致突变作用，它的效力取决于美拉德反应程度。炼乳和奶粉中的赖氨酸含量和有效性见表 7-3。

表 7-3　炼乳和奶粉中的赖氨酸含量和有效性

制 备 方 法	总赖氨酸（酸水解）/(g/16 g N)	有效赖氨酸（试管中蛋白质水解）/(g/16 g N)	有效赖氨酸（鼠生长分析）/(g/16 g N)
冷冻干燥	8.3	8.3	8.4
喷雾干燥	8.0	8.3	8.1
蒸发	7.6	6.2	6.1
滚筒干燥（温和加热）	7.1	5.4	5.9
滚筒干燥（高温）	6.1	2.3	2.0

（五）氨基酸氧化

食物加工过程中使用的氧化剂，脂类氧化过程产生的过氧化物，植物中存在的醌类化合物或聚合物，光氧化反应、辐射、热空气干燥等都会引起蛋白质中氨基酸残基的变化，发生氧化反应，对蛋白质的营养性和功能性造成不利影响。

在有光、氧和敏化剂（如核黄素）存在时，蛋氨酸残基由于光氧化作用可生成蛋氨酸亚砜，这种物质是鼠类生理上不可利用的物质，甚至还表现出某种程度的毒性。将蛋氨酸全部氧化成亚砜的酪蛋白进行鼠喂饲试验，结果表明蛋白质功效比值比对照的未氧化酪蛋白大约低 10%。

色氨酸是人体的必需氨基酸，在强氧化剂存在时，游离色氨酸氧化成 β-氧吲哚基丙氨酸和 N-甲酰犬尿氨酸、犬尿氨酸等。犬尿氨酸无论是甲酰化或非甲酰化，至少对鼠来说它们都无法替代色氨酸的生理作用。且犬尿氨酸注射至动物膀胱内会产生致癌作用，色氨酸的这类降解产物对培养的鼠胚胎成纤维细胞的生长有抑制作用，并且表现出致突变性。色氨酸-核黄素的光加合物对哺乳动物的细胞具有细胞毒性，并在肠胃外营养中引起肝功能障碍。

（六）亚硝酸盐反应

肉制品中常使用的防腐和护色剂亚硝酸盐，可与二级和三级胺发生化学反应，生成 N-亚硝胺，如脯氨酸、色氨酸、酪氨酸、半胱氨酸、精氨酸或组氨酸等都可发生上述反应。蛋白质食品在烹饪或胃酸 pH 值条件下，容易发生此类反应，且反应所生成的亚硝胺或亚硝酸钠是强致癌物。在食用亚硝酸盐作为添加剂时，应注意适当添加抗氧化剂阻断亚硝胺的生成过程。

二、脂类

膳食脂类在营养中起着重要作用,可供给热量和必需脂肪酸,作为脂溶性维生素载体并增加食品风味。但是,脂类的氧化对人可产生毒性,过度和反复加热也会造成脂类感官和营养价值劣变。

(一)熔化与结晶

脂肪的结晶特性会对人造奶油、黄油、冰淇淋、搅打奶油和焙烤食品品质产生影响。当温度超过脂肪的熔点时,部分脂肪从固态转变为液态,如猪油、黄油加热液化。而当温度低于熔点时,脂肪分子开始形成稳定的晶核,然后晶核不断长大,生长成晶体,此时由于光的折射不规律,结晶后的脂肪呈现出不透明外观。但熔化和结晶的温度如存在偏差,脂肪分子可形成化学组成相同而不同结构的晶体,这种现象称为同质多晶。利用同质多晶现象的例子很多,如大豆油经低温冻化可使其更澄清;棕榈油和猪油等通过结晶分提可增大它的用途和改善其性质。不同产品对晶型要求不同,如起酥油需要 β 晶型以增强其持气性、酪化性等功能特性;可可脂需要 β 晶型来满足它的特殊要求,即 35 ℃以上不变软,但在人体温时能在口中迅速融化。如果温度储存不当,可可脂会发生晶型改变,在表面沉淀小的脂肪结晶,导致巧克力表面起霜,外观呈白色或灰色。

(二)脂类水解

脂类化合物在酶作用或加热条件下发生水解,释放出游离脂肪酸,使脂类氧化稳定性下降,影响脂类感官品质和营养价值。乳脂水解释放出短链脂肪酸,使生牛奶产生酸败味。油料种子在收获时油脂将发生明显水解,并产生游离脂肪酸,因此大多数植物油在精炼时需要碱中和。

(三)脂类热氧化与热分解

在高温条件下,脂类氧化和分解反应同步存在。脂类氧化是食品酸败的主要原因之一,它使脂类产生不良风味,生成对人体健康有威胁的氧化产物。当加热至 150 ℃以上时,饱和脂类会发生氧化,并生成同系列羧酸、直链烷醛、正烷烃和 1-链烯等。饱和脂肪酸加热氧化形成氢过氧化物,脂肪酸的全部亚甲基都可能受到氧的攻击。不饱和脂肪酸比对应的饱和脂肪酸更易氧化,在高温下氧化分解反应速度非常快,不饱和脂肪酸在空气中高温加热可生成氧二聚物或氢过氧化物的聚合物、氢氧化物、环氧化物、羰基以及环氧醚化合物。

油脂热分解会产生丙烯醛。当用肉眼看到油面出现蓝色烟雾时,就说明油脂已发生了热分解。煎炸食物时，油温控制在油脂的烟点以下，就可减轻油脂的热分解，降低油脂的消耗，可以保证产品的营养价值和风味质量。如煎炸牛排需要选择烟点较高的黄油，不但可以加速蛋白质变性，达到食用要求，还能提高牛排鲜嫩的质感。

(四)热氧化聚合作用

在烹调过程中，油脂在空气中被加热，油脂不断发生热分解和氧化反应，这些分解产物继续发生氧化聚合，并产生聚合物，使油脂增稠、起泡，并附着在煎炸食物的表面，给食用者的身体健康带来威胁。

油脂加热至200～230 ℃时能引起热氧化聚合，油炸食品所用的油会逐渐变稠。当油温升到300 ℃以上时，分子间开始脱水缩合成相对分子质量较大的醚化合物。当油温达到350～360 ℃时，则可分解成酮类和醛类物质，同时生成多种形式的聚合物，如己二烯环状单聚体、二聚体、三聚体和多聚体。其中环状单聚体能被机体吸收，毒性较强。

油脂氧化聚合的速度与油脂的种类有关，一般来说，亚麻子油最易聚合，大豆油和芝麻油次之，橄榄油和花生油不易聚合。烹饪中火力越大，时间越长，热氧化聚合反应就越激烈。金属尤其是铁、铜等能加速油脂热氧化聚合过程，应选用不锈钢替代铸铁锅进行油炸烹制。应尽量避免油脂高温、长时间加热，带着火苗烹饪的做法更不可取。油炸用油不宜反复使用。烹饪中应尽量减少油脂与空气的接触面积。

(五)形成有毒共聚物

脂类在高温下的热裂解产物与糖类和蛋白质经过缩合、环化和聚合反应会形成具有一定毒性的多环芳烃类化合物，如苯并芘。苯并芘是由一个苯环和一个芘分子聚合而成的多环芳烃类化合物，它具有强致癌、致畸和致突变作用，并能干扰内分泌系统，它被国际癌症研究中心归类为Ⅰ类致癌物，即有充分的证据证明对人类有致癌作用。

在烹饪中，苯并芘的生成与脂肪不完全燃烧有关，如烤架烧烤和高温(600 ℃以上)熏制过程中，动物脂类高温下熔化滴落至火焰中，发生高温裂解产生苯并芘类多环芳烃类化合物，这些化合物伴随热流和烟气上升并附着在食物表面，导致烧烤肉类中的苯并芘含量上升。一般情况下，脂类含量越高，则相同条件下烤制肉品中苯并芘产生的量越大。实验表明，280 ℃电烤20 min后，不同品种肉类的苯并芘含量分别为：鸡肉2.95 μg/kg，牛肉3.20 μg/kg，猪肉4.83 μg/kg。《食品中污染物限量》(GB 2762—2017)中对食品污染物制定了限量标准，其中苯并芘在熏烤肉中不应超过5 μg/kg。

(六)油脂稳定性下降

油脂的热稳定性可用烟点、闪点、燃点来衡量。烟点是指油脂在标定实验条件下开始冒烟的温度；闪点是指当用火源点火时，产生火花的这种短暂燃烧的最低温度，此时油脂开始产生挥发性物质；燃点是指油脂由于热降解，快速的产生挥发性物质，当明火点燃时可以持续燃烧的温度。在油炸食品时，食品中大量水分进入油脂，油脂又处在较高温度条件下，因此脂解程度较高。随着油炸温度升高和时间延长，油脂中游离脂肪酸含量增加，通常引起油脂烟点和表面张力降低，以及油炸食品品质劣变。且游离脂肪酸比天然油脂对氧化作用更为敏感，导致油脂氧化稳定性下降，更容易发生氧化酸败。如一般新鲜油脂发烟温度为 220～230 ℃，若游离脂肪酸的含量达到 0.6%时，其油脂的发烟温度降至 148 ℃。

三、糖类

糖类是指多羟基醛或酮及其衍生物和缩合物，按照其可水解程度，常将糖类分为单糖、寡糖和多糖。这些糖类在烹饪高温中发生水解、分解、分子重排等化学反应，不仅使得糖类生物利用率发生变化，甚至还可能生成对人体健康有害的化合物。

（一）淀粉糊化

淀粉颗粒从吸收水分到体积增大，以致破裂的过程称为淀粉的溶胀。在一定的温度下，溶胀了的淀粉经过搅拌或沸腾，形成均匀的、黏稠的糊状物叫糊化。淀粉糊化的实质是淀粉分子间的氢键断裂，水分进入淀粉分子间，破坏了淀粉分子间的缔合状态，形成胶体溶液。

在常见的米、面以及薯豆类植物性食品中，光能被植物以淀粉的方式储备下来，并聚集成一个个微小的淀粉颗粒。这种能量的集合体，不溶于冷水，且质地坚硬，入口粗糙，不易为人体所消化吸收。在 60～80 ℃的区间内，淀粉颗粒受热，在水中舒展开来，像气球一样胀大并将水分吸纳到网络内部，淀粉分子伸展并与水结合，在空间内膨胀并相互挤压，膨润的淀粉分子流动受阻，变得黏滞不堪，形成类似凝胶的淀粉糊。

淀粉糊化越彻底，则人体对淀粉的吸收率越高。部分天然淀粉颗粒存在蛋白质包埋、晶体结构紧密等特性，使之成为不易消化吸收的抗性淀粉，但其受热糊化后，蜷缩在一团的淀粉分子伸展开来，人体消化道中的酶更容易将这样的淀粉切片、分解，并最终转化为葡萄糖。在碳水化合物总量不变的条件下，糊化程度越高，则食品的血糖生成指数越高。

决定淀粉糊化难易程度的因素包括淀粉种类、淀粉颗粒大小、水分含量、食品中其他成分等。通常情况下，含支链淀粉多的、颗粒大的、结构较疏松的淀粉易于糊化。淀粉颗粒较大的地下块茎淀粉比淀粉颗粒小的谷类淀粉易糊化，糊化温度也低。不同作物的糊化温度如下：大米 68～78 ℃，小麦 60～64 ℃，马铃薯 58～60 ℃。水分含量与淀粉糊化程度呈正相关，低水分含量的面团制备的烘焙食品中，许多谷物淀粉颗粒仍未糊化，而高水分含量的产品中，大多数或所有淀粉颗粒都已经糊化。脂肪会降低淀粉糊化程度，凡能够直接跟淀粉配位的脂肪都将阻止淀粉颗粒溶胀，脂肪-直链淀粉络合物在大量水存在的情况下，至 100～120 ℃才能发生糊化。白面包中的脂肪含量低，其中 96%的淀粉可完全糊化，因而容易消化，属于高血糖生成指数食物。千层酥和蛋挞皮中脂肪含量高，水分含量低，其中含有大量未糊化淀粉，不易消化。

干淀粉的黏性最小且细腻而滑爽。淀粉加热逐渐膨胀，黏度也逐渐增大，到了发生糊化而淀粉颗粒尚未破碎时淀粉的黏度最大，这时在淀粉中加水，或搅拌使其分散，都会导致黏度下降。例如，在浓稠的稀饭中添水，就会破坏淀粉糊中的凝胶使黏度下降，甚至出现分层。用马铃薯勾芡的菜肴，进餐剩余后再存放就会发现芡变稀而出水，这是因为筷子夹菜时的搅拌作用，破坏了淀粉糊及芡的分子之间的相互作用，黏度下降。

直链淀粉含量高的淀粉糊黏度低，糊化后体积增大较多；含支链淀粉高的淀粉糊黏度高，糊化时体积增加比较少，因此糯米粉制品黏度高、出品率低，体积小但密度高。

（二）淀粉老化

淀粉老化是糊化后的淀粉分子结构从无序到有序转变的过程，在淀粉糊老化过程中，常出现混浊、凝结或沉淀的现象。淀粉的老化过程：热的淀粉糊冷却和储藏时，由于分子热运动能量不足，体系处于热力学非平衡状态，氢键相互作用使得淀粉分子由无定形态转为相互聚集并重结晶，淀粉溶解度逐渐降低，从糊状溶液中析出。直链淀粉形成螺旋结构并开始堆积，支链淀粉形成外支链间双螺旋结构与双螺旋之间有序堆积。如凉的馒头、米饭变硬、干缩；凉粉变得硬而不透明均属于淀粉老化现象。

影响老化速率的因素包括直链淀粉和直链淀粉的分子比，淀粉浓度、温度以及其他共存物。直链淀粉比支链淀粉更易老化，如烘焙食品冷却至室温时，大部分直链淀粉已经老化，而在随后的储藏过程中是支链淀粉的外侧支链缔合引起的老化，但其老化时间比直链淀粉长得多，这就是烘焙食品的陈化过程。淀粉老化最适宜的温度是 2～4 ℃，温度高于 60 ℃或低于－20 ℃都不会发生老化。馒头、凉粉、面包、米饭，不宜存放在冰箱保鲜室，而应放在冷冻室速冻，从而阻止淀粉的老化。食品工业中将刚刚糊化的淀粉迅速骤冷脱水，或在 80 ℃以上迅速脱水，制作方便面、方便粥，这种食品食用时再复水储存时则不会发生老化现象，这个过程称为预糊化。

淀粉老化对人体消化吸收过程是不利的，淀粉类食物发生老化或回生过程中，直链淀粉分子和支链淀粉的长链缠绕在一起形成双螺旋结构，并发生凝沉，这种淀粉聚合物不易与淀粉酶结合，使淀粉具有抗消化特性，如冷米饭、冷面包、玉米片等。通过含水量小于 35%、80～160 ℃的湿热处理；或含水量大于 40%，温度设定在淀粉糊化温度以下的韧化处理或增压热处理能将食物中的淀粉转化为抗性淀粉，这种抗性淀粉血糖生成指数低，并具有双歧杆菌在胃肠道中的生长和繁殖作用，可以用于特殊人群（高血糖患者）的膳食调节。有实验证实，热蒸汽和高压热蒸汽分别对黑豆、红豆及利马豆进行处理，抗性淀粉得率为 19%～31%，所得抗性淀粉含量比原淀粉中提高 3～5 倍。

(三)膳食纤维软化

烹饪中的加热通常无法彻底分解膳食纤维,但能够促进植物纤维素的软化,使食材中的营养成分更有效释放。可食性植物中含有大量的细胞壁组织,它们在植物细胞中起到支撑和保护作用,其成分主要为半纤维素、果胶和木质素。这些膳食纤维是由D-吡喃葡萄糖通过β-D-(1→4)糖苷键连接构成的线性同聚糖,具有平直、线性的纤维素分子结构,并在广泛区域内通过氢键缔合形成多晶纤维束,具有结合牢固及化学性质稳定的特点。当被加热时,氢键受破坏,纤维素发生吸水溶胀,细胞壁出现裂隙或部分崩解。研究表明全纤维素在75～95 ℃时软化,而α-纤维素样品在100 ℃时软化。蔬菜细胞壁组织在烹饪(杀青、焙烤、烧煮、蒸煮、油炸)的热处理过程中能够被充分软化,其表现为蔬菜组织的薄壁细胞脆性增加,容易发生破裂,如菠菜、黄瓜等经汆烫后就会变得异常柔软。

部分果蔬加热后可以获得可溶性的果胶。在果实细胞壁的中胶层中,含有大量原果胶,它是甲酯化程度高的半乳糖醛酸的聚合物,与纤维素和半纤维素结合,让果实具有良好弹性和韧性。在酶解或加热的条件下,原果胶可发生水解,与纤维素分离生成可溶于水的果胶,使果实组织变软。如在熬制草莓、苹果和柚子皮时,水果会逐渐软化并渗出黏而光滑的果胶。因原果胶分解需要水,故在烹制含水少的果蔬(如胡萝卜、刀豆等)时,可额外加水以促进原果胶的水解。

(四)非酶褐变

食品不依靠酶催化作用,在储藏或加热条件下发生分解和聚合,生成深色色素的过程称为非酶褐变,常见的非酶反应包括美拉德反应和斯特雷克尔降解。由于非酶褐变均伴随着糖类和蛋白质分子结构的变化,它会在一定程度上引起食品营养损失,特别是必需氨基酸的损失。

美拉德反应分为糖热解、结合氨基酸、分子重排、产物降解、分子聚合五个过程,最终形成深色的物质和特殊香味。储藏和加热时,食品中的还原糖与胺反应生成葡基胺或二葡基胺,该产物经过分子重排反应(阿马道莱重排或汉斯重排)生成1-氨基-1-脱氧-2-酮糖或2-氨基醛糖。这些糖与氨基酸的结合物最后通过环化、脱水、重排、异构化,并进一步缩合产生不溶于水的含氮聚合物和共聚物类黑精色素。斯特雷克尔降解过程与美拉德反应类似,也是糖类(羰基)和氨基酸(氨基)相互作用,并生成大量挥发性产物,如醛、吡嗪、吡啶、吡咯和糖的裂解产物,赋予烘焙食品(如咖啡、可可、烤鸭皮、面包、啤酒等)怡人的风味。

不同类型的糖类和氨基酸发生非酶褐变的难易程度不同。外界环境相同条件下,糖类发生非酶褐变从易到难依次为双糖(麦芽糖、乳糖和蔗糖)、己糖(半乳糖、甘露糖、葡萄糖、果糖)、阿拉伯糖、核糖、木糖。在所有的氨基酸中,赖氨酸容易发生美拉德反应,并可获得较深的色泽。而半胱氨酸的美拉德反应,则获得最浅的色泽。如在奶制品中,赖氨酸极容易发生非酶褐变而损失。谷物焙烤食品、面包和豆类焙烤制品赖氨酸损失也非常严重。烹调过程中，也可通过挑选糖的种类，以达到不同褐变效果，如烤鸭表皮涂抹麦芽糖以促进美拉德反应，烘焙制品中选用木糖醇则产品表皮的色泽浅。

除降低糖类和蛋白质营养价值外，非酶褐变的各种产物对人体的影响也存在争议。美拉德反应过程复杂，生成物众多，其中部分产物具有一定抗氧化作用，而另一些可能存在"三致"（致突变、致癌、致畸）作用。有研究发现，果糖和氨基酸的美拉德反应产物自由基清除能力及金属离子螯合能力均有提升。但从食品安全性角度考虑，在烹饪中不应过度追求褐变效果。JECFA 在 1996 年通过大量急性和亚急性动物毒理实验得到每人每日 5-羟甲基-2-呋喃醛（糖脱水产物）不应超过 540 μg 的限量标准。

（五）脱水、熔化、热解

直接加热糖类时（没有蛋白质或氨基酸存在），糖类会发生脱水、裂解和聚合反应，色泽加深、褐变，这一类化学反应称为焦糖化反应。糖类在加热初期中，会发生分子内脱水并异构化，改变原有分子结构和营养功能。戊糖脱水生成的主要产物是 2-呋喃醛，己糖生成 5-羟甲基-2-呋喃醛和其他产物，这些产物具有吸收光和产生颜色的特性，使糖类色泽加深。继续加热后，糖类会在熔融时发生正位异构化、醛糖-酮糖异构化以及分子间和分子内的脱水反应。当剧烈加热后，糖类发生碳碳键断裂反应，形成挥发性酸、醛、酮、呋喃、醇、芳香族化合物、一氧化碳和二氧化碳，如继续加热则糖类会发生碳化。

糖类脱水能改变糖类的物理特性，而热降解后发生的焦糖化反应可以产生焦香风味物质和着色效果优良的焦糖色素。在烹饪中常利用油作为传热媒介进行糖色翻炒，如蔗糖溶液在温度由低到高的加热过程中，首先因水分蒸发，蔗糖溶液被不断浓缩，黏度增高形成晶莹亮泽的糖芡；温度升至 160 ℃时蔗糖开始熔化，蔗糖立方晶体熔融，如此时进行快速降温处理，则蔗糖可向无定形态转化，凝固温度范围扩大，表现为不是迅速结晶硬化，而是在 124～162 ℃的区间内可拉出半液态的长丝。当温度升至 163 ℃以上时，蔗糖发生降解速度加快，降解产物在高温下迅速发生焦糖化反应，即经过聚合、缩水变成含黑褐色色素的物质。

蔗糖加热中各升温区间的外观变化见表 7-4。

表 7-4　蔗糖加热中各升温区间的外观变化（室温 29 ℃）

糖液温度/（℃）	蔗糖变化现象	现象原因分析
100	有小气泡溢出	水中溶解的空气外溢
110	沸腾，有大气泡溢出	糖液增浓，沸点升高，水分蒸发
115	沸腾，大气泡，固体溶解	油拔糖表层晶型转化
122	沸腾，大气泡	油拔糖吸附水分汽化
146	沸腾，黏稠，大气泡	油拔糖达最佳拔丝升温区间
158	黏稠，淡黄，出糖丝	油拔糖达最佳拔丝点

续表

糖液温度/(℃)	蔗糖变化现象	现象原因分析
160	黏稠,平静,出丝色佳	糖晶型转化为无定形态
162	转老黄色,继续出糖丝	处于最佳拔丝升温区间
163	浅棕黄,仍出丝	开始热分解焦糖化过程
166	棕色,多小气泡,出丝差	热分解焦糖化持续进行
172	红褐色,大量气泡上冲	大量分解、焦化
173	黑色,分解,大气泡放出	剧烈分解、部分炭化

结构更复杂的糖类(如淀粉)在 200 ℃热解时,会首先发生转糖苷反应,同时分子结构由 α-D-(1→4)链随加热时间延长逐渐减少,同时伴随着 α-D-(1→6)和 β-D-(1→6)键的形成,淀粉变得更容易糊化结团。随后,淀粉长链断裂成单糖、双糖和低聚糖,发生焦糖化反应。

由于焦糖化是一种由来已久的传统烹饪工艺,一般认为,脱水和热解仅降低糖类的消化吸收,对人体不会产生毒性。老抽中也经常添加焦糖色素以提升着色效果,可口可乐、啤酒等饮料中,也会使用焦糖色素改善色泽和香味。但近期发现用铵离子作催化剂制成的焦糖色素中含 4-甲基咪唑,其具有细胞毒性,能诱发动物惊厥,在人体内能转化成致癌物质,因此作为焦糖色素的安全指标被严格监控,GB 1886.64-2015 食品安全国家标准中规定焦糖色素中 4-甲基咪唑不得超过 200 mg/kg。

(六)糖苷的变化

糖苷是单糖的半缩醛(或半缩酮)羟基与其他基团的化合物失水而缩合成的缩醛(或缩酮)式衍生物,在动植物体内具有一定生理功能。部分植物(杏仁、木薯、高粱、竹笋、亚麻子等)中含有生氰糖苷,当植物细胞组织被破坏时,生氰糖苷被水解酶分解,生成氢氰酸,会对食用生氰植物的对象产生急性和慢性毒性。在食用生氰植物前,一般需要加热使水解酶失活,阻止其对生氰糖苷进行水解。100 ℃、20 min 水煮可使亚麻子中的氰化物含量降低 90%;120 ℃、25 min 蒸煮可 100%去除亚麻子中的氰化物;木薯通过浸泡、日晒或粉碎、日晒工序,可将氰化物含量降低 96%~98%。

(七)产生有毒共聚物

糖类在有蛋白质、脂肪共存的条件下过度加热,可能生成对人体健康具有危害性的化合物,如丙烯酰胺。

丙烯酰胺是由还原糖的羟基与游离 L-天冬酰胺在高温下形成的次级反应产物,具有神经毒性、生殖毒性、发育毒性。国际癌症研究机构将丙烯酰胺定义为Ⅱ级 A 类致癌物,即在实验动物的致癌性证据充分。动物实验表明,鼠口服丙烯酰胺的半致死量是 100~270 mg/kg,WHO 推荐的丙烯酰胺安全摄入量为 1 μg/(kg·d)。

丙烯酰胺在食品中的含量高低由食品原料种类、加热温度及共存物决定。通常情况下，丙烯酰胺在富含碳水化合物的食品中更容易形成，而在富含蛋白质的食品中丙烯酰胺的含量则很低。油炸有利于丙烯酰胺的产生，微波炉加热的食品中丙烯酰胺的含量也比较低，而水煮的食品中则测不到丙烯酰胺的存在。研究表明，氨基酸天冬酰胺与羰基源类物质的美拉德反应是丙烯酰胺形成的主要反应途径，因此谷类及马铃薯这类富含天冬酰胺的高淀粉食材，加热至 120～180 ℃时丙烯酰胺会大量生成。

不同食品中丙烯酰胺的质量分数见表 7-5。

表 7-5　不同食品中丙烯酰胺的质量分数

食品种类	丙烯酰胺的质量分数/(μg/kg)	食品种类	丙烯酰胺的质量分数/(μg/kg)
百吉圈	12～27	软饼	<30
脆面包	259	脆饼	37～620
油炸马铃薯	726	饼干	334～342
烤箱烘烤的马铃薯(整个)	<30	常规烘烤的咖啡	37～374
马铃薯片	693～3212	深度烘烤的咖啡	97～319
格兰诺拉麦片	11～89	小米锅巴	256
其他种类的谷类早餐食物	44～1507	盐焗腰果	452
油炸鸡蛋	<30	卡乐咪虾条	563
炸鸡腿	365	黄金蟹钳	686

脂类、蛋白质和糖类高温缩合也可生成苯并芘。在烤制食物(如北京烤鸭、叉烧肉等)中，为改善色泽和风味，会在动物肉类表面涂抹糖类，高温下蛋白质和糖类美拉德反应后的产物，经环化和聚合可能形成苯并芘。此外糖类滴落在火焰中，不完全燃烧也可产生苯并芘。

四、维生素

维生素在食品中含量较低，其中许多还具有辅酶、还原剂、自由基淬灭剂的特性，因此在热处理中，往往会改变维生素的化学性质而造成其营养价值降低。但事实上食物在烹饪中所造成的维生素营养损失(特别是水溶性维生素)并没有想象中那么严重，这可能是由于膳食组成、特定维生素与膳食组分以及维生素的存在形式都对维生素的生物利用率产生影响，这种复杂体系减轻了热处理对维生素的破坏作用。

(一)高温酶灭活

果蔬加工中常采用热烫的方式以达到酶灭活及食材空隙间气体减少的目的，尽管热烫过程中沥滤和氧化会造成食材维生素含量降低，但这样的过程有利于维持维生素在储藏过程中的稳定性。已有充分的资料表明，高温瞬时处理能提高热不稳定营养素的保留率，如硫胺素和抗坏血酸。

（二）热损失

高温会引起维生素的降解或分子结构变化，从而导致其生物利用率降低。

高温会降低类胡萝卜素作为维生素 A 原的活性，即降低类胡萝卜素进入体内后转化成维生素 A 的比例。这是因为维生素 A 和类胡萝卜素在加热过程中，由于发生不饱和异戊二烯侧链上的自动氧化或立体异构化，它们会由天然的全反式结构转变成顺式异构体。这种顺式异构体的维生素 A 相对活性仅有天然全反式类胡萝卜素的 30%～90%，如 β-胡萝卜素的 9-顺式维生素 A 相对活性为 38%，13-顺式也仅有 53%。果蔬的加热罐装处理就会造成类胡萝卜素的异构化，继而造成维生素 A 活性损失，通常在罐装果蔬中观察到由热引起的最大异构化程度为约 40%的 13-顺-β-胡萝卜素和 30%的 9-顺-β-胡萝卜素。但需要重点注意的是，异构化的类胡萝卜素仅仅使维生素 A 的活性下降，并不影响类胡萝卜素作为抗氧化剂的保健功效。

硫胺素在中性或酸性环境中热降解速度缓慢；在 pH 6～7 之间，硫胺素发生亚甲基桥的断裂，释放出的嘧啶和噻唑发生环裂解，硫胺素降解速度加快；当 pH＞8 时，食品中所有噻唑环均受到破坏，产生大量含硫化合物，并产生烹饪肉制品的特征风味。

热加工除直接引起维生素降解外，还容易造成水溶性维生素从食物中浸出。如蔬菜中叶酸的总损失与沥滤程度密切相关，食品加工和家庭制作过程中也可能会造成叶酸的大量损失。

蒸煮对部分蔬菜中叶酸含量的影响见表 7-6。

表 7-6 蒸煮对部分蔬菜中叶酸含量的影响

蔬菜（水中煮 10 min）	总叶酸含量/（μg/100 g 新鲜质量）		
	新鲜	煮后	叶酸在蒸煮水中的含量
芦笋	175±25	146±16	39±10
西兰花	169±24	65±7	116±35
抱子甘蓝	88±15	16±4	17±4
卷心菜	30±12	16±8	17±4
花菜	56±18	42±7	47±20
菠菜	143±50	31±10	92±12

高温不仅会促使维生素 B_6 降解，还有可能使维生素 B_6 与食品中其他营养素形成复合物，从而降低食品中维生素 B_6 的营养活性。加热过程中，不同形式的维生素 B_6 分解条件稍有差别。吡哆醇在 pH 值为 4～7 的缓冲液中，40～60 ℃保温 140 天也未见损失，吡哆胺在 pH 值为 7 时损失最大，而吡哆醛的最大损失出现在 pH 值为 5 时。在食品加工过程中维生素 B_6 的损失途径和程度与其他 B 族维生素类似，如在杀青和罐装过程中，鹰

嘴豆和利马豆的总维生素 B_6 损失为 20%～25%。特别值得注意的是，牛乳中天然吡哆醛在高温灭菌过程中会发生乳蛋白相互作用，形成含硫衍生物-4-吡哆醛-二硫化物及吡哆醛赖氨酸残基，这两种物质分别仅有普通维生素 B_6 活性的 20%和 50%。如单一食用上述灭菌乳所致的副产品，则会造成生物体出现维生素 B_6 缺乏症。20 世纪 50 年代曾出现 50 多例因食用市售乳基婴儿配方食品而发生的婴儿抽搐发作，在给患病儿服用吡哆醇后惊厥失调得以纠正的事例。通过强化吡哆醇，可以杜绝食品经热加工而出现的维生素 B_6 不足的问题。

加热有利于提升烟酸的生物利用率。这是由于在部分食物中，烟酸以烟酰胺腺嘌呤二核苷酸、烟酰胺腺嘌呤二核苷酸磷酸的形式存在，它们与碳水化合物、肽和酚类结合成复合物，除非经热水解，否则这些复合物不具有烟酸活性。而由烹制高温引起的分解反应可显著提升烟酸的相对浓度，如在玉米的蒸煮过程中，加热可使烟酸复合物中释放出游离烟酰胺，加碱可以加速该反应速率。霍皮族印第安人会使用一种用木灰（碱性物质）煮制玉米粒的传统方法，其原理为碱水解烟酸和糖之间的酯键，释放出游离烟酸。此外，在温和的酸处理条件下（主要是咖啡烘烤过程中），葫芦巴碱（N-甲基-烟酸）发生脱甲基而生成烟酸，使得咖啡中烟酸的浓度与活性提升 30 倍。

维生素 B_{12} 属于热稳定性较好的维生素，早餐谷类膨化加工过程中维生素 B_{12} 平均损失为 17%，但当加热温度过高或时间延长时，维生素 B_{12} 损失则加剧，如经过超高温瞬时杀菌（UHTST）处理过的牛乳经过 90 天的室温储藏后会造成维生素 B_{12} 浓度近 50%的损失，在 120 ℃下灭菌 13 min 后，牛乳中维生素 B_{12} 损失率达到 77%，如果乳制品经过预先浓缩（如炼乳、奶粉等）则维生素 B_{12} 损失更为严重。

罐装食品中维生素的典型损失见表 7-7。

表 7-7　罐装食品中维生素的典型损失(%)

产品	生物素	叶酸	维生素 B_6	泛酸	硫胺素	核黄素	烟酸	维生素 C	维生素 A
芦笋	0	75	64	—	67	55	47	54	43
利马豆	—	62	47	72	83	67	64	76	55
绿豆	—	57	50	60	62	64	40	79	52
甜菜	—	80	9	33	67	60	75	70	50
胡萝卜	40	59	80	54	67	60	33	75	9
玉米	63	72	0	59	80	58	47	58	32
蘑菇	54	84	—	54	80	46	52	33	—
嫩豌豆	78	59	69	80	74	64	69	67	30
菠菜	67	35	75	78	80	50	50	72	32
番茄	55	54	—	30	17	25	0	26	0

（三）氧化损失

具有抗氧化功能的维生素容易在有氧的条件下发生降解，导致其生物利用率降低。

维生素 A(以及维生素 A 原)的降解途径及条件类似不饱和脂肪酸的氧化降解,包括直接的过氧化作用以及在脂肪氧化过程中产生的自由基的间接作用。单重态氧、羟基、超氧化物自由基和过氧化物自由基等氧化自由基进攻 β-胡萝卜素,形成表环氧化物,如存在高温处理或有光照作用,β-胡萝卜素则继续降解成相对分子质量低的片段产物,失去其原有生理活性。温度越高,与空气接触越充分,则维生素 A 和类胡萝卜素氧化降解程度越高,如经蒸煮过的脱水胡萝卜,通过常规气干、变温压差膨化干燥和真空冻干三种不同工艺进行干燥脱水,其 β-胡萝卜素损失率分别为 50%、56%、60%。

还原态的天然 L-抗坏血酸在金属离子和氧存在的条件下,会发生快速化学降解,L-抗坏血酸被氧化成脱氢抗坏血酸,接着水解为 2,3-二酮古洛糖酸,再经过进一步氧化、脱水和聚合形成一系列无营养活性的产物。2,3-二酮古洛糖酸不再具有维生素 C 活性,且 L-抗坏血酸降解过程总是伴随着变色反应,通过食品色泽从无色向黄、棕色转变可间接推断抗坏血酸的氧化进程。当温度升高时,脱氢抗坏血酸水解成 2,3-二酮古洛糖酸的反应速率急速提升,体系维生素 C 活性损失严重。然而,体内实验发现,经蒸煮后的果蔬食品(西兰花、橘瓣)L-抗坏血酸的生物利用率与维生素补充片剂的生物利用率相同,新鲜西兰花中 L-抗坏血酸的生物利用率反而比蒸煮后低 22%,这可能是由于咀嚼和消化过程中细胞分裂不完全所致。故复杂体系(天然食物的细胞组织)中存在的 L-抗坏血酸的生物利用率并不因适度蒸煮而降低。

维生素 E 在有分子氧和自由基存在的条件下,会发生快速降解,如在面粉中添加具有氧化性的增白剂,可导致维生素 E 的大量损失。维生素的化学结构对其氧化稳定性起决定作用,四氢叶酸(天然存在形式)极易氧化分解,而叶酸(用于食物强化的人工合成形式)却非常稳定。

(四)光分解

光照可引起维生素化学结构改变或降解,造成部分光敏性维生素生物利用率降低。天然反式 β-胡萝卜素光照下会发生光异构化及光化学降解,导致食品维生素 A 的相对活性降低,如胡萝卜汁和牛奶(类视黄醇)中都已观察到类似的光化学反应。因此,对于含有光敏性维生素的食品,包装材料和包装形式对储藏过程中维生素活性的净保留率影响显著。维生素 D 在光照下也会发生降解反应,实验表明连续用荧光照射 12 h,可使约 50%添加于脱脂奶中的胆钙化固醇失去活性。

核黄素极易发生光化学反应,产生无生物活性的光黄素、光色素及一系列自由基,这些光氧化产物还会导致其他不稳定维生素的光敏降解。如牛奶发生“日光臭味”的机理就与核黄素光降解产生自由基,引起牛乳中的不饱和脂肪酸脱羧以及蛋氨酸脱氨有关。维生素 B_6 易见光降解,发生光氧化形成无营养活性的衍生物 4-吡哆酸和 4-吡哆酸-5’-磷酸。

各种维生素的稳定性比较见表 7-8。

表 7-8 各种维生素的稳定性比较

营养素	中性环境	酸性环境	碱性环境	空气或氧气	光	热	最大烹调损失/(%)
视黄醇	S	U	S	U	U	U	40
生育酚	S	S	S	U	U	U	55
抗坏血酸	U	S	U	U	U	U	100
生物素	S	S	S	S	S	U	60
胡萝卜素	S	U	S	U	U	U	30
胆碱	S	S	S	U	S	S	5
维生素 B_{12}	S	S	S	U	U	S	10
维生素 D	S	S	U	U	U	U	40
叶酸	U	U	U	U	U	U	100
维生素 K	S	U	U	S	U	S	5
烟酸	S	S	S	S	S	S	75
泛酸	S	U	U	S	S	U	50
维生素 B_6	S	S	S	S	U	U	40
核黄素	S	S	U	S	U	U	75
硫胺素	U	S	U	U	S	U	80

注:S 表示稳定(未受重大破坏);U 表示不稳定(显著破坏)。

在烹饪中可根据维生素在不同条件下的稳定特性,采取具有针对性的措施以降低维生素损失率。如水溶性维生素主要通过渗透和扩张两种形式从食物中析出,食品的表面积大,水流速度快、水温高、浸泡时间长、挤汁与烹饪时间长,对水溶性维生素的保存不利;抗坏血酸易被氧化酶氧化,青菜类、南瓜、胡萝卜含氧化酶较多,可通过旺火急炒、加醋、先洗后切、加盖烹饪、勾芡等方法降低氧化酶对抗坏血酸的破坏程度。同时尽量避免食材过于细小的分割,因为切得越细碎,就会有更多的细胞膜被破坏,氧化酶释放越多,同时增加了与水和空气的接触面,从而加快抗坏血酸的损失速率。对热敏感的维生素(B 族维生素),应避免其在较高温度下烹制,也可以采取上浆挂糊后烹制,则可相对减少维生素的损失。对氧敏感的维生素,应在储存、加工、运输过程中采用真空或充氮方式隔绝氧气,特别是有的维生素在有氧加热时损失更大,如视黄醇、抗坏血酸和叶酸在敞开锅烹制时更容易受损失,应密封保存或用高压锅等密闭炊具烹制。对酸敏感的维生素,如视黄素、泛酸等,在烹制时应减少酸性调料(醋)的使用量,并应避免与番茄、柠檬等有机酸含量高的食物搭配共烹。对碱敏感的维生素,如核黄素、硫胺素、抗坏血酸和叶酸等,在腌制或预处理食材原料时应避免碱性食品添加剂(小苏打)的使用。

五、矿物质

矿物质的化学性质在烹饪中不会发生显著改变,热加工所引起的食材矿物质的流失主要跟加热破坏细胞结构，导致矿物元素从食材中溢出有关。因此与水接触时间越长，原料汁水渗出越严重的烹制方式，矿物元素损失越严重，如实验证实水煮蔬菜中钙、铁、锌在烹制时间相同时损失率远高于蒸制和炒制。

在烹饪中不同矿物元素损失率有显著差别，相同食材中钠、钾离子的流失率高于钙、铁、锌等二价金属离子，这是因为钾通常以离子形式存在于食品中，而铁、锌常以蛋白质或其他与大分子配位体相结合的形式存在于食品中，前者在食材和汤汁内外渗透压失衡时更容易出现溢出。而在动物性食品中，铁元素的损失较钙、锌、镁更为严重，这可能与铁离子以血红素铁的形式大量分布在血液中有关，富含铁元素的动物血在清洗、焯水和烹煮过程中被去除。铁锅在烹饪过程中能够溶出少量铁元素，具有一定膳食铁的补充效果。实验显示，铁锅烹制的汤汁、菜及米饭中的铁浓度是不锈钢锅、铝锅和砂锅中的 2～9 倍。改变环境 pH 值，也可对食材中矿物元素的溶出产生影响，如烹制骨骼时，加入醋有助于骨骼中的羟基磷酸钙和碳酸钙向汤汁中溶出。

部分天然植物性食物中含有抑制矿物质生物利用率的酸性成分，如植物种子中的肌醇六磷酸（又称植酸），植物叶片如茶叶中的单宁酸等，它们能与钙、铁、锌、镁形成高度不溶性螯合物，导致矿物质生物利用率降低。草酸水溶性强，可通过焯水和氽烫去除。植酸在食材发酵过程中，会被活性植酸酶水解，从而提高磷及其他矿物质的利用率。

第二节　非热加工对原料营养价值的影响

一、食品加工对原料价值的影响

（一）洗烫

清洗和烫漂可以钝化原料中的酶、去除原料组织中的空气并降低植物中草酸等抗营养因子的含量从而起到保护营养成分的效果。但由于烫漂后沥滤效果，使得矿物元素随水流失。水溶性维生素也容易出现因清洗、杀青和加工/制作过程中的沥滤以及组织的汁液渗出而损失。目前烫漂工艺包括沸水烫漂、蒸汽烫漂和微波烫漂，由于水接触量和热加工时间不同，三种烫漂工艺中维生素的保留率依次升高。

烫漂对菠菜矿物元素的影响见表 7-9。

表 7-9　烫漂对菠菜矿物元素的影响(g/100 g)

名　称	未　烫　漂	烫　　漂	损失率/(%)
钾	6.9	3.0	56
钠	0.5	0.3	43
钙	2.2	2.3	0
镁	0.3	0.2	36
磷	0.6	0.4	36
硝酸盐	2.5	0.8	70

(二)涨发

涨发实际上是干燥后食品的复水过程。涨发食品的吸水能力与食材本身蛋白质及多糖含量和特性密切相关,蛋白质上亲水的基团能够与水分子以氢键的方式相结合,蛋白质复杂的空间结构能形成网络,截留部分水分。提升环境中的 pH 值可改变蛋白质的等电点,而加热则可促使蛋白质发生变性伸展,从而提升蛋白质空间舒展的程度和与水分结合的能力,因此在干制海产品、动物筋腱的涨发过程中,为缩短涨发时长,往往采用小苏打或热水涨发。但海产品(如鱿鱼、海参)中的胶原蛋白在碱的作用下发生水解,生成明胶而溶于水中,使原料本身蛋白质营养价值下降。因此涨发海参、鱿鱼的时间、温度及酸碱度都应控制在合理范围内,防止胶原蛋白过度水解而随水流失。

菌藻类的涨发得益于多糖的凝胶作用,多糖分子相互间通过氢键、疏水缔合、离子桥联、缠结或共价键连接而形成连续的三维网络,如海绵状可将水吸附在网络中。这种三维网络结构对外界应力具有一定抵抗作用,并能在某些方面表现出弹性固体性质,故在涨发过程中不易流失。

涨发对于水溶性的矿物元素和维生素的影响较大。在干制过程中,原料细胞组织部分被破坏,食品内部呈现出多孔质地。在涨发过程中,游离的矿物元素如钾和水溶性的 B 族维生素容易因渗透或沥滤作用而流失。

(三)搅打

振荡使蛋白质发生轻度变性,形成蛋白糊。在制作芙蓉菜或蛋糕时,常常把鸡蛋的蛋清和蛋黄分开,将蛋清用力搅拌、振荡,使蛋白质原有的空间结构发生变化,发生蛋白质变性。变性后的蛋白质将形成一张张有黏膜的网,把空气包裹到蛋白质的分子中间,使蛋白质的体积扩大很多倍,形成黏稠的白色泡沫,即蛋泡糊。蛋清之所以形成蛋泡糊,是由于蛋清中的卵黏蛋白和类黏蛋白形成悬浊液或溶液体系,这种体系在强剪切力的作用下可使蛋白质凝聚体(胶束)碎裂成亚单位,这种处理一般可增加蛋白质的黏稠性和起泡性,鸡蛋越新鲜,蛋清中的卵黏蛋白和类黏蛋白越多,振荡中越容易形成蛋泡糊。

同时，向空气-水界面施加剪切力，通常会引起蛋白质变性和聚集，而部分蛋白质变性可以使泡沫变得更稳定。

烹调中制作蛋泡糊，应选择新鲜鸡蛋。如果搅拌振动时的温度越低或振荡时间较短，蛋清形成的蛋白糊放置不久仍会还原为蛋清，因为这种情况下，只能破坏蛋白质的三、四级结构，蛋白质二级螺旋结构没有拉伸开，无法形成稳定的蛋白质网。一旦失去振荡的条件，空气就会从泡沫中逸出，蛋白质又恢复到原来的结构，这种变性称为可逆变性。烹调和食品加工应尽量避免这种可逆变性的发生，从而提高蛋泡糊的稳定性。

搅拌过程中蛋白质容易产生胶凝作用。在肉类的蛋白质中，含有较多的是肌动蛋白和肌球蛋白。其中肌球蛋白含量又多于肌动蛋白。肌球蛋白能溶解于盐的水溶液中，经加热或稀释形成凝胶，肌动蛋白也能溶于盐溶液，并和肌球蛋白结合成肌动球蛋白。蛋白质的凝胶是水分散在蛋白质中的一种胶体状态，它可以含有大量的水，如明胶的凝胶含水量可达99%以上，同时它具有一定的形状和弹性以及半固体的性质。在动物的肌肉组织中，蛋白质的凝胶状态使肉能保持大量的水分。

在烹制肉茸制品的菜肴(如鱼丸子)时，将肉糜中加入适量盐和水，顺一个方向搅拌。肉糜中含有多种蛋白质，经搅拌，蛋白质因各种分子间相互作用连接在一起，形成一个高度有组织的空间网状结构。蛋白质分子中与水结合的部位继续发生水合作用，使肉持有大量的水分。肉糜中约有65%的肌动蛋白在搅拌条件下，从肌肉纤维中游离出来，形成黏性较大的肌动蛋白，使肉糜产生较强的黏弹性。由于这类蛋白质分子更容易发生水合作用，肉的持水能力强，多数的蛋白质网进一步交联，形成了凝胶。利用这一原理制作的肉丸子或鱼丸子，肉质鲜嫩、口感细腻。制作这种菜肴的关键是搅拌时必须朝一个方向，否则会把已经形成的蛋白质网打破，影响蛋白质形成凝胶。搅拌要充分，如果不充分搅拌，则肌动蛋白和肌球蛋白不能充分游离出来，会影响肉的持水性，继而影响菜肴的风味和质量。

(四)精炼

粗油脂在精炼后可以去除不良风味、色泽以及不利于油脂保藏的物质，从而提升油脂食用的安全性和营养价值。精炼包括沉降、脱胶、中和、漂白和脱臭等工序，沉降和脱胶包括加热脂肪、静置和分离水相，从而清除油脂中的水分、蛋白质、磷脂和糖类；中和是指向油脂中加入适宜浓度的氢氧化钠，以去除油脂中的游离脂肪酸；漂白是将油脂加热至85 ℃作用，用吸附剂如漂白土或活性炭处理，除去有色物质。精炼不仅能提高油脂色泽、风味和氧化稳定性，还能有效地清除天然油料作物中某些有毒物质，如花生油中的黄曲霉毒素以及棉子油中的棉酚。

(五)切配

在果蔬肉畜整切和屠宰过程中,由于原料细胞完整性和封闭性被破坏,原料中具有活性的酶会被释放并与底物发生反应,这个过程会降低维生素和植物化学物的生物利用率。如维生素 B_6、硫胺素与核黄素辅酶的脱磷,维生素 B_6 糖苷的脱糖,聚谷氨酰叶酸的解聚,以及脂肪氧合酶所引起的间接氧化可降低脂溶性维生素含量。

由于果蔬表皮营养素浓度远高于果肉或内芯,果蔬原料在去皮和修整环节容易造成维生素的损失。而动物性食品经切割或其他剖宰处理后,其创伤面上的损伤组织遇到水时,会出现维生素和矿物元素浸出或沥滤,从而使食材维生素及矿物质含量下降。而在谷类制品中,维生素的主要损失均发生于脱芽和脱麸过程中,历史上还出现过类似营养素的损失导致维生素缺乏症大流行的事故。

动物性食品在屠宰过程中会造成硫胺素损失,这个现象与促进硫胺素降解的天然催化剂有关。宰杀后的鱼类和甲壳类,其血红素蛋白是造成硫胺素降解的非酶催化剂,且血红素蛋白还可能在加工和储藏过程中持续造成硫胺素的损失。如金枪鱼、猪肉及牛肉在屠宰后硫胺素降解速率加快。

二、食品保藏对原料价值的影响

(一)冷藏

一些食品蛋白质在低温下发生可逆解离和变性。大豆中的大豆球蛋白在 2 ℃保藏时产生聚集和沉淀,当温度回升至室温时,其再次溶解。脱脂牛奶在 4 ℃保藏时,β-酪蛋白从酪蛋白胶束中解离出来,改变了胶束的物理、化学和凝乳性质。一些低聚体酶,如乳酸脱氢酶和甘油醛磷酸脱氢酶,在 4 ℃保藏时,大部分酶活性损失,这主要是由于亚基的解离。然而,当保温至室温并维持数小时后,它们又重新聚集并使酶活性完全恢复。低于冰点也会导致蛋白质变性和功能性损伤,如鱼肌动球蛋白变硬和持水能力下降,牛乳酪蛋白胶束发生沉淀,蛋黄的脂蛋白变黏稠和发生胶凝,有些胶凝能延长冷冻保藏期并产生脱水收缩,冷冻后进行解冻使蛋白质-水氢键键合减少和蛋白质-蛋白质的相互作用增大。

冷藏会造成淀粉生物利用率下降,淀粉糊在 4 ℃时极易发生老化,且有实验表明,较低的储藏温度(4 ℃)有利于抗性淀粉得率的提高。

在冷藏条件中,蔬菜中的维生素含量显著降低。这是由于蔬菜特别是叶类菜由于表面积大、气孔众多,因此新陈代谢异常强烈,采摘后的蔬菜由于强烈的呼吸作用和蒸腾作用,极易腐烂、萎蔫并脱绿黄化,维生素随之发生酶促降解。实验表明,菠菜在 2~

9 ℃冷藏时从第 6 天起类胡萝卜素含量下降趋势明显，至第 9 天时损失近 50%。小白菜在 2 ℃冷藏 7 天时，还原型维生素 C 含量从 39.2 mg/100 g 降至 18.7 mg/100 g。

(二)冷冻

冷冻对食品中的宏量营养素(蛋白质、糖类、脂类)在生物利用率方面的影响并不大，但会造成蛋白质及脂类食物感官性能明显下降。冻制的动物性食品将不可避免发生干缩甚至干枯，其过程为：在冷冻条件下由于冰晶的形成和增大所导致的物理伤害以及肌肉组织中溶质的脱水和浓缩，肉类中的蛋白质发生变性和聚合，电镜结果显示肌纤维出现明显的冷冻储藏时水分从食品表面不断蒸发，引起肉品表面粗糙，甚至出现脱水多孔层，脱水多孔层随水分的不断逃逸而加深，并被空气充满，成为高度活化层，可吸收库内的各种气味，并进行着强烈的蛋白质、脂肪、各类风味物质等的氧化及水解反应，产生种种有害或怪味物质，导致肉品品质恶化，甚至不能食用。实验表明，用氯化钠处理鸡的胸脯肉，在－20 ℃储藏 10 个月，可观察到大冰晶的形成并使肌原纤维肌节收缩，肌肉表面呈现白色毛糙且干燥的肌肉纤维纹路。

冷冻储藏中肉品的脂类会发生自动氧化，此外还会发生降解，游离脂肪酸的含量随着冷冻储藏时间的增加而增加。实验证实在对－18 ℃环境中冷冻储藏 15 个月的超期冻猪瘦肉的 pH 值、挥发性盐基氮、酸价、过氧化值测定后发现大部分冻肉脂肪氧化酸败严重。牛肉中总脂肪和甘油三酯随着冷冻储藏时间的增长而降低。

冷冻储藏中一些对低温较敏感的维生素也会发生损失。抗坏血酸的损失率与冷冻储藏温度相关，温度在－18～－7 ℃范围内，每上升 10 ℃，可引起青豆、花椰菜、青豌豆和菠菜等蔬菜中抗坏血酸以 6～10 倍的速度加速降解；温度在－18～－7 ℃范围内，每上升 10 ℃，水果中的某些低酸品种的抗坏血酸降解因素可高达 30～70 倍。但冻结至－18 ℃以下并保持该冷冻温度，则可极大程度降低抗坏血酸的损失。

水果于－18 ℃以下冷冻储藏期间抗坏血酸的损失见表 7-10。

表 7-10　水果于－18 ℃以下冷冻储藏期间抗坏血酸的损失

食品名称	储存时间/月	抗坏血酸损失率/(%)(范围)
加糖草莓片	5	17(0～44)
草莓酱加糖量 5∶1	6	16
整草莓	10	34
浓缩橘汁	6	32
橘瓣	6	31
葡萄柚瓣	9	4
糖水杏	5	19
去核糖水樱桃	10	19(11～28)

事实上，解冻造成的水溶性的维生素和矿物元素损失程度远比冷冻严重，解冻时由于食材原有细胞形态被冰晶破坏，食品组织液从细胞中渗出并携带大量水溶性维生素和矿物元素一起溢出。果蔬解冻过程中，抗坏血酸的损失量与渗出的汁液量呈正相关；动物组织解冻期间流失的B族维生素的损失量高达30％。

（三）干燥

食品脱水干制过程中，容易发生干缩、干裂、表面硬化和多孔等一系列物理性质变化，同时也会发生化学变化从而对食品本身营养价值造成影响。

由于干制后食品失去水分，干制品中各种营养成分含量相对增加，单位重量干制品中的营养素含量大于鲜制品。但需要注意的是，干制品在复水后与新鲜食品相比较，它的营养成分总是低于鲜制品，这是因为食品干制过程破坏了食材原有细胞组织的完整性，在复水过程中容易发生营养素的流失。

自然干燥的水果制品中含糖总量往往高于鲜果。这是因为水果中含有的淀粉酶、纤维素酶、果胶酶在干燥温度逐渐升高后活性增加，将淀粉、膳食纤维等大分子碳水化合物转化成寡聚糖，催化水果熟化。

不饱和脂肪酸含量较高的食品在干制过程中，极易发生油脂的氧化变质，若未能采取额外技术（如添加抗氧化剂、采用真空干燥等）控制脂肪的氧化进程，则干制品不仅出现品质下降，还会产生大量对人体健康有害的氧化脂类聚合物及自由基。如晒干的海洋软体动物，往往存在剧烈的哈喇味。

食品干制过程中容易发生维生素生物利用率损失。这是由于食品组织缺乏水的隔离保护效果，空气中的氧会迅速降解氧敏感型维生素，如硫胺素和抗坏血酸等。实验表明，在无氧化脂肪存在、水分活度小于或等于单分子水合层水分活度（为0.2～0.3）时，维生素的稳定性最好，最不易发生降解。这是因为单分子水合层隔绝了空气，同时也限制了催化剂的溶解总量，提升了维生素的环境稳定性。牛奶在喷雾干燥时硫胺素的损失与原料水分含量有关，水分越高则损失越大；蔬菜烫漂后进行空气干燥时，硫胺素平均损失范围从豆类的5％到马铃薯的25％和胡萝卜的29％；冷冻干燥的鸡肉、猪肉和牛肉的硫胺素平均损失率为5％。

干燥时间越短，对抗坏血酸的保存越有利。在缓慢日晒干燥中，抗坏血酸几乎损失殆尽，而在烘房干燥、隧道式干燥、滚筒干燥和喷雾干燥过程中，抗坏血酸损失量为10％～100％。而真空冷冻干燥条件下，抗坏血酸保留率可达到100％。

核黄素在各类脱水食品的储藏过程中损失较小，但当环境温度过高，或水分活度高于单分子水合层水分活度时，核黄素将发生迅速降解。值得注意的是，核黄素、叶酸和维生素B_{12}易见光分解，日光干燥时这两种维生素被严重破坏。

干燥环境中脂溶性维生素的稳定性高于水溶性维生素，其中容易发生类胡萝卜素的异构化导致其维生素A活性下降。实验显示，β-胡萝卜素在冷冻干燥、普通空气干燥和鼓风干燥中的保留率分别为85%、80%和72%。如原料直接暴露在日光紫外线下，则类胡萝卜素的损失更加严重。

干燥过程中矿物元素的含量变化较小，矿物元素的损失可能来自两个途径，一是烫漂处理过程中水溶性较好的矿物元素流失，另一个就是金属元素的价态变化导致生物利用率下降，如二价铁在热风干燥过程中因氧化作用转变成三价铁。

（四）酵制

在微生物的作用下，食品中部分营养成分发生分解，并生成新的功能成分，给食品整体的营养价值带来良性改变。发酵的本质是酶的催化作用，在这个过程中，蛋白质发生降解，大分子的蛋白质水解为胨、肽等更易于消化吸收的短链成分。这实际上是微生物进行的一种预消化作用，提高了食品原有蛋白质的生物效价。原料中大分子糖类（如淀粉、纤维素等）被不同的酶分解成单糖，而原有的糖类被用于作为微生物的生长能量，并代谢出醇、有机酸等副产物，这些代谢产物中许多具有营养功效或特殊风味。如大豆发酵过程中（如豆豉、纳豆），低生物活性的糖苷型异黄酮发生水解，成为抗氧化活性较高的游离态异黄酮，使大豆保健功效得以提升。乳制品中的乳糖在发酵过程中，被乳酸菌中的乳糖消化酶分解成半乳糖，降低了乳制品中的胀气因子，使发酵产品的人群适用性更广泛。微生物在生长过程中，可合成许多复杂的维生素，如核黄素、维生素B_{12}、抗坏血酸等，极大程度丰富了初始原料的营养价值。

（五）辐照

食品辐照主要是利用电离辐射杀死微生物、钝化内源酶并使货架期延长，这种处理也会诱导食品营养成分发生化学变化。

辐照可使食品中的蛋白质发生变性现象，改变蛋白质的理化性质，包括溶解度、黏度，以及改变免疫学特性等。其机理是辐照引发蛋白质发生脱氨反应、脱羧反应、羟基氧化以及肽链降解，生成小肽、氨基酸及气体成分（氨气、硫化氢、过氧化氢等），这些小分子物质再次聚结，造成食品蛋白质生物利用率降低。辐照还会造成蛋白质分子巯基氧化生成分子内或分子间二硫键，这种交联作用导致蛋白质发生凝聚甚至出现不溶解的聚集体。动物性食品脱水及辐照处理后蛋白质的损失率在5%～10%。

辐照会导致食品中脂类的氧化，不利于不饱和脂肪酸的储存。在有氧存在的条件下，辐照会使食品中的水分在电离辐射作用下产生游离的自由基，这些自由基直接参与脂类的氧化反应，加速氢过氧化物的生成和分解，脂类随后发生脱羧、氢化和脱氢反应。

因为辐照会降低食品脂类的稳定性，食品辐照应在隔绝空气的环境中进行，并在辐照前向食品中添加抗氧化剂。

辐照会促使部分高分子的糖类发生结构变化，在辐照过程中食品抗性淀粉的含量会明显提升，实验发现用 γ-射线处理不同抗性淀粉含量的水稻品种，均提高了其抗性淀粉含量。有研究表明，辐照处理可降低水稻的表观直链淀粉含量和糊化温度，改变淀粉颗粒的结构，降低淀粉酶解的速率，导致淀粉消化率下降。

辐射对维生素营养的影响程度与辐射剂量、维生素种类、食品共存成分等因素相关。一般情况下，辐射剂量越高，所引起的维生素破坏越剧烈。当辐射剂量在 5 kGy 以下时，抗坏血酸的损失率通常在 20%左右。在脂溶性维生素中，生育酚对辐射最敏感，其他脂溶性维生素对辐射的敏感性的大小次序为：维生素 E、胡萝卜素、维生素 A、维生素 D、维生素 K。在 B 族维生素中，受辐射的影响程度从大到小依次为：硫胺素、核黄素和烟酸。维生素在辐照过程中的破坏程度与食品中水分含量及水分活度呈正相关。由于水受辐射时分解产生自由基，高水分含量和水分活度会提升自由基数量和流动性，从而导致具有还原功能的维生素出现氧化损失。如牛奶经 4.8 kGy 辐射时维生素 A 损失严重，且鲜牛奶中维生素 A 的损失比干酪、奶油等水分较少的乳制品要高。此外，在辐照过程中，部分维生素间表现出相互保护作用，如维生素 C 和烟酸的共存体系中，维生素 C 可以保护烟酸不被破坏；此外，维生素 C 在辐照中对核黄素和 β-胡萝卜素也具有类似保护作用。就对维生素的破坏程度而言，辐射所产生的 B 族维生素的损失率跟烹饪热加工基本类似，如硫胺素在热加工食品和辐射加工食品中的损失率分别为 65% 和 63%。

辐照不会改变食品中矿物元素的总含量，但会改变其存在状态，从而导致矿物元素生物有效性下降。如食品中的水分子在辐射作用下产生自由基，这些强氧化剂使食品中生物效价高的二价铁或亚铁盐转化为不易为人体所吸收、生物效价低的三价铁盐。

（六）食品添加剂

为改善食品储藏特性而使用的许多常规食品添加剂，也会对食品营养价值造成影响。氧化剂（过氧化苯甲酰等）会对具有还原性的维生素（如维生素 A、维生素 E、维生素 C）造成破坏。食品添加剂也会对不同的维生素表现出相反的作用，如抑制酶促褐变和非酶促褐变的亚硫酸盐，它作为还原剂可以保护食品中的维生素 C 不被氧化破坏，但它作为亲核试剂能够破坏硫胺素分子中的噻唑和嘧啶结构。食品中常用的发色和抑菌剂亚硝酸盐，可迅速与食品中的部分维生素（如抗坏血酸、类胡萝卜素、硫胺素及叶酸等）发生反应，导致这些维生素营养价值下降。

第三节　不同烹饪方法对营养素的影响

烹饪不仅能改善食品的感官特性、诱发人的食欲、促使机体消化液分泌，还能从蛋白质变性、淀粉糊化等方面提升食品营养素的生物利用率。但部分烹饪方法也会降低食材营养素含量甚至产生对人体健康有害的物质。以下对常见烹饪方法的工艺特点进行介绍，并对其出品的菜式进行营养价值评述。

一、炸

油炸的烹饪工艺有2000年左右的历史。油炸食品不仅色泽鲜亮，更具有水煮所不具备的煳香味、酥脆感，令人垂涎欲滴、食欲大增。炸是旺火加热，以大量食用油为传热介质的烹调方法。原料、挂糊与否及油温高低，可使炸制品获得多种不同质感。炸鸡、天妇罗都是代表菜式。

(一)提升食物脂肪含量

食品在有氧存在和温度约180 ℃的油炸过程中，随食品与热油脂接触时间不同，油炸产品通常吸收5%～40%的油脂，导致食品总能量值剧增(图7-3)。

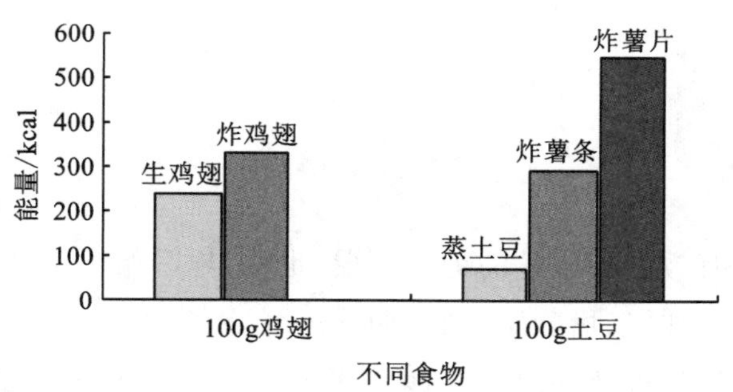

图7-3　油炸对食物总能量的影响

(二)造成维生素损失

油炸可能会对食物中的蛋白质、不耐热的维生素造成一定破坏。如果原料初步处理后不经挂糊就投入油锅，在炸制过程中，原料的水分会迅速汽化，成品具有酥、脆、稍硬的特点，如干炸鱼、炸麻花。在此过程中，所有营养素都有不同程度的损失，蛋白质因高温炸焦而严重变性，使营养价值降低。对于蔬菜来说，油炸要比沸煮损失的维生素多一些，炸熟的肉类会损失B族维生素。

（三）产生有害物质

高温或长时间及反复加热的油脂，会生成对人体健康产生巨大危害作用的有毒物质。油脂在油炸过程中会发生各种物理和化学变化，这些变化包括黏稠性和游离脂肪酸含量增加，颜色变深、碘值降低、折光指数改变、表面张力下降和油脂产生泡沫的趋势增大。在油炸过程中，食品不断向高温油脂中释放水，产生的水蒸气将油的挥发性氧化产物从体系中释放出去，被蒸发出的水同时还起到搅拌油脂的作用，并促使油脂水解，产生更多的游离脂肪酸和反式脂肪酸。

在未加热到150 ℃时，油脂热分解程度轻，分解产物少；当油温升到300 ℃以上时，分子间开始脱水缩合成相对分子质量较大的醚型化合物。当油温达到350～360 ℃时，则可分解成酮类和醛类物质，同时生成多种形式的聚合物，如已二烯环状单聚体，这种物质能被机体吸收，毒性较强。此外，油烟中的有机物燃烧不充分，产生3,4-苯并芘，这是一种强烈的致癌物质，长期进行油炸食物的制作和食用油炸食物对人体的健康会产生极大影响。因此，在使用油脂时，应尽量避免持续的高温，改为间歇式加热，减小油炸器皿的油-气接触表面积，并可以适当使用抗氧化剂对油脂进行保护。用于油炸菜点的温度最好控制在180～220 ℃，以减少有害物质大量的生成。对于专门油炸食物的油脂，必须经常更换新油；对已变色、变味、变黏、变稠的油脂，不能再使用。

此外，有研究表明，含碳水化合物的食物在经油炸之后，都会产生丙烯酰胺。在温度为130 ℃时会出现丙烯酰胺，超过160 ℃更会大量出现。不同食物样品中的丙烯酰胺浓度见图7-4。

二、炒、爆、熘

《齐民要术》中已有“炒令其熟”的记载。爆（也称“炮”）始于宋代，那时有“爆肉”的菜肴，元代又出现汤爆法，如“汤爆肚”。到了明代开始有油爆，如油爆鸡，也有的将油爆叫作爆炒或生爆。熘初始于南北朝时期。炒是将加工成细小形状的原料，用旺火、少量热油快速加热，边加热边放调味料、原料，充分搅拌，使油、调味品与原料拌为一体的烹调技法。炒是最广泛使用的烹调方法，家常番茄炒蛋就是其代表。爆是利用旺火沸油或沸水将切成小块的原料进行瞬间加热，再放入有少许热油的锅内，加调味汁而成菜的烹调技法。宫保鸡丁等是其经典菜式。熘是将加工、切配的原料用调料腌制入味，经油、水或蒸汽加热变熟后，再将调制的卤汁浇淋于烹饪原料上或将烹饪原料投入卤汁中翻拌成菜的烹调方法。醋熘白菜、糟熘鱼片都是其代表菜式。

上述三种烹饪工艺，要点均为用油脂传热，高温、短时，因此该方法对食材营养成分

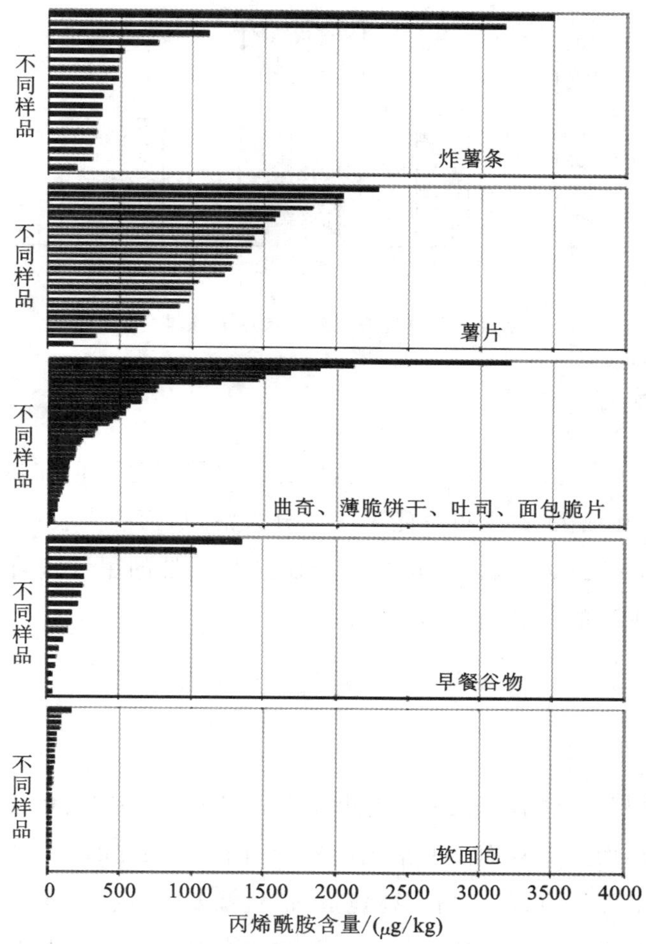

图 7-4 不同食物样品中的丙烯酰胺浓度

破坏作用较小。

(一)营养素损失较少

经此三种烹饪方法食材的营养保留较好。肉类制品炒、熘、爆的过程中,形成淀粉凝胶包覆在肉块的表层,能有效隔断肉制品中汁液的流失,减少肉类中的水溶性 B 族维生素及矿物质的不必要损失。研究表明,原料(猪肉)旺火急炒比文火炖烧的 B 族维生素损失率减少 50%以上,见图 7-5。叶类菜用旺火急炒的方法,维生素 C 的平均保存率达 60%~70%,仅苦瓜中维生素 C 的损失量稍高,高达 95%。

(二)适量油脂促进维生素吸收

三种烹饪过程中所加入的少量油脂,可促进人体对蔬菜中脂溶性维生素的吸收,如胡萝卜中的 β-胡萝卜素、番茄中的番茄红素等。

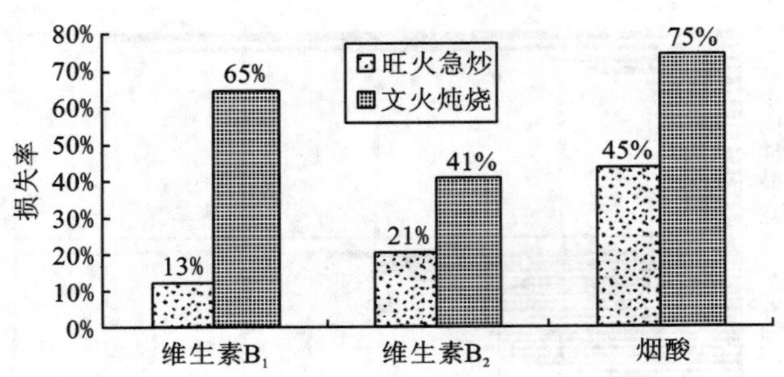

图 7-5　两种不同烹饪方式对猪肉中 B 族维生素的影响

（三）存在食物安全隐患

炒、熘、爆这三种工艺的核心在于快速，以保证嫩脆口感。但加热时间过短，食材中的部分抗营养因子和细菌、寄生虫可能无法充分灭活，从而引发食品安全事故。四季豆中的皂苷、藕中的姜片虫、猪肉内囊尾蚴以及水产品携带的甲肝病毒，这些都是在旺火炒制方式中，曾出现过的食品安全问题。

三、煎、贴

煎法起源于北魏时期的《齐民要术》，贴法起源于同一时期的可能性很大，煎与贴的区别在于贴为一边，而煎需双面。煎指先用少量油下锅，油热时下原料，煎到两面都成金黄色，另下料做熟的烹饪方式。牛排、荷包蛋、带鱼就多以煎法烹制。贴指将两种以上扁平状原料叠合一起，经糊浆处理后，平铺入锅，加少量油用中小火加热，使原料底面呈金黄色而成菜的烹调技术。锅贴饺子就是贴法的代表菜式。煎、贴的原料都呈扁形或厚片形，制作时火力不大，因而原料中水分汽化并不严重。贴菜的原料大多要经过挂糊，所以营养素损失不多。

（一）提升食物脂肪含量

煎和贴的制作工艺，均需保证原料和锅底间始终有用以传热和控温的油脂，否则易出现原料过度受热，而出现焦煳现象。而这也势必造成制成菜式的油脂含量上升，特别是吸油能力较强的淀粉类原料，如饺子、面饼，其热量值将大幅增高。

（二）水溶性维生素损失

B 族维生素大多不耐光、不耐热，煎制时间过长，易造成肉类和鸡蛋中的 B 族维生素部分损失。

四、蒸

蒸法，起源于炎黄时期。随着陶器兴起，祖先就发明了衍和甑。《齐民要术》里记载了蒸鸡、蒸羊、蒸鱼等方法。蒸是以蒸汽为传导介质进行加热的烹调方法，馒头、包子、烧卖等都以该法烹制。

(一)营养素保留率高

蒸制菜是以水蒸气为传热介质的，由于原料与水蒸气基本上处于一个密闭的环境中，原料是在饱和热蒸汽下蒸熟的，所以可溶性营养素如淀粉、矿物质和B族维生素的损失也就比较少。

(二)轻微的维生素损失

标准气压下，水蒸气的温度可达110～150 ℃，尽管温度并不高，但由于需要较长的烹调时间，故加热而引起的维生素C分解量有所增加。

五、煮、炖、煨、煲

有文字记载的炖和煨，最早出现在对“周代八珍”的记载中。煮是将处理好的原料放入足量汤水，按不同的加热时间进行加热，待原料熟时即可出锅的烹饪技法；炖是将原料加汤水及调味品，旺火烧沸以后，转中小火长时间烧煮成菜的烹调方法；煨的操作方式与炖类似，但主要针对不易酥烂的食物原料；所谓煲汤中的“煲”，就是用小火煮食物，慢慢地熬。

(一)提高食物消化率

食物蛋白质受热轻微变性或分解，有助于人体对其的消化吸收，长时间炖煮对骨骼制品中矿物质的释放也有帮助。此外，食物中淀粉的充分糊化及骨骼中矿物质的溶出，也有助于汤汁营养价值的提升。

(二)减少原料脂肪含量

高温下，动物性食品中脂肪部分溶出，迁移至汤汁中，通过撇除表面浮油的方式，可减少膳食中油脂的摄入量。

（三）营养素部分损失

加热时间过长，往往导致水溶性维生素的大量损失。俗话“三煲四炖”，就是指煲一般需要三个小时左右，炖则需要四个小时左右。如此长时间的加热，历经汤汁溶出和热分解，肉类中 B 族维生素损失情况严重。

六、焖与烧

焖是将原料用油锅加工成半成品或先炸然后放入锅里，加少量的汤汁和适量的调味品煮开后，盖紧锅盖用微火焖烂的烹饪方式。烧是用少量油将生原料或蒸煮成半成品的原料，加上调料煸炒至颜色变深后再放入调味品和汤或水的烹调方法。

（一）提高原料消化率

根据食物成熟的难易程度不同，焖和烧的烹饪时间为 5～25 min 不等。原料经过油脂的高温煎炸，再遭受水煮热烧，一般蛋白质和淀粉的变性和糊化程度都很高，食物质地软烂，易于机体消化吸收。

（二）肉类中营养素保存较好

瞬时高温下与油脂接触，可使表层蛋白质变性成膜，阻止原料中营养素向汤中释放。蛋白质薄膜的保温和氧气隔绝作用，也能够提升不耐热的维生素 B、维生素 C 在肉质中的保存率，对氧气敏感的维生素 E 也得到了妥善保护。如在红烧鱼制作过程中，预先炸制成的鱼皮硬壳，不仅保持了鱼肉鲜嫩的特点，也能最大程度将鱼肉的营养素截留下来。在烧制过程中加入醋，还可提升骨骼中钙质的溶出量，将其转化为易被人体吸收的乙酸钙，可提升骨骼类原料的营养价值。

（三）蔬菜中部分营养素被破坏

蔬菜如叶类、茎杆类菜的营养损失严重。蔬菜经过高温油煎和长时间炖煮，其中的维生素 C、B 族维生素和矿物质遭大幅度破坏和溶出，蔬菜失去了大量原有的营养素。部分淀粉含量较高的蔬菜，还可能在烹制过程中，吸收过多的油脂，给身体健康带来负面影响。

七、涮与汆

涮是指将易熟的原料切成薄片，放入沸水锅中，经极短时间加热后捞出，蘸调味料食用的技法，常用于火锅。汆是将加工的小型原料放入烧沸的汤水锅中进行短时间加热成汤菜的技法，汆鱼丸便是最常见的菜式。

(一)提升植物性食品中矿物质的吸收率

植物性食物中，特别是叶类菜，其中含有的草酸和鞣质会对矿物质的吸收产生不利影响。植物性食品经过涮或汆，可除去其中的草酸和鞣质，以提升其中矿物质的吸收率。

(二)肉类制品部分营养素损失

肉类制品在涮和汆的过程中，往往被切成薄片以确保其能够熟透，在切制过程中，小部分矿物元素和B族维生素随汁液流失。但烹制中，由于肉片在沸水中停留的时间很短，因而肉的营养价值并未受到严重影响。

八、烤、煨

烤是最古老的烹饪方法，自从人类发明了火，知道食用热的食物时，最先使用的方法就是野火烤食，延续至今。烤已经发生了重大变化，除了烤本身的热源转换外，更重要的是使用了调料和调味方法，改善了口味。烤是将加工处理好或腌渍入味的原料置于烤具内部，用明火、暗火等产生的热辐射进行加热的技法总称。烤乳猪、烤羊肉串可谓是家喻户晓的烤制美食。煨为将原料放入被火加热的间接热源中，已达到均匀放热效果，最终将原料焖至熟烂的烹饪方法。叫化鸡使用的就是煨的方法，煨时将主料鸡裹上一层黄泥，变成壳，再在火中烤熟。

(一)食物水分显著降低

烤易导致食物外层失水严重，质地干硬。在食用烤制品后，由于水分过少，身体往往需要调动更多储备水去消化和代谢这些干燥的食物，因而导致机体水含量下降，随后向脑部发出“渴”的请求，脑部同时督促垂体分泌抗利尿激素，它可以促进肾脏对水分的重吸收，减少水的排泄。食用烤制食品过多，又不及时补充水分，则易造成身体部分功能紊乱，出现痤疮、便秘、咽喉肿痛等症状。

(二)部分营养素被破坏

高温易造成蛋白质和维生素方面的营养损失，包括三个方面的影响：第一，氨基酸高温下发生分解与氧化，造成蛋白质营养损失。加热温度过高，尤其是在无水情况下，蛋白质中的色氨酸、精氨酸、蛋氨酸等将被分解而破坏，丝氨酸和苏氨酸发生脱硫作用，产生具有刺激性气味的硫化氢或二氧化硫，使得氨基酸的营养价值下降。美拉德反应是碳水化合物还原糖上的羰基与蛋白质氨基酸上氨基发生反应。这种反应会给烤制的食品带来丰润的色泽和怡人的风味,但反应生成人体无法吸收的化合物,降低食品中必需氨基酸的含量,并造成食物营养价值下降。第二,烤制温度高,食品中容易产生苯并芘、丙烯酰胺等有毒化合物。第三,烤制过程容易造成水溶性维生素的损失。高温烤制中,不耐热的 B 族维生素和维生素 C,以及对氧敏感的维生素 E,均会有损失。

九、熏

熏制食品大概起源于人类穴居时代。熏制过程中,熏烟中各种脂肪族和芳香族化合物,凝结在食品表面和渗入近表面的内层,从而使熏制品形成特有的色泽、香味和具有一定保藏性。熏是指将食品放在一定材料燃烧时产出的浓烟上的烹饪技法。湘西腊味、西方培根、宣威火腿都是熏制品的代表。

(一)致病细菌被杀灭

熏烟中各种脂肪族和芳香族化合物对微生物的生长具有抑制作用。

(二)营养素损失比较严重

烟熏制品中,因出现高温和脱水,原料中 B 族维生素损失较为严重。

(三)易产生毒害物质

熏制食品中易出现具有强致癌作用的物质,如多环芳烃类物质。

十、压力烹制

压力烹制指在密闭容器中,利用压力条件下水分沸点提升的特性,用较高的温度烹制食品的方法。常见高压锅的压力范围在 110～180 kPa,饱和蒸汽压所对应的温度应在 102～117 ℃,高温高压与外界隔绝的烹饪工艺,不仅能保证高压地区蒸煮食物的熟烂程度,而且在处理一些质地较为紧密坚硬的特殊食材时,效果也明显优于常压烹饪方式。

(一)提升食品消化率

动物皮、蹄筋中的结缔组织,属于人体极难消化的蛋白质。长时间的烹饪可使其受热分解,成为易被人体吸收的白明胶,即肉皮冻。而胶原蛋白转变成白明胶的速度虽然随着温度的升高而加快,但只有在接近 100 ℃时才能显著提升转变速率。胶原蛋白的分解能使肉质嫩化，需要花费大量时间和精力的牛蹄筋、猪蹄等富含胶原蛋白的食物，利用高温高压则可使其烹饪耗时明显缩短。动物骨骼主要由骨质、骨髓和骨膜三部分构成。内层的骨质支持骨骼的强硬程度，骨质的主要成分为钙、镁等无机物，而最外层的骨膜是被覆在骨表面的一层致密结缔组织膜，它能保持骨骼的韧性。在高温下，结缔组织的组成单位——胶原组织发生部分分解，骨膜由此强度下降，这样炖出的骨类菜肴口感更为酥软。

豆类属于植物种子，在烹饪过程中，首先是靠吸胀吸水将水导入细胞内部，再发生蛋白质变性、淀粉糊化、脂肪溶出等一系列的反应，吸胀吸水和淀粉糊化这两个变化是豆类菜肴口感优劣的主要影响因素。压力和高温能促进水分向种子中迁移渗入，从而缩短烹饪时间。

（二）氧敏感性营养素保留率高

高压烹调和常压烹调相比，主要有三大差异：一是温度高；二是由于压力高，烹调速度快，烹调时间只是常压烹调的 1/3，其中除了升温和降温时间之外，食材真正处于高压的时间并不长；三是密闭，排气之后，不再与外界空气接触，有一定的真空度。高温、快速和密闭的特点，使得高压烹调在保存氧敏感性营养素方面存在一定优势。

对于 B 族维生素来说，从 100 ℃升高到 110 ℃，固然增加了损失，但时间从常温下的 90 min 缩短到 30 min，又减少了损失。两者相抵，并不会造成维生素损失的加剧。数据显示，不同原料在高压烹制时的维生素 B_2 的损失率低于常压烹制，见图 7-6。

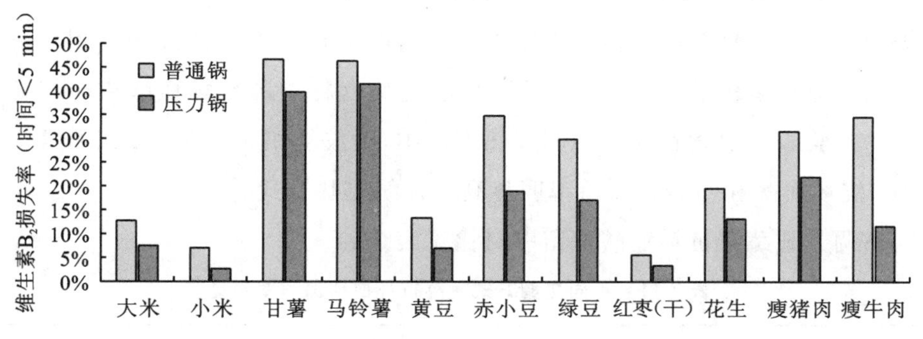

图 7-6　不同烹饪方法下食材的维生素 B_2 损失率

由于锅体完全密闭，有利于抗氧化成分的保留。研究发现，蒸煮会让豆类的抗氧化效力有所下降，菜肴中氧自由基吸收能力损失 45%～60%。但用高压锅来烹调有色豆类，无论是煮还是蒸，在相同软烂程度下，都能减少抗氧化性的损失。不但如此，经 15 min 高压烹饪后，绿豌豆对氧自由基的吸收能力比生食提升 2 倍多。研究者推测，高压烹调之后，可能会产生一些新的抗氧化成分，也可能是与和碳水化合物结合的多酚类物质变成游离状态，会增强它的抗氧化性质有关。

不同烹饪方式对豆类抗氧化功效的影响见表 7-7。

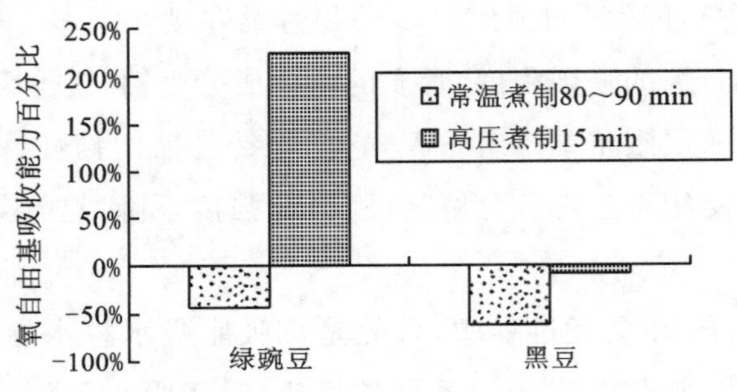

图 7-7 不同烹饪方式对豆类抗氧化功效的影响

十一、微波处理

微波烹调有别于利用传导、对流、辐射进行热传递的传统烹调。微波加热的原理是产生高频电磁波形成的微波场，让食物中易于极化的水、电解质等形成离子化电导体发生高速振动，使分子间剧烈碰撞、摩擦而产生热能。

(一)营养素保留率高

由于微波烹饪加水量少，烹制时间短，有利于食材中水溶性维生素的保留。实验表明微波烹制纸杯蛋糕需时 75 s，硫胺素和核黄素的保留率分别为 100%和 75%；而在煤气炉上烹制纸杯蛋糕需时 20 min，硫胺素和核黄素的保留率分别为 81.0%和 82.0%。但微波炉长时间烹制食材，也会导致 B 族维生素的大量损失。微波炉在保留蔬菜的抗坏血酸方面具有显著优势，这可能与微波炉能避免食材中的抗坏血酸被金属离子催化氧化有关。实验表明快餐食品的不同复热方法中，微波复热时食品中的硫胺素、核黄素、维生素 B_6、抗坏血酸和叶酸的保留率明显高于传统复热方式。

不同烹调方式蔬菜抗坏血酸保留率对比见表 7-11。

表 7-11 不同烹调方式蔬菜抗坏血酸保留率对比

蔬菜品种	初始抗坏血酸含量/(mg/100 g)	微波烹调保留率/(%)	煤气烹调保留率/(%)
卷心菜	56.5	48.3	39.4
大白菜	57.5	91.3	50.0
青菜	87.5	61.4	44.3
菠菜	56.3	84.4	46.7

(二)有害物质生成量少

传统烹调中许多方法依赖油脂作为传热媒介，而高温促使脂肪氧化，特别是不饱和脂肪酸会快速降解和聚合，形成多环芳烃类化合物。微波烹饪中传热媒介为水等极性分子，食品中的油脂初始加热温度低于传统烹饪，故不饱和脂肪酸稳定性高，脂类不易氧化降解。实验表明微波加热 5 min 后，大豆中三酰甘油分子的种类未发生变化，不饱和脂肪酸也没有损耗。对比微波烹调和传统电炉烹调中鳟鱼、鳕鱼和青鱼的脂类成分变化发现，微波烹调对保持不饱和脂肪酸的稳定性更有利。

（三）形成少量抗营养成分

微波处理高淀粉主食存在一定劣势：一是食品各部分淀粉糊化程度不一，米面容易出现“夹生”，这是因为食品经微波烘焙后，直链淀粉与支链淀粉或支链淀粉与支链淀粉之间出现结晶区，同时微波加热时内部受热不均，食材中水分含量不足，使得淀粉溶化和糊化不一致，食物内部结构粗糙，食品的口感劣变；二是微波热处理过程中会产生少量的抗性淀粉。微波加热速度快，可使食品中水分在短时间内迅速蒸发汽化，打断淀粉分子间的氢键，使淀粉在糊化的同时产生膨化效应，物料产生多孔网状结构，有利于淀粉酶的渗入和酶解作用，冷却阶段相邻直链淀粉间又重新形成氢键而形成抗性淀粉结晶。实验表明微波处理的功率、处理时间和高压温度对食材回生抗性淀粉得率有明显影响，当料水比为 10 g/100 mL、微波处理功率为 400 W、微波处理时间为 4 min、高压温度为 120 ℃、高压处理时间为 40 min、4 ℃冷藏 24 h，此条件下抗性淀粉得率最高(9.03%)，条件改变则抗性淀粉得率下降。

第四节　烹饪中避免食材营养价值下降的措施

烹饪的原则应该是趋利避害，在不破坏和降低食材自身营养成分的同时，尽量降低食材潜在安全风险，如条件允许，再考虑是否能够通过一定技术提升食材营养价值。然而在烹饪的过程中，食品制作者时常会遇到是保留营养还是去除毒害的两难选择，此时应针对具体情况进行科学分析，权衡利弊。由于烹饪的主要作用是发挥食品原有的营养价值，而非创造新的营养成分，因此在处理某种食材时，需要结合食材营养、膳食搭配等相关知识，明确并设法保留食材的主要营养，必要时牺牲部分次要营养成分，以起到舍卒保车的作用。

一、合理冷冻与解冻

食材经过速冻处理后，在－18 ℃恒温、低氧环境中储藏有利于维生素及抗氧化营养成分的保留。速冻时间短，水分能够快速通过－5～0 ℃时的最大结晶区，形成不破坏细胞结构的细小冰晶。速冻食材在解冻复原后近似于新鲜原料，不会出现普通冻结过程中的大量组织液外渗导致营养素流失的现象。

速冻食品需要在－18 ℃或更低的环境中冷冻储藏，利用低温抑制微生物的生长繁殖和酶的活性，减少蔬菜内部的生化反应，从而最大程度保留食品原始营养成分。实验表明，－18 ℃储藏条件下尖椒、猕猴桃、胡萝卜、苹果和橙子的抗氧化活性均等于甚至高于新鲜状态。冻品的解冻处理，最好采用快速解冻的方法，如微波解冻。有实验表明，20 W 功率的微波解冻能够较好恢复速冻西兰花的脆度，减少可溶性蛋白质、维生素及矿物元素的损失。相比之下，18 ℃水解冻与 20 ℃空气解冻不利于速冻西兰花中抗坏血酸含量的保存，4 ℃冰箱解冻也使西兰花抗坏血酸含量发生了较明显下降。不同解冻方法对果蔬中抗坏血酸含量的影响表现出环境温度越高、解冻时间越长，则损失越明显的规律。

动物制品的冷冻储存期限应严格控制在 12 个月，长时间冻存的肉类已发生蛋白质变性聚集和脂肪酸氧化降解，造成食品营养价值下降。含不饱和脂肪酸高的肉类，如海产品应在冷冻储藏过程中隔绝空气，采用抽真空或充氮袋装，并应尽量避免阳光直射。

二、合理初加工

食品原料的初加工包括挑选、清洗和去皮等，其目的是降低食品安全风险，并最大程度保留食品原始营养成分。针对不同食材，初加工的原则应有差别。

水稻和小麦等主粮，其矿物元素及维生素等营养素主要集中在糊粉层，因此在加工成大米、面粉的过程中，碾磨越精细，营养素损失越多。因此在五谷杂粮的洗涤过程中，宜适当减少淘洗次数，不用流水冲洗或热水淘洗，不宜用力搓洗，避免水溶性维生素和矿物元素的损失。

果蔬应遵循先洗后切的总原则，由于存在农药残留的风险，果蔬应在改刀前充分洗净，对于果皮完整的水果类食品，还可以采用温水浸泡和反复揉搓的方式去除农药残留。实验表明，当水果外壳存在农药残留时，不经清洗而直接用手或工具剥去外皮也会造成果肉的农残污染，芒果、猕猴桃、杨桃、柠檬、木瓜、苹果在剥皮时果肉农药污染尤其严重。而当果蔬已经切块，其原有细胞组织结构被破坏、汁液外溢时，清洗则会引起营养素流失。

土壤中生长的根茎类蔬菜应去掉表皮再食用，因为红薯和马铃薯这类块茎类植物能够富集土壤里的重金属离子，从而改良土壤质量。对四川绵阳的四种红薯（以及土壤样本）中铅、镉含量进行抽样检测结果显示，两种红薯镉含量超过粮食卫生标准，四种红薯铅含量均超标。重金属随块根向植株的茎叶迁移，并在块根外皮大量富集，而在储存能量的块根芯中含量很少。尽管根茎蔬菜表皮营养素密度高，也应该避免食用。

三、科学切配

食品原料应先洗涤后切配，以减少水溶性营养素的流失。需要长时间炖煮的菜肴，食材原料（特别是果蔬）切块宜大，这是因为与新鲜完整果蔬相比，鲜切果蔬由于加工过程中的切分，造成机械损伤，导致细胞破裂，引起呼吸作用和代谢反应急剧活化，生理衰老及表面发生褐变等现象，使产品色泽、质地、风味、营养价值下降。实验表明，萝卜经切割后储藏在 4 ℃条件下抗坏血酸含量逐渐下降，其机理为被切萝卜的细胞膜组织结构遭到破坏后，酶和酚类物质迅速发生氧化产生醌，导致果肉组织发生褐变，其中抗坏血酸作为一种非酶类抗氧化剂与醌发生反应生成无色的物质，被输送至切面以保护组织、抑制褐变而被消耗。食材切割越细碎，则在烹制中营养素损失越严重。如小白菜，切段和切丝快炒后抗坏血酸的损失率分别为 31％和 51％。已切成片、丁、丝、条的食材不应再用水冲洗或浸泡，应现切现烹，避免切面与空气长时间接触造成维生素的氧化损失。

四、烫漂

烫漂的主要目的是钝化植物中的酶和除去某些抗营养因子，烫漂也是果蔬低温储藏的预处理工序。研究发现，引起果蔬营养品质劣变的酶包括：宏量营养素分解酶，如脂肪氧合酶、脂酶和蛋白酶，以及微量营养素分解酶，如过氧化物酶、抗坏血酸氧化酶、硫胺素酶等。通过加热将这些酶钝化，能够最大程度保留果蔬食品的原有营养成分。但烫漂工艺中的沥滤过程会造成水溶性维生素的损失，90 ℃烫漂 1～2 min，苋菜、菠菜和马铃薯片中抗坏血酸的损失率分别在 52％、48％和 20％。因此，应选择接触时间短，不存在大量水分沥滤的烫漂工艺，如用蒸汽烫漂和微波烫漂替代沸水烫漂。

烫漂工艺可以去除蔬菜中的草酸和硝酸盐，提升人体对钙、铁、锌等矿物元素的生物利用率，同时降低菜肴中亚硝酸盐的含量。实验表明，烫漂温度越高，时间越长，则菠菜中硝酸盐和草酸的去除率越高，温度增高对细胞的破坏作用越大，加速了草酸和硝酸盐的去除。95 ℃烫漂 1 min 则草酸及硝酸盐的去除率分别为 34％和 18％。正确蔬菜烫漂的要求包括：旺火沸水，短时速成；立即冷却，不挤汁水；焯后改刀，避免营养素因溶解而散失。

动物性原料在烫漂过程中，因表面骤然接触高温，蛋白质变性凝固形成保护壳，避免内部营养素的外溢流失，较嫩的肉类可以采用这种方法制作，如氽汤丸子、水煮鱼片等。

五、上浆、挂糊

上浆、挂糊是在即将烹制的原料表面裹上一层黏性的大分子流体层（面粉、蛋液），经过加热后，淀粉糊化发生胶凝或蛋白质变性凝集，在原料表面附着成具有一定强度的保护层。这类工艺阻止原料中的水分及其他营养成分外流，且阻止传热用的油脂和空气直接接触原料，食材中心加热温度可控，从而使得菜肴中维生素不发生受热分解或氧化降解。此类型菜肴持水量高，口感滑嫩，营养素损失较少。

六、合理用油

油是重要的传热媒介，烹饪过程中应尽量避免因长时间或反复加热而导致的油脂降解和老化。油脂在烹调过程中可被逐步水解产生甘油和游离脂肪酸，其中游离脂肪酸含量的增加会降低油脂的烟点，使油脂在烹调过程中容易冒烟，从而影响菜肴的色泽和风味。在长时间加热或反复受热情况下会出现色泽变深、黏度变大、泡沫增加、烟点下降的现象。其实质是在加热情况下油脂发生了热解、氧化、缩合、聚合等反应，该过程称为油脂老化。油脂老化会直接影响到成品菜肴的风味特色，降低菜肴的营养价值，甚至由于产生酮、醛、烃类等物质而具有毒害作用。

油脂的水解程度和纯净度都会影响油脂的烟点，油脂中含的杂质越多，分解程度越严重，游离脂肪酸含量越高，烟点下降的幅度也越大，油脂老化现象也越容易发生。为控制油脂的热水解，应注意选用精炼后的食用油，同时尽量减少加热原料表面的水分，可将需用油煎炸的原料沥干去水或盐渍去水，或在原料表面裹上淀粉等隔绝物质进行挂糊、拍粉处理来保存内部水分，以降低烹调过程中油脂的热水解程度。

很多菜肴在烹调之前都需要先把锅烧热，有时会把锅烧红，再用油滑锅，在加入菜肴原料快速翻炒期间常常会发生“锅中见火”的现象，此时油脂也会迅速裂解，挥发出大量由热分解产物组成的油烟，不但影响成品菜肴的口味，而且还会刺激人的眼、鼻黏膜、咽喉等，对人体健康造成威胁。

食用油种类与油脂的氧化难易程度密切相关。相比较而言，饱和脂肪酸含量较高的油脂较含不饱和脂肪酸多的油脂热稳定性更高，经多次提炼的精炼油较杂质多的同类油脂更耐高温加热。所以一般在制作煎炸类菜肴时，选用烟点高、精炼程度高的食用油较适合。

选择合适的煎炸锅、科学地操作、添加抗氧化剂，以及选用新型烹调工艺和设备均能有效降低油脂氧化程度。由于油脂的热氧化与煎炸锅的表面积大小有关，表面积越大，越易引起油脂氧化，应尽量选择口小的深型炸锅，并注意加盖隔氧，油炸时避免过度搅动，以减少油脂和空气的接触机会，用后的油脂应及时倒入容器，密闭存放在阴凉干燥处。在食用油中按食品添加剂有关规定加入一定量的没食子酸丙酯，可以增加煎炸油的抗氧化能力。维生素 E 的热稳定性好，在煎炸油中加入 0.05% 维生素 E 通常在高温下便可具有良好的抗氧化能力。目前具有较好开发前景的有水油混合式煎炸和真空低温油炸技术，前者只要严格控制上下油层温度，就可使油的热氧化程度显著降低，后者利用减压条件下短时间内使食品迅速脱水，实现了在低温且处于缺氧或少氧的状态下对食品的油炸，特别适用于水果、蔬菜、肉类等食品的加工。

为控制油脂的热缩合、热聚合，烹调过程应尽量避免油温过高的情况，一般在 170～200 ℃进行加工则能最大程度减少甚至避免产生对机体有害的缩聚物。及时更换煎炸用油、烹调过程注意增加新油、不要反复使用陈油来加工菜肴等也都是行之有效的防控措施。加工人员应该在实践工作中通过合理选择油脂种类、控制油脂温度、缩短加热时间、提纯或减少油脂杂质、使用抗氧化剂、添加或更换新油、采用新型工艺、改进油炸技术等措施尽可能避免或减少油脂降解和老化现象的发生。

七、合理使用调味品

在烹饪的过程中添加合理人工合成或天然的抗氧化剂，能够有效降低毒害物质的形成。研究表明，丁基羟基茴香醚(BHA)、没食子酸丙酯(PG)和叔丁基对苯二酚(TBHQ)可降低碎牛肉煎炸后的杂环胺含量。维生素 E、茶多酚、柚皮苷、橘皮苷、异槲皮素和咖啡酸等天然抗氧化剂也具有抑制杂环胺生成的作用。此外，在烹调前加入黑胡椒、洋葱、大蒜、迷迭香、苹果、葡萄子也具有一定抑制杂环胺生成的作用。

加盐可以降低蛋白质凝固的温度，如稀豆浆中加入氯化钠、氯化镁，就能使豆浆中的蛋白质凝固成豆腐脑或豆腐。加糖可以提高蛋白质凝固的温度。用绞肉机绞肉时因为机械摩擦产生热量，被绞的肉局部温度上升，产生不可逆的热变性，使受到摩擦的肌动蛋白和肌球蛋白还来不及从肌肉纤维中释放出来，就产生了变性凝固。用这样的肉馅做出来的肉制品黏结性和保水性都降低。如果在绞肉时添加少量蔗糖，糖有很强的渗透性，它很快渗透到肌肉纤维内与蛋白质争夺水分，使蛋白质分子出现暂时性收缩而变性凝固。

八、减少有毒化学物生成

以杂环胺为例，在煎炸和烧烤等直接与明火或灼热金属表面接触的高温烹调方式中，产生的杂环胺含量最大，其次是焙烤和烘焙等间接传热和较低温度的烹调方式，而不高于 120 ℃且水分较多的烹调方式如炖、焖、煮中几乎没有杂环胺产生。一般烹制动物性食品时，与热源直接接触食品外壳的杂环胺含量较高，特别是棕黄色甚至深褐色的蛋白质外壳，在食用煎烤的鱼肉制品时，宜将外壳去除。研究发现，肉类经过 3 min 微波处理后，可去除 30%杂环胺生成的前体物质(肌酸、肌酸酐、氨基酸和糖类)，而煎炸后肉制品中杂环胺的生成量降低了 90%～95%。

在高温处理(油炸、烘烤)高淀粉、低蛋白类食物(如马铃薯、谷类)时，应尽量降低丙烯酰胺的生成量。其方法包括：

1. 进行原料预处理

可除去或减少形成丙烯酰胺的反应底物。比如，用水浸泡原料具有减少丙烯酰胺生成量的作用。实验发现土豆片在油炸前用蒸馏水浸泡后可使丙烯酰胺含量降低 20%～28%，如热水(50～90 ℃)浸泡后可使土豆片中葡萄糖和天冬酰胺含量分别降低 76%和 68%，从而使成品中丙烯酰胺含量降低。此外，用酸浸泡原料对控制丙烯酰胺的生成更有效，其原理可能与酸性环境对美拉德反应的抑制作用有关。实验证实，现经过体积分数为 0.2%的柠檬酸处理的油炸和烘烤的玉米片，其丙烯酰胺的含量分别减少 82.2%和 72.8%。此外还发现，薯条先在 1%和 2%柠檬酸溶液浸泡 1 h 后再进行油炸，其丙烯酰胺的含量分别降低了 73.1%和 79.7%。此外，通过预干燥的方法，减少半成品中的含水量，缩短热处理时长，也可使油炸淀粉类食品中丙烯酰胺的含量降低。

2. 合理控制工艺条件

油炸应尽量高温短时，操作时应在油充分烧热的条件下再投料，这样有助于减少丙烯酰胺的生成。通常情况，油炸食品在 160～200 ℃加工完成才能达到良好的感官性状，丙烯酰胺生成的起始温度为 120 ℃，并随温度上升或加热时间延长而含量增速提升。实验显示，在保证终产品品质的前提下，油温 240 ℃、油炸时间 40 s 条件下生产的油条，其丙烯酰胺含量(126 μg/kg)是油温 180 ℃、油炸时间 80 s 条件下所生产油条的丙烯酰胺含量的一半。

3. 合理选择油炸用油

不同品种食用油也会对丙烯酰胺生成量造成影响，由实验发现，6 种油在 160 ℃下油炸薯条 5 min 时，检测成品中丙烯酰胺的含量从高到低依次为：葵花子油(1422 μg/kg)、花生油(1361 μg/kg)、玉米油(1317 μg/kg)、橄榄油(1264 μg/kg)、棕榈油(1250 μg/kg)、大豆油(1236 μg/kg)。

4.采用新型油炸技术

采用新型油炸技术如真空低温油炸技术，在该技术操作下食品大多是在高真空度(0.097 MPa 以上)、低温(85～90 ℃)下完成脱水，美拉德反应及丙烯酰胺的生成反应都能较好控制。

九、科学熏烤

为减少熏烤过程中产生苯并芘等对人体具有毒害作用的化合物，可以采用控制温度及时间、避免与炭火直接接触和熏烤工艺改良和革新等方法。如采用液态烟雾熏烤技术；用天然材料包裹肉类表面，阻隔脂类与明火直接接触；利用低折皱和低孔隙率的人工合成肠衣包裹肉类，阻隔污染物附着和油脂渗出；采用能够吸附苯并芘的材料(聚乙烯)包装熏肉制品，在存放过程中减少食品中的苯并芘含量。

此外，尽量采用电烤替代炭烤，实验表明电烤肉类中的苯并芘含量基本可控制在国家标准限量之下。在烧烤食材的选择中尽量选择脂类含量少的肉类也可降低苯并芘的生成量。

各类烧烤肉制品中苯并芘含量见表 7-12。

表 7-12　各类烧烤肉制品中苯并芘含量

样品种类	来源	烧烤方式	苯并芘含量/(μg/kg)
烤鸡腿	超市	电烤	未检出
烤鸡翅	超市	电烤	未检出
烤牛肉	超市	电烤	未检出
烧猪肉	烧腊店	电烤	1.37
烧鸡	烧腊店	电烤	0.55
腊肠	烧腊店	电烤	未检出
烤牛肉	烧腊店	电烤	未检出
鸡腿	小吃店	炭烤	3.22
鸡翅	小吃店	炭烤	4.15

第八章　营养与平衡膳食

第一节　膳食结构

一、膳食结构

膳食结构也称食物结构，是指膳食中各类食物的数量及其在膳食中所占的比重。膳食结构的形成与气候、地形等自然环境条件以及社会生产力水平、科学知识和文化等人文条件有关。不同历史时期、不同国家或地区、不同社会阶层的人，膳食结构往往有很大的差异。所以膳食结构能够从某种程度上反映人们的饮食习惯和生活水平的高低，同时也反映一个民族的传统文化、一个国家的经济发展和一个地区的环境资源等多方面的情况。由于影响膳食结构的因素多种多样而且并非一成不变，所以膳食结构也不是完全固定的，通过适当的干预可以促使其向更利于健康的方向发展。但是这些因素的变化一般比较缓慢，所以，一个地区、民族或人群的膳食结构具有相对的稳定性，不会迅速发生重大的改变。

二、世界不同膳食结构类型

划分膳食结构类型的方法有很多种，其中最常见的依据仍是动、植物性食物在膳食构成中的比例及主要营养素的摄入量。以膳食中动物性食物及植物性食物所占的比例以及能量、蛋白质、脂肪和碳水化合物的摄入量为划分标准，可以将世界膳食结构分为以下四种主要类型。

（一）以动物性食物为主的膳食结构——欧美模式

这种膳食结构是多数欧美发达国家的典型膳食结构，属于营养过剩型，也叫“富裕型”结构。这些国家的动物性食物消费量普遍较大，人均每年消费肉类 100 kg 左右、奶类 100～150 kg、蛋类 15 kg，分别大约相当于我国消费量的 4 倍、20 倍和 10 倍。众所周知，法国、西班牙等国的牛排、鹅肝以及德国人最喜欢的香肠在世界美食界久负盛名。另外，食糖和水果的消费量也很大，人均消费食糖 40～60 kg、水果 75 kg 左右。与之相对的是，这些国家居民的谷物消费量较少，折合成面粉计算，也就只有 60～75 kg 的人均年消费量，而我国却能达到 200 kg 甚至更高。

这种模式的膳食特点可以概括为“三高一低”，即高脂肪、高蛋白、高能量、低纤维。其人均日摄入蛋白质 100 g 以上、脂肪 130～150 g、能量高达 3300～3500 kcal。这种状态的膳食类型优势很明显，即营养丰富、食物品种多样、蛋白质含量高、矿物质利用率高以及脂溶性营养素和 B 族维生素供给充足，这使得欧美国家的人通常体能较好、体魄健壮。但是，由于营养过剩所引发的心脏病、脑血管病和恶性肿瘤却也逐渐成为导致这些国家死亡率较高的三大疾病，尤其是心脏病死亡率明显高于发展中国家。所以，能量供给水平偏高、动物脂肪和胆固醇偏高、食糖偏多以及膳食纤维少是这些国家膳食结构中亟待改善的问题。

（二）以植物性食物为主的膳食结构——发展中国家模式

这类膳食结构是以植物性食物为主、动物性食物为辅，代表国家为亚非拉的一些发展中国家，如印度、孟加拉国、巴基斯坦等。这些国家，尤其是印度，饮食文化带有明显的宗教色彩，致使印度大约有一半人口都是素食者。西方国家的流行食品进入印度后也不得不做调整，印度有专门为素食主义者开设的披萨饼店，西式快餐店供应的汉堡之类的夹层食品，里面夹的不是鸡鸭鱼肉，而是蔬菜。这类膳食结构的特点是谷物食品消费量大，年人均 200 kg；动物性食品消费量小，年人均仅 10～20 kg，不足欧美一些国家的 1/5；另外，蛋白质的来源大量依赖于植物性食物，动物性来源的蛋白质仅占蛋白质总量的 10%～20%，低者不足 10%；植物性食物提供的能量占总能量的近 90%。

这类膳食结构能够弥补欧美国家膳食结构中膳食纤维过少及动物脂肪、胆固醇摄入较高的缺点，充足的膳食纤维有利于冠心病和高脂血症的预防。然而，膳食质量不高是这种膳食结构的弊端，主要体现在优质蛋白比例低，脂溶性维生素和矿物质（如铁、钙、维生素 A）吸收率普遍不高。这些膳食营养方面的不足常常给这些国家的居民带来很多营养缺乏病，影响生长发育、体重增长、耐力维持，使得智力和寿命都会受到不同程度的影响。

（三）动、植物性食物并重的膳食结构——日本模式

日本作为一个与亚洲大陆隔海相望的岛国，秉承了很多亚洲国家以谷物为主食的饮食习俗，其谷物人均年消费量为 94 kg，属于较为适中的水平。日本又是一个四面环海的国家，使得动物性食品消费量也较为充足，其中海产品所占比例达到 50%；动物性蛋

白质占总蛋白质的 42.8%，能量摄入为日人均 2000 kcal 左右，摄入水平适宜。三大宏量营养素供能比例为碳水化合物 57.7%、脂肪 26.3%、蛋白质 16.0%，供能比适宜；另外，水果、蔬菜、糖、油供给量也较为适中。

以日本为主要代表国家的这类膳食结构被称为动、植物性食物并重的膳食结构，原因主要是此类型膳食结构中能量的摄入能够满足人体需要，又不过剩；蛋白质、脂肪、碳水化合物的供能比例合理；来自于植物性食物的膳食纤维和来自于动物性食物的营养素（如铁、钙、维生素 A 等）均比较充足，同时动物脂肪含量又不高，有利于避免营养缺乏病和营养过剩疾病，有利于维持健康。

（四）地中海膳食结构

该膳食结构是居住在地中海地区的居民所特有的，意大利、希腊为该种膳食结构的代表国家。地中海地区的国家虽然也位于欧洲大陆，但膳食特点却与欧美模式有所不同。其膳食结构的特点主要体现在：膳食富含植物性食物，包括水果、蔬菜、土豆、谷类、豆类、果仁等；食物的加工程度低，新鲜度较高，居民以食用当季、当产的食物为主。希腊人非常重视食材的新鲜和天然，全谷类、豆类都是他们喜爱的食品。哪怕是肉类，也讲究新鲜少加工的料理方式。最著名的羊肉派（Moussaka），制作时就只是将羊肉用香草、柠檬汁及橄榄油腌渍，然后与番茄、奶酪、面粉做成的派皮一起烤制而成。不经煎、炸、炒、烧的食材保持着原始的鲜嫩香味，保全了食物中宝贵的维生素、矿物质，还减少了油和盐的摄入量。另外，橄榄油是其主要的食用油；脂肪提供的能量占膳食总能量的 25%～35%；每周食用少量或适量鱼、禽，少量蛋；新鲜水果是典型的每日餐后食品，甜食每周食用几次；红肉（猪、牛、羊肉及其产品）每月食用几次；大部分成年人有饮用葡萄酒的习惯。意大利从南到北都适宜种植葡萄，所有地区都盛产葡萄酒，葡萄酒是意大利人最喜爱的佐餐饮品，意大利的葡萄酒人均消费量能够达到 120 L 之多。

此类膳食结构特点突出，饱和脂肪酸摄入量低，膳食中复合碳水化合物、蔬菜、水果摄入量较高，故这类地区的居民心、脑血管疾病的发病率很低。

三、现阶段我国居民的膳食结构

一直以来我国居民的传统膳食是以植物性食物为主，谷类、薯类和蔬菜的摄入量较高，肉类的摄入量比较低，豆类和奶类食品的消费量存在地域性差异。这使得很长一段时间我国居民的膳食是以植物性食物为主，呈现高碳水化合物、高膳食纤维和低动物脂肪的特点。但是，近 40 多年以来，随着我国经济的持续高速发展，我国居民的膳食发生了明显的变化。

（一）谷物摄入量有所下降

从 1992、2002、2012 年全国三次营养调查结果比较来看，谷类食物仍然是我国居民主要的膳食能量来源，但是消费量总体呈现下降趋势。其中，城市居民的谷类摄入量下降水平明显高于农村。2012 年我国居民摄入来自谷类的能量平均占总能量的 53.1%，与 1992 年相比，谷类食物的供能比例下降了 13.7%(表 8-1)，特别是城市的谷类食物供能比例只占了 47.1%，部分年轻人基本不吃或很少吃主食。

在谷类食物中，大米、面粉消费量最高，约占 90%以上。而调查显示，我国成年人全谷物平均摄入量为 14.2 g，仅占到粮谷类总量的 3%～7%。消费率最高的全谷物是小米，其次是玉米。大城市人群的小米、玉米消费率普遍高于农村地区。燕麦、薏米的主要消费人群也集中在城市。

表 8-1　全国城乡居民膳食能量构成(%)

地　　区	城乡合计			城　　市			农　　村		
年　　份	1992	2002	2012	1992	2002	2012	1992	2002	2012
谷类食物供能比例	66.8	57.9	53.1	57.4	48.5	47.1	71.7	61.5	58.8
动物性食物供能比例	9.3	12.6	15.0	15.2	17.6	17.6	6.2	10.7	12.5
脂肪供能比例	22.0	29.6	32.9	28.4	35.0	36.1	18.6	27.5	29.7

(二)动物性食物特别是畜类食物摄入量上升

表 8-1 显示，我国居民的动物性食物供能比例从 1992 年的 9.3%至 2012 年的 15.0%有了一个较大幅度的增长，其中农村比城市的增长幅度更大，20 年间甚至增长了 100%。2012 年中国居民营养与健康状况监测结果表明，全国平均每标准人日动物性食物的摄入总量为 137.7 g，其中水产类 23.7 g、畜类 75.0 g、禽类 14.7 g、蛋类 24.3 g(图 8-1)，其中畜类占动物性食物总量的比例最高，为 54.5%，禽类最低，仅为 10.7%。在畜类中，猪肉摄入的比例最高，高达 85.7%。与 2002 年的调查结果比较，虽然动物性食物摄入总量仅增加了4.4%，但畜禽类增加了 14.1%。

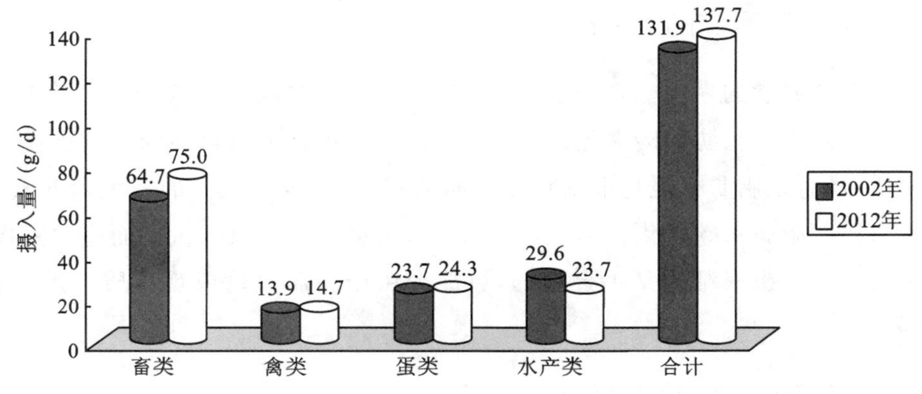

图 8-1　2002 年、2012 年中国居民营养与健康状况监测动物性食物摄入量比较

（三）蔬菜摄入量有所减少，水果摄入量基本没有变化

随着社会经济的发展，食物种类逐渐丰富以及肉类等动物性食品摄入量的增加，自1982年起至2012年的30年间，我国居民蔬菜摄入量有所减少，水果摄入量没有明显变化（图8-2）。

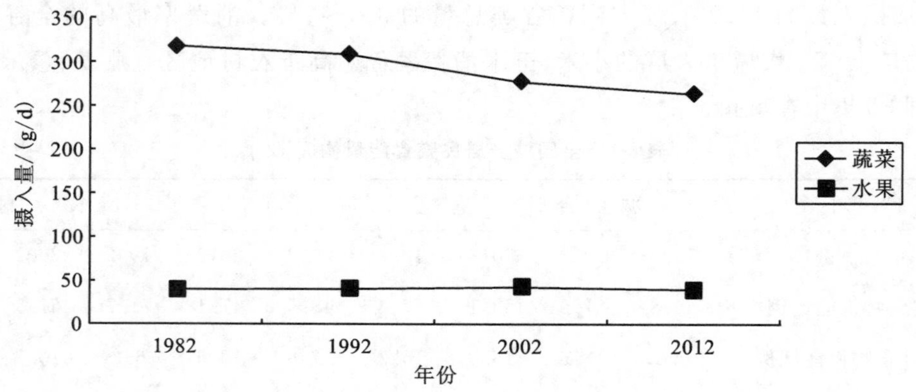

图8-2　1982—2012年我国居民蔬菜水果摄入量变化趋势

由于经济水平和食物资源的不同，各地膳食结构还存在着较大的差异，但总的趋势是我国居民的膳食结构正在向高脂肪、高能量、低膳食纤维的方向改变。

四、我国居民膳食结构存在的主要问题

近40余年以来，我国经济快速发展，居民的生活富裕了，膳食品质也在不断上升。很多以前很难吃到的高端食品也都走入了寻常百姓家，成为了餐桌上的常客。但是，由于我国居民长期以来形成的饮食习惯以及经济过快发展带来的部分膳食结构的畸形变化，目前我国居民膳食结构仍然难以摆脱一些弊端。

（一）三大营养素比例不合理

结合三大营养素的生理能值及其合理膳食要求的供能比，计算得出三者摄入量的合理比值为蛋白质∶脂肪∶碳水化合物＝1∶0.7∶6，即摄入量最多的为碳水化合物，其次是蛋白质，最后是脂肪。但是根据膳食营养调查资料，我国目前的三大营养素摄入情况却是蛋白质∶脂肪∶碳水化合物＝1∶1.2∶4.9，即脂肪的摄入量反而超过了蛋白质。这种宏量营养素的摄入结构是不合理的，可能会由于脂肪过量或蛋白质不足而造成很多健康问题。

（二）一些微量营养素的缺乏仍然存在

一些微量营养素的缺乏是我国城乡普遍存在的问题。如维生素A，人均每日摄入量

为 479 μgRAE，仅占供给量标准的 59.9%，儿童缺乏尤为突出。维生素 A 的缺乏是导致发展中国家儿童失明的主要原因。根据 WHO 推荐的标准判断，我国儿童中维生素 A 的缺乏程度，城市儿童属轻度流行（维生素 A 缺乏率为 2%～10%），农村儿童属中度流行（维生素 A 缺乏率为 11%～19%），贫困农村某些年龄段儿童属重度流行（维生素 A 缺乏率为 20%及以上）。另有研究显示，婴儿的维生素 A 缺乏程度更为严重。另外，缺铁性贫血是一类全球性营养问题，其中我国患病率较高。调查显示，我国人均每日铁元素摄入量为 23.3 mg，超过了供给量标准，处于过剩水平，而膳食中可利用的铁含量不足，88.4%的铁元素来源于植物性食物，是铁吸收利用率低的主要原因。核黄素的缺乏现象也比较突出，人均每日摄入量仅为0.8 mg，占供给量标准的 57%。缺乏原因除了动物性膳食来源不足外，缺乏症状不明显、容易被忽略也是一个重要原因。常量元素钙也是呈现出全民缺乏的态势，我国居民每人每日摄入量为 400 mg 左右，而 DRIs 中要求的钙的每人每日推荐摄入量为 800 mg，我国居民摄入量仅占标准的 50%左右，原因主要为对富钙食物认识不足以及钙的来源不理想。

（三）蛋白质的质量有待提高

除大城市和少数经济发达省份外，其他省份居民膳食中优质蛋白质占总摄入蛋白质的比例不及 1/3，尤其是西北一些省份，城乡豆类和动物性食物来源的蛋白质只占总摄入蛋白质的 8.2%，农村则更低，低于 6%的地区大量存在，如甘肃农村只占 3.9%。有的少数民族地区动物性食物摄入量虽高，但豆类几乎为零。我国大部分地区奶类摄入普遍偏低，尤其是农村的奶类食物消费量甚微。2010—2012 年中国居民营养与健康状况监测结果显示，城乡居民平均每标准人日奶类及其制品的摄入量为 24.7 g，甚至不及中国居民膳食指南推荐量 300 g 的1/10。与农村相比，城市居民奶制品摄入量略好，为人均 37.8 g，大城市人均达到 81.0 g，约是农村居民摄入量(12.1 g)的 6.7 倍。图 8-3 显示，自 1989—2011 年我国城乡奶类食物的摄入量总体呈现上升的趋势，2011 年我国城乡居民奶类的平均消费量为 25.3 g/d，与上述调查结果相似。但无论是城市还是农村，奶类摄入量与中国居民膳食指南推荐量 300 g 都有很大的距离。所以应充分利用当地资源，增加我国城乡居民奶类、豆类和动物性食物等优质蛋白质食物的摄入量，使膳

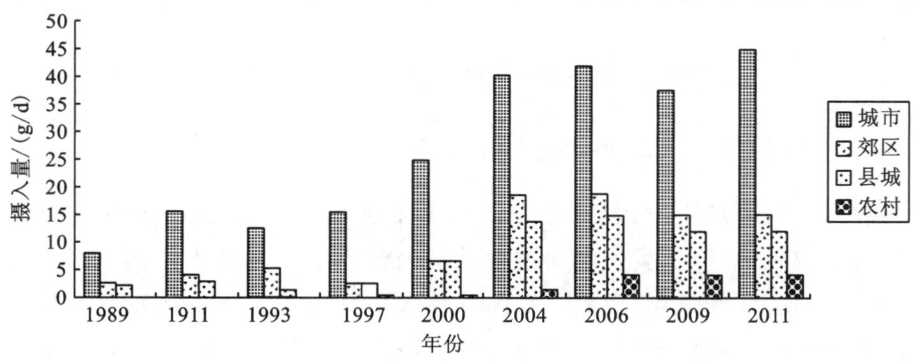

图 8-3　1989—2011 年我国城乡居民奶类食物摄入量

食结构更为合理。

(四)动物性食物种类过于单一

据调查显示,我国居民肉类食品摄入量逐年增高。2010—2012 年中国居民营养与健康状况监测结果表明,2012 年全国平均每标准人日动物性食物的摄入总量为 137.7 g,其中水产类 23.7 g、畜类 75.0 g(猪肉 64.3 g、其他畜肉 8.2 g、动物内脏2.5 g)、禽类 14.7 g、蛋类 24.7 g。畜类占动物性食物总量的比例最高,为 54.5%,禽类最低,仅 10.7%。在畜类中猪肉的摄入比例最大,达到 85.7%,占所有动物性食物总量的 46.7%,即我国居民摄入的所有动物性食物中猪肉的摄入量达到将近一半(图 8-4)。由于来源量大、廉价易得、几乎无异味以及烹饪适应性强,猪肉是中餐菜肴中最重要的肉类原料,除了某些少数民族和宗教人群聚居地,其在我国绝大多数地区都是城乡居民喜爱的荤菜主角。猪肉瘦肉中的蛋白质质量高,属于完全蛋白,矿物质铁主要以血红素铁的形式存在,人体消化吸收率高。但是猪肥膘中饱和脂肪酸以及胆固醇含量高,过多摄入可增加肥胖、2 型糖尿病、结直肠癌的发病风险。另外不当烹饪也可降低食用猪肉的安全性,如一部分人钟爱的烧烤和烟熏,过多食用可增加胃癌和食管癌的发病风险。若增加其他动物性食物如牛肉、羊肉、兔肉、鱼肉、禽类、乳类的摄入量,则可改善只摄入猪肉所带来的营养限制。

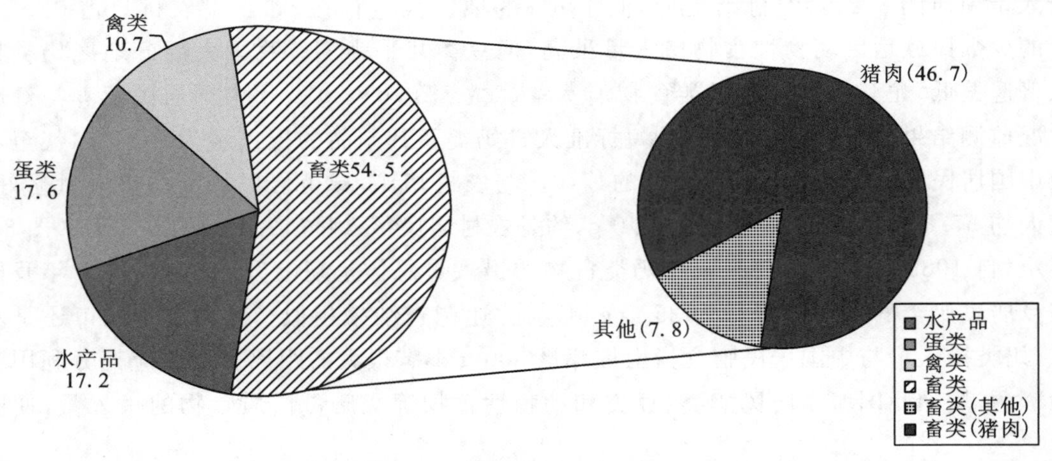

图 8-4 2012 年居民动物性食物摄入来源组成(%)

(五)不同地区和人群间膳食结构差异大

我国幅员辽阔、疆域广袤,各地的经济水平发展极不平衡,地区间的文化习俗也有很大差异,这造成各地区、各类人群间膳食结构与营养水平的较大差别。经济发达地区和大中城市已出现“营养过剩”现象。我国一些大中城市和发达地区膳食结构已明显西方化,其疾病谱正向着经济发达社会的疾病谱迁移,即“贫困型疾病”逐渐减少,“富裕型疾病”不断增多。根据原卫生部统计,肿瘤、脑血管疾病和缺血性心脏病已占病亡原因的前3位；相反，急性传染病和结核病的死亡率明显下降。

对不同膳食习惯的城区、农村、渔区、牧区以及半农半牧区进行综合营养调查，结果显示不同地区的膳食组成差别很大。在牧区居民膳食中，以肉类和奶类的消费量最高，豆类几乎为零，牧民脂肪摄入中有80%是动物脂肪，而膳食中的维生素C几乎为零，高血压和冠心病的患病率在牧民中最高，渔民中最低。

五、我国膳食结构的改善和调整

我国在长久的历史过程中形成的具有独特之处的膳食结构既有优点又有缺陷，所以对此应采取的总体改善原则和思路是保持优点、弥补不足，即在不断改善基本模式的前提下加以优化，切忌照搬西方的膳食模式，应强调食物的多样化和膳食平衡。

（一）增加动物性食物的品种

我国居民在众多动物性食物中摄入的畜类食物最多，占到一半以上。而畜类食物中又多集中于猪肉，这与食物来源多样化的平衡膳食理念相悖。表8-2说明其他多种畜肉都比猪肉含有更多的蛋白质和更少的脂肪，有利于心血管的健康。

表8-2　畜类主要品种肌肉成分的比较(g/100 g可食部)

品　种	蛋白质	脂　肪	品　种	蛋白质	脂　肪
猪肉(里脊)	17.8	7.6	兔肉	22.0	2.5
牛肉(瘦)	22.0	2.1	驴肉(瘦)	20.0	4.8
羊肉(瘦)	17.8	5.1			

禽类是动物性食物中我国居民摄入量最低的品种，其脂肪含量较低，脂肪酸构成以单不饱和脂肪酸为主，优于畜类脂肪，只要不过量食用，一般不会增加心血管疾病、2型糖尿病和某些肿瘤等慢性疾病的发病风险。

鱼虾类食物除含有较多的优质蛋白质、矿物质和维生素外，还含有较多的n-3系列多不饱和脂肪酸，深海水产品还富含DHA和EPA，对降低心血管疾病、脑卒中等疾病的发病风险有重要作用。

蛋类的各种营养成分比较齐全，营养价值高，尽管胆固醇含量高，但适量摄入也不会明显影响血清胆固醇水平和成为引起心血管等疾病的危险因素。

（二）增加豆类，发挥蛋白质互补作用

大豆包括黄豆、黑豆和青豆，大豆制品通常分为非发酵豆制品和发酵豆制品两类。大豆含有丰富的蛋白质、不饱和脂肪酸、钙、钾和维生素E。大豆中蛋白质含量为35%～40%，必需氨基酸的组成和比例与动物性蛋白质相似，而且富含谷类蛋白质缺乏的赖氨酸，是与谷类蛋白质互补的天然理想食品。大豆中还含有多种有益成分，如大豆异黄酮、植物固醇、大豆卵磷脂、大豆皂苷等。有学术文献结果显示大豆异黄酮可降低绝经期和

绝经后亚洲妇女患乳腺癌的发病风险(降低41%)。

我国应大力发展大豆产业,促进大豆及其产品的生产和消费,提高大豆食品的供给水平。支持开展大豆资源、生产、精深加工等方面的科学研究。大力开拓大豆及其制品的消费市场,优先支持开发新型的大豆食品,用现代高新技术改造传统豆制品,使以大豆为基础的优质蛋白质消费量以及深加工产品消费量要有明显增加,质量要有明显改进。

(三)加快发展奶业,提高居民奶类消费水平

扶持奶源基地建设,调整奶畜群结构,改善奶业基础薄弱的状况。大力加强奶业科学研究,提高奶业发展的科技含量,支持并形成若干个对全国具有带动作用的大型乳品加工企业集团。我国居民奶类消费量长期与欧美发达国家有很大差距,加快发展乳制品加工业,支持开发新的奶产品,促进奶产品的升级换代,加快对奶业发展的支持力度,有效提高我国居民乳制品的消费水平。

(四)促进食品加工业健康协调化发展

优先支持对主食的加工,加快居民主食制成品食物的发展步伐,重点发展符合营养科学要求的方便食品、速冻食品。加快开展食物营养强化工作,重点推行主食品营养强化,减轻食物营养素缺乏的状况。优先支持我国传统食品的工业化技术改造,选择并支持若干种具有市场前景和示范作用的传统食品,提高其科技含量,加快其工业化步伐。优先支持大宗农产品深度开发和加工利用,逐步提高农产品加工转化程度。

第二节 平衡膳食原理

根据《中国居民营养与慢性病状况报告(2015年)》的核心内容可以发现,在近10余年间,我国居民体格发育与营养状况总体改善,一些主要营养素的摄入量有了大幅度的提高,与2002年相比,居民身高、体重均有所增长,尤其是6~17岁儿童、青少年身高、体重增幅更为显著。成人营养不良率为6.0%,比2002年降低2.5个百分点。儿童、青少年生长迟缓率和消瘦率分别为3.2%和9.0%,比2002年分别降低3.1和4.4个百分点。这得益于随着生活水平的提高我国居民的膳食结构和饮食行为发生的深刻变化。但是这种变化同样带来了一些不容忽视的弊端,即超重、肥胖问题突显,以及营养相关慢性病的患病率和死亡率均有明显增长。无论是营养缺乏病,还是肥胖、心血管疾病等营养过剩病皆由营养平衡失调所导致。

一、平衡膳食原理

(一)平衡膳食的概念

平衡膳食，又称合理膳食、科学膳食，它是由多样化食物构成的膳食，能提供足够的能量和各种营养素，并保持各种营养素之间的比例平衡，达到合理营养的目的。

(二)平衡膳食的基本要求

1. 满足人体对能量和营养素的需求

各种营养素之间存在着错综复杂的关系，并且不同的生理状态和活动量对营养素的需求量也有所不同，因此中国营养学会制订了各种营养素的每日供给量。在一定的周期内，膳食中所摄入的各种营养素的日平均值，保持在供给量标准上下误差不超过10%的范围，即可认为是保持了营养素摄入的基本平衡。

2. 营养素比例合理

平衡膳食能使食物与机体需要达到统一、和谐，这种平衡不仅表现在能量和各种营养素必须满足机体需要，还表现在营养素之间在功能和数量上应保持平衡，能量和各营养素之间要保持合适的比例。在烹饪原料的选择上要注意以下几方面的平衡。

(1)三大营养素作为能量来源的比例平衡　当碳水化合物、脂肪、蛋白质摄入量适当时，各自的特殊作用得以发挥并互相可以起到促进和保护作用，这时可称为能量营养素构成平衡，反之将对机体产生不良影响。通过动物实验和对人体的观察，认为碳水化合物、蛋白质、脂肪三者摄入量的合适比例为 6∶1∶0.7，这样在体内经过生理氧化后，分别给机体提供的能量为碳水化合物占 50%～65%、蛋白质占 10%～20%、脂肪占20%～30%。如若出现三大营养素来源比例不合适，则会导致多种不同的不利后果。若碳水化合物摄入过少，则蛋白质单纯以能量形式被消耗的量会增加，不利于氮在机体内储存，造成蛋白质不必要的浪费，并且可能导致脂肪的不完全氧化，从而产生酸性物质酮体，污染机体内环境。如果蛋白质摄入过少，则氨基酸来源不足，会出现多种营养缺乏症。

(2)能量与 B 族维生素之间的比例平衡　有多种 B 族维生素参与能量代谢。维生素 B_1 以硫胺素焦磷酸(TPP)的形式作为羧化酶和转酮基酶的辅酶参与能量代谢；维生素 B_2 是机体中许多重要的氧化酶的组成成分，参与体内氧化反应和能量生成；烟酸在体内主要以辅酶Ⅰ、辅酶Ⅱ的形式作为脱氢酶的辅酶发挥作用，在糖类、脂类和蛋白质的能量释放上起重要作用。所以这三种 B 族维生素与能量消耗之间的比例需要满足一定的要求以达到平衡。通过试验，总结得到每消耗 1000 kcal 的能量值，需要获取维生素 B_1 0.5 mg、维生素 B_2 0.5 mg、烟酸 5 mg。

(3)蛋白质食物来源的比例合理　食物蛋白质根据氨基酸模式可分为三大类，完全蛋白质、半完全蛋白质和不完全蛋白质。其中完全蛋白质的必需氨基酸种类齐全、数量丰富、比例适宜，又被称作优质蛋白质，如奶类、鱼类、大豆类、蛋类和畜禽肌肉等。平衡膳食的营养价值评价标准中要求优质蛋白质的供给比例要占食物蛋白质总量的1/3以上，处于生长发育期的人群应达到40%。

(4)脂肪酸的比例平衡　脂肪摄取应以植物油为主，减少动物脂肪的摄取，维持合理的比例。脂肪中饱和脂肪酸、单不饱和脂肪酸、多不饱和脂肪酸的比例应为1∶1∶1；另外，鼓励适当增加鱼类，尤其是深海鱼类的摄入，可有效获取EPA和DHA等长链多不饱和脂肪酸，对视力发育和大脑发育有益。

(5)酸碱食物比例合理　正常情况下，人的血液由于自身的缓冲作用，pH值保持在7.3～7.4。人们食用适量的成酸性食品和成碱性食品，将会维持体液的酸碱平衡，但食品若搭配不当，则会引起生理上的酸碱失调。

常见的成酸性食品有蛋黄、大米、鸡肉、鳗鱼、面粉、鲤鱼、猪肉、牛肉、干鱿鱼、啤酒、花生等。

常见的成碱性食品有海带、菠菜、西瓜、萝卜、茶叶、香蕉、苹果、草莓、南瓜、四季豆、黄瓜、藕等，见表8-3。

当食品搭配不当，成酸性食品在膳食中超过所需的数量时，导致血液偏酸性、血液颜色加深、血液黏度增加，严重时还会引起酸中毒。同时还会增加体内钙、镁、钾等离子的消耗，而引起矿物质的缺乏。这种现象的人体被称为酸性体质，会影响身体健康。总的看来，动物性食物大多成酸性，绿叶蔬菜等植物性食物一般成碱性，这两类食物的搭配对人体的益处是显而易见的，也是荤素搭配的优点之一。因此，一些西方的营养学者极力推广中国的菜肴搭配和烹调方式。

表8-3　常见的成酸性食物和成碱性食物

名　　称	灰分的碱度	名　　称	灰分的碱度	名　　称	灰分的酸度	名　　称	灰分的酸度
大豆	+2.20	黄瓜	+4.60	猪肉	−5.60	白米	−11.67
豆腐	+2.20	海带	+14.60	牛肉	−5.00	糙米	−10.67
四季豆	+5.20	西瓜	+9.40	鸡肉	−7.60	面粉	−6.50
莴苣	+6.33	香蕉	+8.40	蛋黄	−18.80	面包	−0.80
菠菜	+12.00	梨	+8.40	鲤鱼	−6.40	花生	−3.00
萝卜	+9.28	苹果	+8.20	鳗鱼	−6.60	大麦	−2.50
胡萝卜	+8.32	草莓	+7.80	牡蛎	−10.40	啤酒	−4.80
土豆	+5.20	柿子	+6.20	干鱿鱼	−4.80	干紫菜	−0.60
藕	+3.40	牛乳	+0.32	虾	−1.80	芦笋	−0.20
洋葱	+2.40	茶(5 g/L)	+8.89				
南瓜	+5.80						

注：+代表碱，−代表酸。

3.膳食组成多样化且安全卫生

中国烹饪采用的原料十分广泛，但就一般性质的宴席而言，所选用的烹饪原料存在着这样的倾向，即动物性原料所占的比例较大。虽然肉类制品含有丰富的优质蛋白质和饱和脂肪酸以及一些脂溶性维生素，但是这种以肉品为主要原料的宴席往往会缺乏碳水化合物、水溶性维生素（特别是维生素 C、维生素 B_1、烟酸等）、矿物质及膳食纤维，所以在进行烹饪原料的选择时，为使宴席中各种营养素都能满足人体的需要，最基本的要求是所选择原料的种类应多样化，只有运用多种原料进行配菜，才有可能使配出的菜肴包含的营养素种类较齐全。因此，在选择原料时，应按照每种原料所含的营养素种类和数量进行合理选择和科学搭配，使各种烹饪原料在营养素的种类和含量上取长补短、相互调剂，改善和提高整席菜肴的营养水平，以达到平衡膳食的要求。

人体需要 40 余种营养物质，没有一种天然食物能满足成年人机体所需的全部营养，因而膳食必须由多种食物组成。我国古代《黄帝内经·素问》一书中提出“五谷为养、五果为助、五畜为益、五菜为充”的配膳原则，体现了食物多样化和平衡膳食的要求。根据食物的营养特点，可将其分为五大类。

第一类：谷类及薯类，包括米、面、杂粮、马铃薯、甘薯、木薯等，可以为人体提供碳水化合物、蛋白质、膳食纤维及 B 族维生素等，也是我国人民主要的能量与蛋白质的来源。

第二类：动物性食物，包括肉、禽、鱼、蛋、奶及动物内脏等，主要提供蛋白质、脂肪、矿物质、维生素 A、维生素 D 和 B 族维生素。

第三类：豆类和坚果，包括大豆、杂豆和花生、核桃、杏仁等坚果，主要提供蛋白质、脂肪、膳食纤维、矿物质、B 族维生素和维生素 E。其中维生素 B_1 和 B_2 与热量代谢密切相关，若能量物质摄入量大，则应注重这两种维生素的摄取。大豆及其制品中钙与磷的含量和比例较适合人体需求，且豆制品在加工过程中，去除了大部分妨碍人体消化吸收的物质如植酸、抗胰蛋白酶和过多的膳食纤维，这样可增加人体对钙和磷的吸收率。另外，大豆及其制品还可为人们提供丰富的不饱和脂肪酸、必需脂肪酸及卵磷脂。我国有传统的种植、加工大豆及其制品的习惯和经验，从我国人口、土地和经济发展状况来看，大豆及其制品在改善我国人民膳食中优质蛋白质供应方面占有重要地位，在各大菜系中也不乏以豆制品为主、辅料的传统名菜。

第四类：蔬菜、水果和菌藻类，主要提供矿物质、维生素 C 和胡萝卜素、膳食纤维及有益健康的植物化学物。在我国目前的膳食结构中，机体所需的维生素 A 和维生素 C 绝大部分是由蔬菜提供的，因此，可以用这些原料来弥补动物性菜肴维生素 C 含量不足的缺陷。有色蔬菜，如黄色蔬菜和红色蔬菜中含有丰富的胡萝卜素和维生素 C，在动物性原料中加入这种有色蔬菜，既可增加胡萝卜素的吸收，又补充了维生素 C 的不足。蔬菜和瓜果中矿物质大多与有机酸相结合成盐类或成为有机质的组成部分，如蛋白质中的硫和磷、叶绿素中的镁等，易为人体吸收，补充了动物性原料中矿物质的不足，这些碱金属元素还可以中和动物性原料在体内代谢后产生的酸性物质，对调节人体内的酸碱平衡起到重要作用。此外，蔬菜和水果中含有大量的膳食纤维和果胶物质，可促进肠道蠕动、调节消化功能。部分菌藻类食物蛋白质含量极为丰富，超过肉类，例如口蘑。另外，菌藻类含有的多糖等成分具有抗病毒、抗癌、抗辐射、降低胆固醇和抗衰老等功能，故菌藻类食品近年来大受关注，有“健康食品”之称。

第五类：纯能量食物，包括动植物油脂、淀粉和食用糖等，主要提供能量，动植物油脂还可提供维生素 E 和必需脂肪酸。

这五大类食物均应适量摄取、合理搭配。至于每种食物在膳食中所占比例，应根据不同人的身体状况及需要来决定。一般轻体力劳动者，每日约摄入各类食物共 12 种、1500 g 左右，才能基本保证平衡膳食的要求。表 8-4 所示为建议每人每日平均摄入食物的种类及数量。

表 8-4　建议每人每日平均摄入食物的种类及数量

食物种类	品种数	摄入量/g
粮谷类及薯类	2～3	250～400
干豆、鲜豆及豆制品	1	25～35
蛋及蛋制品	1	50
畜肉或禽肉	1～2	40～75
乳及乳制品	1	300
蔬菜及其制品	3～4	250～400
水果	1～2	200～350
菌藻类食品	1	30～50
植物油	1	25～30
食盐	1	6
水产品	1	40～75
动物内脏	1	40～50

另外，选择烹饪原料的时候还要注意尽量选择近期生产或加工、存放时间短的食物。选择新鲜食物就是从源头上注意饮食卫生的第一关，除此之外还要选择当季、卫生的食物，提高营养素的保留率。

4. 食物烹饪加工方法合理

合理的烹饪加工方法对于食物营养素的保留非常有效，也意味着提高了食物的营养价值。烹饪原料中蔬菜富含水溶性营养素，这部分营养素稳定性差，很容易在烹饪加工或储存过程中流失，所以在烹制的时候要特别注意以下几点：

(1)烹调过程中注意对时间和顺序的把握

①先洗后切：尽量用流水冲洗蔬菜，不要在水中长时间浸泡。切后再洗会使蔬菜中的水溶性维生素和矿物质从切口处过多流失。洗净后尽快加工处理和食用，最大程度保留营养素。

②开汤下菜：水溶性维生素(如维生素 C、B 族维生素)对热敏感，任何加热都会增加

营养素的损失。因此掌握适宜的温度，水开后蔬菜再下锅更能有效保留营养素。水煮根类蔬菜可以软化膳食纤维，改善口感，对老年人更有益。

③急火快炒：急火快炒可以缩短蔬菜的加热时间，减少营养素的损失。但是有些豆类蔬菜（如四季豆）就需要充分加热，以分解天然毒素。

④炒好即食：已经烹调好的蔬菜要尽快食用，连汤带菜吃、现做现吃，避免反复加热，这不仅是因为维生素会随储存时间延长而丢失，还因细菌作用可能增加亚硝酸盐的含量，不利健康。

(2)根据烹饪原料的营养素分布特点选择烹饪方法　不同烹饪原料在营养素的种类和含量上各有特点，如肉类原料的蛋白质、脂肪含量较高，矿物质及一些脂溶性维生素占有一定比例，而缺乏糖类、膳食纤维、水溶性维生素。植物性原料刚好相反，含有丰富的矿物质、水溶性维生素、部分脂溶性维生素、纤维素和果胶类物质，有些蔬菜中含有丰富的可消化的糖类。动物内脏原料含有丰富的脂溶性维生素和B族维生素、矿物质、蛋白质、脂肪等营养素。根据各类烹饪原料在营养素种类和分布上的特点，若烹调方法选择得当，则会使原料中的各种营养素充分地被人体消化吸收；若选择不得当，不但会影响食物的消化吸收率，还可能会对人体产生不良后果。

例如，清炖鸡选用活的老母鸡，宰杀、洗净，配以一定的辅料，微火焖炖，直至酥烂。这种烹调方法可使鸡肉蛋白发生部分水解，蛋白胨和三肽、二肽、氨基酸溶解于汤汁中，脂肪组织也部分分解，汤液中出现游离脂肪酸，部分脂溶性维生素和矿物质也溶于汤中。这种烹调方法使母鸡这种原料的主要营养素——蛋白质、脂肪利于人体吸收。可见，对于老母鸡，“炖”是一种较为恰当的烹调方法。采用这种方法制作的清炖鸡，汁液醇浓，味道鲜美，鸡肉酥烂，特别适合老年人、乳母和大病初愈的人食用。

再如糖醋排骨，在烹调过程中加醋作为辅料，增加了排骨中钙离子的溶解，便于吸收。排骨用这种烹调方法制作，充分发挥了动物骨骼中含钙量高的优势。而且对于这种脂肪含量高的食物，口味酸甜又可解腻，提高食欲，是补充钙元素很好的菜肴选择，可促进青少年及儿童的骨骼发育，对于口腔咀嚼功能较好的老年人也可改善对钙的吸收率，对预防老年性骨质疏松症有积极意义。

又如清蒸鲥鱼，鱼肉本身水分含量高，采用蒸的方法，保持了鱼肉中的水分，使鱼肉肉质细嫩，便于消化吸收。

此外，根据原料分布的特点所选用的烹饪方法，首先要保证营养素不被破坏。例如，选择蔬菜中维生素C含量很高的原料菜椒，就应选择相适应的烹调方法以避免维生素C的破坏。糖醋菜椒可达到这一目的。选用旺火炒菜椒可缩短维生素C的受热分解时间，而食醋提供的酸性环境，又可一定程度维持维生素C的稳定。另外，酸辣土豆丝、糖醋藕片也属相同情况。

用以上这些与食物相适应的烹调方法烹制的菜肴，充分发挥了原料中营养素在种类和数量上的特点，有利于营养素的消化吸收。相反，若选用不合适的烹调方法，不仅影响菜肴的口味,使就餐者食欲下降,降低食物的营养价值,有时甚至还会产生对人体有害的物质。

(3)根据就餐者的生理特点和健康状况选择烹饪方法　不同生理状况的就餐者应食用不同烹调方法烹制的食物。

对老年人来说,可选用清蒸、炖、煮等烹调方法,这样烹制出来的食物清淡、酥烂,水分含量高,适合于口腔咀嚼功能下降、唾液分泌量和消化液分泌量减少以及消化吸收功能退化的老年人。例如,上述的糖醋排骨含钙量高,易于吸收,适合青少年食用,如果就餐者是位老年人,且咀嚼、消化功能下降,则可换成鱼头豆腐,采用炖的方法能够达到口感松软滑嫩的效果,鱼类中含量较高的维生素D也可促进豆腐中钙的吸收,适合大部分老年人。

对孕妇特别是妊娠早期、妊娠反应严重的孕妇,烹调方法可根据孕妇的喜好选择,这样可避免妊娠反应给孕妇和胎儿造成的营养不良。对乳母来说,为促进乳汁分泌,烹调方法可选用炖、煮等,烹制出来的菜肴汤汁较多,适合乳母分泌乳汁的需要。

对不同健康状况的就餐者,在选择烹调方法时更应注意。

肝脏疾病的患者应选择使食物清淡、易消化的烹调方法,这样可使患者食欲加强。肝脏疾病特别是肝炎患者不宜食用过分油腻的食物,脂肪肝患者不宜吃油炸食物。对慢性肝炎和肝硬化的患者,应食用较软的食物,这样可避免患者发生意外的出血症状。原因在于慢性肝炎患者特别是肝硬化患者,往往有食管静脉曲张,而且机体的凝血机制受影响,凝血功能下降。若食用油炸等较硬食物,则可能会使食管静脉破裂,引起消化道大出血。

对于患消化道疾病的就餐者,应采用易于消化、少刺激性的烹调方法烹制食物,如避免使用油炸使菜肴中油脂量增加的烹调方法,烹调中避免使用某些易刺激胃液分泌的调味料如芥末、干辣椒、胡椒粉、咖喱粉等。

5.膳食制度合理

膳食制度指的是把全天的食物定时、定质、定量地分配给食用者的一种制度。合理的膳食制度是指合理地安排一日的餐次以及两餐之间的间隔和每餐的食物种类和数量,使进餐与日常生活制度和生理状况相适应,并使进餐和消化过程协调一致。人体的全部消化吸收过程,包括食物中枢的兴奋抑制过程,消化系统各种消化酶、消化液的分泌以及营养素的消化吸收过程。由于长期的生活习惯形成了一定的规律,如果突然打破这种规律,就可能会引起消化功能紊乱,影响食物的消化吸收。合理的膳食制度也是保证人们具有旺盛的食欲,使食物中的营养素得到充分消化、吸收和利用,提高劳动效率和工作效率的重要条件。

人类的食欲受很多因素的影响,与机体的饥饿程度、消化系统功能、情绪的好坏有关。进食时,食物进入口腔引起唾液的分泌,同时还反射性地引起胃、胰腺等分泌消化液,为食物进入胃和小肠后继续消化做准备。这是非条件反射活动,它们的反射弧是由种族遗传因素决定的，是生来就有的一些比较简单、比较固定的反射弧。因此无论是人或动物，在食物进入口腔及咀嚼过程中，口腔黏膜和黏膜感受器受食物刺激后，通过传入神经将感受器兴奋所激发的神经冲动传入中枢神经系统，即调节这些消化腺活动的神经元及其纤维分别传送到这些消化腺，引起这些消化腺的分泌。非条件反射的反射中枢大部分位于中枢神经系统较低级的部分，因而是一种较低级的神经调节方式。

条件反射则与此不同，它是后天获得的，是人或高等动物的个体在长期生活过程中根据个体所处的生活环境建立起来的。建立条件反射，一般要有大脑皮层的参与，因此是一种较为高级的神经调节方式。通过建立条件反射，可以使大量的无关刺激成为预示着某些非条件刺激出现的信号，使机体对环境条件的变化预先做好准备，从而能及时做出相应的反应，使机体适应环境的能力大大加强。

此外，食欲还与人的饮食习惯和生活卫生习惯密切相关。如一日三餐定时、定量，用餐时细嚼慢咽，充足的睡眠，适当的户外活动，正常的排泄，良好的用餐环境以及愉快的情绪等，都可改善人体的进食质量。

对于膳食制度合理与否可参考以下原则：

①使食用者在进食前不发生剧烈的饥饿感，而在进食时又有正常的食欲。

②使所摄取的营养素能被身体充分吸收和利用。

③满足食用者生理和劳动的需要，保证健康的生活和工作。

④尽量适应食用者的工作制度，以利于生产和工作。

根据以上原则，两餐间隔的时间不能太长也不能太短。间隔时间过长会引起明显的饥饿感，血糖也会降低，人体的耐力和工作效率下降；若间隔时间太短，上餐食物在胃中尚未排空，消化器官得不到适当的休息，消化功能不易恢复，则无良好的食欲，进食后影响食物的消化与吸收。结合我国居民的工作、学习制度和习惯，一般采用一日三餐制，两餐的间隔在 4～6 h。数量的分配也要适应劳动需要和生理状况。比较合理的分配方法如下。

早餐：能量占全日的 30%左右，早晨刚起床，食欲较差，易被忽略，但为了满足上午工作、学习的需要，最好食用体积比较小、热量比较高的食物，蛋白质和脂肪食物可适当多一些，补充一整个晚上的消耗。如果有条件的话，早餐有水果更有提神的效果。对处于生长发育期的儿童、青少年，应特别注意早餐的质量。

午餐：能量占全日的 40%左右，既要补充上午的能量消耗，又要满足下午工作学习的需要，所以热量占全日最多。碳水化合物、脂肪、蛋白质的供给量均应增加，因为这是一日中承上启下的一餐，能量的补给要充足。

晚餐：能量占全日的 30%左右，晚餐的热量要稍低，因夜间活动少、热量消耗不大，进食过多会影响睡眠，可多摄入碳水化合物类食物，可多吃些谷类、蔬菜和易于消化的食物，少吃富含蛋白质、脂肪和难消化的食物。还有研究表明，夜间被人们吸收的胆固醇更容易在血管壁沉积，故晚餐以清淡为宜。

第三节　中国居民膳食平衡膳食模式

一、中国居民膳食指南 2016 版

膳食指南作为卫生政策，已有近百年的历史，它是由早期的食物目标、膳食供给量、膳食目标等演变而来。1918 年，英国推荐儿童膳食必须包含一定量的牛乳。1968 年，瑞典出版了第一部膳食目标。直到 1980 年，美国才出台了政府层面的膳食指南，且每 5 年修订一次。其他国家大部分在 20 世纪 70 至 80 年代提出了各自的膳食指南。在膳食指南中，有些国家增加了预防营养素缺乏病和食品卫生方面的内容，以后又陆续增加了各类人群的膳食指南。

中国营养学会于 1989 年制订了我国第一部膳食指南，共有以下 8 条内容：食物要多样，饥饱要适当，油脂要适量，粗细要搭配，食盐要限量，甜食要少吃，饮酒要节制，三餐要合理。该指南自发布后，在指导、教育人民群众采用平衡膳食、增强体质方面发挥了积极作用。

随着时代的发展，我国居民膳食消费和营养状况发生了变化，为了更加契合百姓健康需要和生活实际，国家卫生和计划生育委员会委托中国营养学会组织了《中国居民膳食指南》修订专业委员会，依据近期我国居民膳食营养问题和膳食模式分析以及食物与健康科学证据报告，参考国际组织和其他国家膳食指南修订经验，对我国第 3 版《中国居民膳食指南(2007)》进行修订，形成了《中国居民膳食指南(2016)》的最终文件。最新版《中国居民膳食指南(2016)》的核心内容有食物多样，谷类为主；吃动平衡，健康体重；多吃蔬果、奶类、大豆；适量吃鱼、禽、蛋、瘦肉；少盐少油，控糖限酒；杜绝浪费，兴新食尚。

(一)食物多样，谷类为主

平衡膳食模式是最大程度保障人体营养和健康的基础，食物多样是平衡膳食模式的基本原则。食物可分为五大类，包括谷薯类，蔬菜、水果类，畜、禽、鱼、蛋、奶类，大豆、坚果类和油脂类。不同食物中的营养素及有益膳食成分的种类和含量不同，除供 6 月龄内婴儿的母乳外，没有任何一种食物可以满足人体所需的能量及全部营养素。因此，只有多种食物组成的膳食才能满足人体对能量和各种营养素的需要。建议我国居民的平衡膳食应做到食物多样，平均每天摄入 12 种以上食物，每周 25 种以上食物。平衡膳食

模式能最大程度满足人体正常生长发育及各种生理活动的需要，并且可降低包括高血压、心血管疾病等多种疾病的发病风险。为满足人体对生长发育及维持健康的营养需求，日常膳食中需要选用多类别多品种的食物，并合理搭配。不同类别食物中富含的营养素见表 8-5。

表 8-5　不同类别食物中富含的营养素

营养素	谷薯类	蔬菜、水果类	畜、禽、鱼、蛋、奶类	大豆、坚果类	油脂类
蛋白质			√	√	
脂肪			√	√	√
碳水化合物	√				
膳食纤维	√	√			
维生素 A		√	√		
维生素 E				√	√
维生素 B_1	√		√		
维生素 B_2	√		√		
叶酸	√	√			
烟酸	√				
维生素 B_{12}			√		
维生素 C		√			
钙		√	√	√	
镁	√	√		√	
钾	√	√		√	
铁	√		√	√	
锌	√		√	√	
硒			√		

谷类为主是指谷薯类食物所提供的能量占膳食总能量的一半以上，也是中国人平衡膳食模式的重要特征。谷类食物含丰富的碳水化合物，是提供人体所需能量的最经济和最重要的食物来源，也是 B 族维生素、矿物质、膳食纤维和蛋白质的重要食物来源，在保障儿童、青少年生长发育，维持人体健康方面发挥着重要作用。近年来，我国居民膳食模式正在悄然发生着变化，居民的谷类消费量逐年下降，动物性食物和油脂摄入量逐年增多，导致能量摄入过剩；谷类过度精加工导致 B 族维生素、矿物质和膳食纤维丢失而引起摄入量不足，这些因素都可能增加慢性非传染性疾病的风险。因此，坚持谷类为主，特别是增加全谷物摄入，有利于降低 2 型糖尿病、心血管疾病、结直肠癌等与膳食相关的慢性病的发病风险，以及减少体重增加的风险。建议一般成年人每天摄入谷薯类食物 250～400 g，其中全谷物和杂豆类 50～150 g、薯类 50～100 g。部分谷物营养成分见表 8-6。

表 8-6 部分谷物营养成分表(每 100 g 可食部)

食物	蛋白质/g	维生素 B_1/mg	维生素 B_2/mg	烟酸/mg	维生素 E/mg	铁/mg	锌/mg	膳食纤维/g
精制大米	7.3	0.08	0.04	1.10	0.20	0.90	1.07	0.4
精制小麦粉	13.3	0.09	0.04	1.01	Tr	Tr	0.94	0.3
全麦	13.2	0.50	0.16	4.96	0.71	3.60	2.60	10.7
糙米	7.9	0.40	0.09	5.09	0.59	1.47	2.02	3.5
燕麦	16.9	0.76	0.14	0.96	—	4.72	3.97	10.6
荞麦	9.3	0.28	0.16	2.20	0.90	6.20	3.60	6.5
玉米	8.5	0.07	0.04	0.80	0.98	0.40	0.08	5.5
小米	9.0	0.33	0.10	1.50	0.30	5.10	1.87	1.6
高粱	10.4	0.29	0.10	1.60	1.80	6.30	1.64	4.3
青稞麦仁	8.1	0.34	0.11	6.70	0.72	40.70	2.38	1.8
黑麦	9.0	0.37	1.70	1.70	1.15	4.00	2.90	14.8

注：Tr 表示未检出，或低于方法检出限，含量极微。

(二)吃动平衡，健康体重

食物摄入量和身体活动量是保持能量平衡、维持健康体重的两个主要因素。如果吃得过多或活动不足，多余的脂肪就会在体内以脂肪的形式积存下来，体重增加，造成超重甚至肥胖；相反，若吃得过少或活动过多，可由于能量摄入不足或能量消耗过多引起体重过低或消瘦。体重过高或过低都是不健康的表现，易患多种疾病，缩短寿命。成人健康体重的体重指数(BMI)应为 18.5～23.9。

目前，我国大多数居民身体活动不足或缺乏运动锻炼，能量摄入相对过多，导致超重和肥胖的发生率逐年增加。超重或肥胖是许多疾病的独立危险因素，如 2 型糖尿病、冠心病、乳腺癌等。增加身体活动或运动不仅有助于保持健康体重，还能够调节机体代谢，增强体质，降低死亡风险和冠心病、脑卒中、2 型糖尿病、结肠癌等慢性病的发病风险；同时也有助于调节心理平衡，有效消除压力，缓解抑郁和焦虑等不良精神状态。食不过量可以保证每天摄入的能量不超过人体的需要，增加运动可增加代谢和能量消耗。

各个年龄段人群都应该天天运动、保持能量平衡和健康体重。推荐成人积极参加日常活动和运动，每周至少进行 5 天中等强度身体活动，累计 150 min 以上，平均每天主动身体活动 6000 步。多运动多获益，减少久坐时间，每小时起来动一动。多动会吃，保持健康体重。要做到食不过量，就要建立良好的进餐习惯：定时定量进餐，吃饭宜细嚼慢咽，避免进食过快，无意中过量进食；不论在家或在外不餐，都提倡分餐制，根据个人的生理条件和身体活动量，进行标准化配餐和定量分配；每顿少吃一口，不要完全吃饱，适当限制进食量，更不能吃撑；减少高能量食品的摄入，学会看食品标签上的“营养成分表”，了解食品的能量值，少选择高脂肪、高糖的食品；减少在外就餐，避免由于进餐时间过长，不自觉增加食物的摄入量而导致进食过量。

（三）多吃蔬果、奶类、大豆

新鲜蔬菜水果、奶类、大豆及豆制品是平衡膳食的重要组成部分，坚果是膳食的有益补充。蔬菜水果是维生素、矿物质、膳食纤维和植物化学物的重要来源，对提高膳食微量营养素和植物化学物的摄入量起到重要作用。循证研究发现，提高蔬菜水果摄入量，可维持机体健康，有效降低心血管疾病、肺癌和糖尿病等慢性病的发病风险。奶类富含钙元素，是优质蛋白质和B族维生素的良好来源。增加奶类摄入有利于儿童、青少年生长发育，促进成人骨骼健康。大豆富含优质蛋白质、必需脂肪酸、维生素E，并含有大豆异黄酮、植物固醇等多种植物化学物。多吃大豆及豆制品可以降低乳腺癌和骨质疏松症的发病风险。坚果富含脂类、蛋白质等营养素，适量食用有助于预防心血管疾病。

近年来，我国居民蔬菜摄入量逐渐下降，水果、大豆、奶类摄入量仍处于较低水平。基于其营养价值和健康意义，建议增加蔬菜水果、奶类和大豆及其制品的摄入。推荐每天摄入蔬菜300～500 g，其中深色蔬菜占1/2；水果200～350 g；每天饮奶300 g或相当量的奶制品；平均每天摄入大豆和坚果25～35 g。坚持餐餐有蔬菜、天天有水果，把牛奶、大豆当作膳食重要组成部分。

（四）适量吃鱼、禽、蛋、瘦肉

鱼、禽、蛋和瘦肉均属于动物性食物，富含优质蛋白质、脂类、脂溶性维生素、B族维生素和矿物质等营养素，是平衡膳食的重要组成部分。此类食物蛋白质的含量普遍较高，其氨基酸组成适合人体需要，利用率高，但是同时脂肪含量较多，能量高，有的还有较多的饱和脂肪酸和胆固醇，摄入过多可增加肥胖和心血管疾病的发病风险，应当适量摄入。

水产品类脂肪含量相对较低，且含有较多的不饱和脂肪酸，对预防血脂异常和心血管疾病等有一定作用；禽类脂肪含量也相对较低，且脂肪酸饱和度也较畜类低，可优先选择。蛋类各种营养成分较为齐全，营养价值高，但胆固醇含量也高，摄入量要适宜。

目前我国居民摄入畜肉较多，禽类和水产类摄入较少，需要进行适当调整。大部分动物肉中含有较多的优质蛋白质，在食用的时候不应偏食某一类，要适当地用禽肉和鱼肉替代畜肉，烹饪方法上要多采用煮、蒸、炒、熘，在滑炒和爆炒前可挂糊上浆，既可改善口感，又减少了营养素的损失，尽量避免煎烤和油炸，避免不良物质的产生。

（五）少盐少油，控糖限酒

食盐是食物烹饪或加工食品的主要调味品，我国居民的饮食习惯中食盐摄入量过高，而过多的盐摄入与高血压、胃癌和脑卒中有关联，因此要控制食盐摄入量，培养清淡口味，逐渐做到量化用盐。

烹饪油包括植物油和动物油，是人体必需脂肪酸和维生素 E 的重要来源。目前我国居民烹饪用油摄入量过多。过多脂肪尤其是动物脂肪的摄入会增加肥胖的发生风险，反式脂肪酸又可增高心血管疾病的发生风险。应减少烹饪油和动物脂肪用量，每天的烹饪油摄入量控制在 25～30 g。

糖是纯能量食物，过多摄入可增加体重过重和肥胖的发生风险，也有可能造成龋齿。生活中糖无处不在，且含糖量高的甜食和饮料往往是儿童喜爱的食品，所以要切忌儿童和青少年在饮食中不知不觉摄入过多的糖而造成不良后果。

过量饮酒与多种疾病有关，会增加肝损伤、痛风、心血管疾病和某些癌症的发生风险，因此应避免过量饮酒。若饮酒，成年男性一天饮用的酒精量不应超过 25 g，儿童、青少年、孕妇、乳母等特殊人群不应饮酒。

水是膳食的重要组成成分，在生命活动中发挥着重要功能。推荐饮用白开水或茶水，成年人每天饮用量 1500～1700 mL，不喝或少喝含糖饮料。

（六）杜绝浪费，兴新食尚

这是《中国居民膳食指南（2016）》的新增点，也是中华民族勤俭节约美德的体现。虽然经济发展让我们国家逐步的繁荣富强，人民生活水平不断提高，但是尊重劳动、珍惜食物仍然是每个人必须遵守的原则。

新食尚鼓励优良饮食文化的传承和发扬。选择当地、当季食物，能最大限度保障食物的新鲜度和营养；按需选购食物，适量备餐；备餐应彻底煮熟食物，对于肉类和禽类、蛋类，应确保熟透；条件允许尽量在家吃饭，这样既可以保证饮食卫生、减少浪费，又可自由烹饪、享受亲情，好处多多；在外点餐应根据人数确定数量，文明用餐，反对铺张浪费；学会阅读食品标签，合理储藏食物，采用适宜的烹调方式，提高饮食卫生水平。

我国人口众多，且食物浪费问题比较突出，食源性疾病状况不容乐观。减少食物浪费、注重饮食卫生、兴饮食文明新风，对我国社会可持续发展、保障公共健康具有重要意义。

二、中国居民平衡膳食模式

《中国居民膳食指南（2016）》（以下简称《膳食指南》）适用人群为 2 岁以上健康人群，遵循以食物为基础的原则，充分考虑食物多样化；以平衡膳食模式为目标，并考虑实践中的可行性和可操作性。

平衡膳食模式是经过科学设计的理想膳食模式。平衡膳食模式所推荐的食物种类和比例能最大程度满足不同年龄阶段、不同能量需求水平的健康人群的营养与健康需要。平衡膳食模式是《膳食指南》的核心。

本版指南不仅对中国居民膳食宝塔做了修改和完善，还增加了中国居民平衡膳食餐盘、中国儿童平衡膳食算盘等。

(一)中国居民平衡膳食宝塔

中国居民平衡膳食宝塔(以下简称“宝塔”)是根据《膳食指南》的核心内容和推荐，结合中国居民膳食的实际情况，把平衡膳食的原则转化为各类食物的数量和比例的图形化表示，从而使平衡膳食模式变得更为生动和通俗易懂。宝塔形象化的组合，遵循了平衡膳食的原则，体现了一个在营养上比较理想的基本构成(图 8-5)。

平衡膳食宝塔共分 5 层，各层面积大小不同，大致表示 5 类食物食用量的相对多少。5 类食物包括谷薯类，蔬菜水果类，畜禽鱼蛋类，奶类、大豆和坚果类以及烹饪用油和盐。宝塔旁边的文字注释标明了在能量为 1600～2400 kcal 时，成人每人每天各类食物摄入量在一段时间内的平均范围。

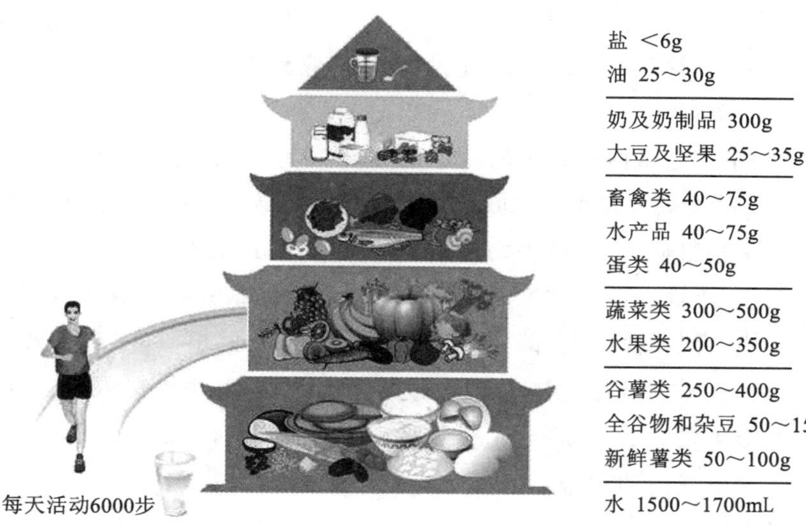

图 8-5　中国居民平衡膳食宝塔(2016)

1. 第一层——谷薯类食物

谷薯类是膳食能量的主要来源，其主要成分碳水化合物给人体提供的能量占总能量来源的 50%～65%，同时谷薯类也是多种微量营养素和膳食纤维的良好来源。《膳食指南》中推荐 2 岁以上健康人群的膳食应食物多样，以谷物为主。一段时间内，成人每人每天应该摄入谷、薯、杂豆类 250～400 g，其中全谷物 50～150 g(包括杂豆类)、新鲜薯类 50～100 g。

2. 第二层——蔬菜水果类

蔬菜和水果是《膳食指南》中鼓励多摄入的食物，推荐 2 岁以上人群每人每天摄入蔬菜 300～500 g、水果 200～350 g。蔬菜包括嫩茎、叶、花菜类，根菜类，鲜豆类，茄果瓜菜类，葱蒜类及菌藻类，水生蔬菜类等。其中深色蔬菜是指深绿色、深黄色、紫色、红色等蔬菜，这类蔬菜一般富含维生素、植物化学物和膳食纤维，推荐每天占总体蔬菜摄入量的一半以上。

水果包括仁果、浆果、核果、柑橘类、瓜果、热带水果等。新鲜水果可为人体提供多种微量营养素和膳食纤维。蔬菜和水果各有优势，虽在同一层，但不能相互取代。很多人不喜欢或不习惯吃水果，导致水果摄入量明显偏低，应努力把水果作为平衡膳食的重要部分。多吃蔬菜水果也是降低膳食能量摄入的不错选择。

3.第三层——畜禽鱼蛋等动物性食物

这一类食物是《膳食指南》推荐适量食用的一类食物。在能量需要为1600～2400 kcal时，推荐每天摄入量共计120～200 g。新鲜的动物性食物是优质蛋白质、脂肪和脂溶性维生素的良好来源，建议每天禽畜肉的摄入量为40～75 g，少吃加工类肉制品。常见的水产品是鱼、虾、蟹和贝类，此类食物除了优质蛋白质和维生素外，一些品种还含有丰富的多不饱和脂肪酸，对人体的智力发育和心血管的健康大有裨益。蛋类的营养价值较为齐全，推荐每天一个鸡蛋(相当于50 g左右)，且蛋黄含有丰富的营养成分，如胆碱、卵磷脂、维生素A、锌等，对健康人来说吃鸡蛋不应弃蛋黄。

4.第四层——奶类、大豆和坚果

奶类、大豆和坚果是蛋白质和钙的良好来源，营养素密度高。在能量需要为1600～2400 kcal时，推荐每天摄入相当于300 g鲜奶的奶类及奶制品；在全球奶制品消费中，我国居民的摄入量一直很低，多吃各类奶制品，有利于提高其摄入量。

大豆包括黄豆、黑豆、青豆，常见的豆制品有豆腐、豆浆、豆腐干及千张等。坚果包括花生、葵花子、核桃、杏仁、榛子等，部分坚果的蛋白质与大豆相似，富含必需脂肪酸和必需氨基酸，作为菜肴、零食都是食物多样化的良好选择，建议每周摄入70 g左右。推荐大豆和坚果每天摄入量为25～35 g。

5.第五层——烹饪用油和盐

油和盐是必不可少的烹饪调味料，但目前由于我国居民普遍摄入量过高从而导致各类慢性疾病，在《膳食指南》中这两种是建议尽量少吃的食物。在宝塔中推荐成人每天烹饪用油不超过25～30 g，食盐上限为6 g。烹饪用油包括各种动植物油，植物油包括花生油、大豆油、菜子油、芝麻油、调和油等，动物油包括猪油、牛油、黄油等。烹饪油也要多样化，经常更换种类，食用多种植物油可满足人体各种脂肪酸的需求。我国居民食盐用量普遍较高，盐的摄入与高血压有密切的关系，限制盐的摄入是我国的长期目标，除了少用食盐外，也需要控制隐形高盐食品的摄入。

6.运动和饮水

身体活动和饮用水的图示仍包含在可视化图形中，这强调了增加身体活动和足量饮水的重要性。水是膳食的重要组成部分，是一切生命必需的物质，其需要量主要受年龄、身体活动、环境温度等因素的影响。轻体力活动的成年人每天至少饮水1500～1700 mL(7～8杯)。在高温或强体力活动时，应适当增加。饮水不足或过多都会对人体健康带来危害。

需要注意的是，平衡膳食宝塔中提及的所有食物推荐量都是以原料的生重可食部计算的，每类食物又覆盖多种多样的食物，在选择的时候要保证在大类食物中要有多种小类的食物，做到食物多样化。

（二）中国居民平衡膳食餐盘

中国居民平衡膳食餐盘（图 8-6）（以下简称“餐盘”）是按照平衡膳食原则，在不考虑烹调用油、盐的前提下，描述了一个人一餐中膳食的食物组成和大致比例。餐盘更加直观，一餐膳食的食物组合搭配清晰明了。

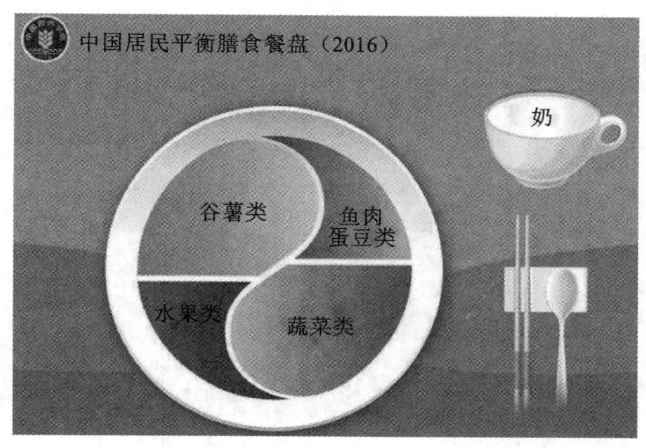

图 8-6　中国居民平衡膳食餐盘（2016）

餐盘分成 4 个部分，分别是谷薯类、鱼肉蛋豆类、蔬菜类和水果类，餐盘旁的一杯牛奶提示其重要性。此餐盘适用于 2 岁以上人群，是一餐中的食物基本构成的描述。

餐盘中的模块面积表示某类食物的摄入量以及与其他种类食物的大致比例。餐盘中显示，谷薯类和蔬菜类面积最大，是膳食中摄入量最大的部分。按照重量计算，蔬菜类重量占总膳食重量的 34%～36%、谷薯类占总膳食重量的 26%～28%、水果类占 20%～25%，鱼肉蛋豆类占膳食总重量的 13%～17%。另外，一杯牛奶为 300 g。按照这个比例摄入各类食物，基本能够达到平衡膳食所要求的成年人的营养需求。参考表 8-7，可知不同能量供给的人群 5 大类食物的推荐摄入量所占食物总量的比例。

表 8-7　平衡膳食餐盘中食物重量比例计算

食　物	1600 kcal	1800 kcal	2000 kcal	2200 kcal	2400 kcal	均值	餐盘图形设计比例
谷薯类	28%	27%	26%	26%	27%	27%	25%
蔬菜	34%	36%	36%	34%	34%	35%	35%
水果＋坚果	23%	22%	25%	23%	24%	23%	25%
动物性食物＋豆类	15%	15%	13%	17%	15%	15%	15%
牛奶及奶制品				300 g			

（三）中国儿童平衡膳食算盘

中国儿童平衡膳食算盘（图 8-7）（以下简称“算盘”）是根据平衡膳食的原则转化各类食物的分量图形化的表示，算盘主要针对儿童。与宝塔相比，在食物分类上，把蔬菜、水果分开为 2 类，算盘分成 6 行，用算盘珠的数目表示摄入某类食物的多少。此算盘适用于 8～11 岁儿童，按中等活动水平计算，寓教于乐，有助于家长与儿童之间的沟通，从而促进平衡膳食的普及。

油盐类适量
大豆坚果奶类2～3份
畜禽肉蛋水产品2～3份
水果类3～4份
蔬菜类4～5份
谷薯类5～6份
中国儿童平衡膳食算盘(2016)
户外活动1 h

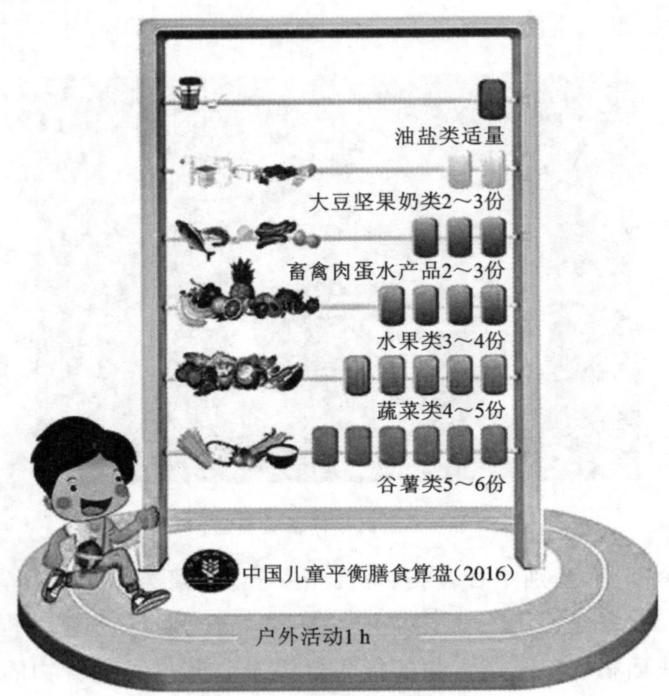

图 8-7　中国儿童平衡膳食算盘(2016)

第四节　平衡膳食构建——食谱设计

食谱的设计就是按照食物结构、膳食指南等要求，根据食用者的年龄、性别、工作性质、经济状况和饮食习惯等，结合食物供给的种类、数量和价格，编制出一周或数日内一日三餐的食谱。完整食谱的内容应包括食物名称、数量、营养素标准、烹调方法和膳食制度。食谱根据编制的周期可分为一餐食谱、一日食谱、一周食谱和一月食谱等。另外根据食谱是否标示出各种原料的用量，也可分为带量食谱和不带量食谱，其中带量食谱既有烹饪原料的种类要求，又有食用量的要求，通常认为可以较好地达到食谱的营养效果。食谱编制是合理营养的具体实施，只有将平衡膳食的要求落实到一日三餐中，才能真正达到合理营养、增进人民健康的目的。

对于营养食谱的设计，要遵循以下原则：第一，要保证营养平衡与卫生，围绕平衡膳食理论进行设计；第二，还要照顾食用者的饮食习惯和口味，尽可能达到个性化配餐，让食用者享受进食过程，从而提高膳食的利用率；第三，在选择配餐原料时要考虑季节和市场供应情况，尽量选择当季、当地且种植广泛的原料，让原料的营养价值发挥到最大；第四，在食谱设计的时候还要考虑可行性，要兼顾经济因素。

营养食谱的设计方法分为计算法和食物交换份法。

一、计算法

（一）计算法的方法步骤

1. 确定食谱营养标准

食谱设计中首先要确定的就是进餐者每日的能量供给量，再确定三大产能营养素的供给量，最后确定其他营养素的供给量。

2. 确定食物

根据营养素的需求量，结合中国居民膳食宝塔初步确定食物种类和数量。

3. 计算、比较、调整

计算食谱的总能量和各种营养素的供给量，与食谱的能量与营养素供给量标准进行比较，对不适当处做出调整。

4. 合理分配食物，形成食谱

将食谱的种类、数量、菜肴名称和膳食制度都标注于食谱中。

（二）计算法食谱编制实例

要求：为身高 172 cm，体重 68 kg，从事轻体力活动的成年男士设计一日食谱。

1. 确定标准

（1）确定食谱的能量供给量　根据食用者的年龄、性别和劳动强度等，查询 DRIs，确定其每日的能量供给量，此例中得知该男士每日所需总能量为 9.418 MJ，即 2250 kcal 左右。

（2）确定食谱中三大营养素的供给量　根据确定的总能量供给量，按照蛋白质 10%～20%、脂肪 20%～30%、碳水化合物 50%～65%的能量分配计算，得到该男子一日三大营养素的供给量如下。

蛋白质：2250×(10%～20%)÷4，此处取 65 g。

脂肪：2250×(20%～30%)÷9，此处取 71 g。

碳水化合物:2250×(50%～65%)÷4,此处取338 g。

(3)确定其他营养素的供给量　参照DRIs标准确定其他营养素的供给量。确定的能量和各营养素供给量标准填入表8-8中。

表8-8　食谱的能量和各营养素供给量标准

	能量/kcal	蛋白质/g	脂肪/g	碳水化合物/g	维生素A/μgRAE	维生素B_1/mg	维生素B_2/mg	维生素C/mg	钙/mg	铁/mg	锌/mg
供给量标准	2250	65	71	338	800	1.4	1.4	100	800	12	12.5

2.确定食物的品种和数量

(1)确定主食的品种和数量　按照我国居民的日常饮食习惯,作为主食的谷物以米、面为主,配以1～2种粗杂粮为宜,数量以食谱碳水化合物的供给量标准为依据计算。上面已将食用者的碳水化合物的一日摄入量确定为338 g,可选择大米210 g,小麦100 g,加上麦片28 g,则得到表8-9。

表8-9　主食的能量和营养素供给量

食物名称	能量/kcal	蛋白质/g	脂肪/g	碳水化合物/g	维生素A/μgRAE	维生素B_1/mg	维生素B_2/mg	维生素C/mg	钙/mg	铁/mg	锌/mg
大米	728.7	15.5	1.7	163.6	—	0.23	0.11	—	27.3	4.83	3.57
小麦	349.0	11.2	1.5	73.6	—	0.28	0.08	—	31.0	3.50	1.64
麦片	105.6	4.20	1.9	18.7	—	0.08	0.04	—	52.1	1.96	0.73
合计	1183.3	30.9	5.1	255.9	—	0.59	0.23	—	110.4	10.29	5.94

将主食所提供的能量和营养素与所确定的标准进行对比,得到表8-10。

表8-10　主食的能量和营养素供给量与标准

来源	能量/kcal	蛋白质/g	脂肪/g	碳水化合物/g	维生素A/μgRAE	维生素B_1/mg	维生素B_2/mg	维生素C/mg	钙/mg	铁/mg	锌/mg
主食	1183.3	30.9	5.1	255.9	—	0.59	0.23	—	110.4	10.29	5.94
副食											
纯能量											
合计											
供给量标准	2250.0	65.0	71.0	338.0	800.0	1.40	1.40	100.0	800.0	12.00	12.50
占标准的比例/(%)											

(2)确定副食的品种和数量

①先确定蛋白质类食物:按照我国居民的日常饮食习惯,兼顾蛋白质类食物的品种多样化,同时保证优质蛋白质的摄入量,将蛋白质类食物品种确定为肉、禽、鱼、奶、蛋、

豆。数量即为将蛋白质供给量标准减去主食中蛋白质提供量。经过计算，本例中主食提供蛋白质为 30.9 g，则副食应提供蛋白质为 65－30.9＝34.1 g。种类的选择可以有多种，此处可选牛肉 60 g(供蛋白质 12.1 g)、牛奶 1 瓶(约 250 g，供蛋白质 7.5 g)、鸡蛋 1 个(供蛋白质 6.65 g)、豆干 50 g(可供蛋白质 8.1 g)。

②再确定果蔬类食物：结合季节和时令的因素，同时也可考虑到食用者的个人喜好、营养特点等，以确定果蔬类食物。按照中国居民膳食宝塔(2016)的建议，蔬菜的摄入量为 300～500 g、水果为 200～350 g。在此例中，蔬菜、水果种类和数量的选择为番茄 150 g、蘑菇 100 g、苋菜 150 g、芹菜 100 g、香蕉 150 g、桃子 100 g。

将选定的副食填入表 8-11 内。

表 8-11　副食的能量与营养素供给量

食物名称	能量/kcal	蛋白质/g	脂肪/g	碳水化合物/g	维生素 A/μgRAE	维生素 B_1/mg	维生素 B_2/mg	维生素 C/mg	钙/mg	铁/mg	锌/mg
牛肉	63.6	12.10	1.4	0.7	3.60	0.04	0.08	—	5.4	1.68	2.23
牛奶	135.0	7.50	8.0	8.5	60.0	0.08	0.35	2.5	260.0	0.75	1.05
鸡蛋	72.0	6.65	4.4	1.4	117.0	0.06	0.14	—	28.0	1.00	0.55
豆干	70.0	8.10	1.8	5.8	—	0.02	0.04	—	154.0	2.45	0.88
番茄	28.5	1.35	0.3	6.0	138.0	0.05	0.05	28.5	15.0	0.60	0.20
蘑菇	20.0	2.70	0.1	4.1	2.0	0.08	0.35	2.0	6.0	1.20	0.92
苋菜	46.5	4.20	0.6	8.4	372.0	0.05	0.15	45.0	267.0	4.35	1.05
芹菜	14.0	0.80	0.1	3.9	10.0	0.01	0.08	12.0	48.0	0.80	0.46
香蕉	136.5	2.10	0.3	33.0	15.0	0.03	0.06	12.0	10.5	0.60	0.27
桃子	48.0	0.90	0.1	12.2	3.0	0.01	0.03	7.0	6.0	0.80	0.34
合计	634.1	46.40	17.1	84.0	720.6	0.43	1.33	109.0	799.9	14.23	7.95

根据所选定的副食种类和数量，查表计算副食的各营养素含量，将所得数据补充到表 8-10 后得到表 8-12。

表 8-12　主副食的能量和营养素供给量与标准

来源	能量/kcal	蛋白质/g	脂肪/g	碳水化合物/g	维生素 A/μgRAE	维生素 B_1/mg	维生素 B_2/mg	维生素 C/mg	钙/mg	铁/mg	锌/mg
主食	1183.3	30.9	5.1	255.9	—	0.59	0.23	—	110.4	10.29	5.94
副食	634.1	46.4	17.1	84.0	720.6	0.43	1.33	109.0	799.9	14.23	7.95
纯能量											
合计											
供给量标准	2250.0	65.0	71.0	338.0	800.0	1.4	1.4	100.0	800.0	12.00	12.50
占标准的比例/(%)											

(3)确定纯能量食物　纯能量食物包括植物烹饪油和食糖,数量的确定是依据脂肪和碳水化合物的能量系数来完成的。此例中,脂肪供给量标准与主副食脂肪供给量之差约为 49 g,可确定烹饪油脂的能量供给量为 49×9=441 kcal;因主副食中碳水化合物之和为 339.9 g,已能够满足标准所需,故可不用食糖。将选定的食物填入表 8-13 中。

表 8-13　主副食、纯能量食物的能量和营养素供给量与标准

来源	能量/kcal	蛋白质/g	脂肪/g	碳水化合物/g	维生素 A/μgRAE	维生素 B_1/mg	维生素 B_2/mg	维生素 C/mg	钙/mg	铁/mg	锌/mg
主食	1183.3	30.9	5.1	255.9	—	0.59	0.23	—	110.4	10.29	5.94
副食	634.1	46.4	17.1	84.0	720.6	0.43	1.33	109.0	799.9	14.23	7.95
纯能量	441.0	—	49.0	—	—	—	—	—	—	—	—
合计	2258.4	77.3	71.2	339.9	720.6	1.02	1.56	109	910.3	24.52	13.90
供给量标准	2250.0	65.0	71.0	338.0	800.0	1.40	1.40	100.0	800.0	12.00	12.50
占标准的比例/(%)	100.4	118.9	100.3	100.6	90.1	72.9	111.4	109.0	113.8	204.3	111.2

3. 计算、比较、调整

(1)计算　计算既得食谱的主副食、纯能量食物的总能量和各种营养素的总供给量,与食谱的能量与营养素供给量标准进行比较,将结果填入表 8-13 中。

(2)比较　表 8-13 的结果显示,除了维生素 B_1,其他各种能量和营养素的供给量都能满足标准供给量的需求,故只对食谱中维生素 B_1 含量低的食物进行调整即可。

(3)调整　60 g 牛肉调整为 50 g 猪肉(猪瘦肉中维生素 B_1 含量为 0.54 mg/100 g,而瘦牛肉中只有 0.07 mg/100 g);增加坚果,如增加松子仁 20 g;油脂减少 17 g。

将调整后的食物重新进行计算、比较,结果填入表 8-14 和表 8-15 中。

表 8-14　调整后副食的能量与营养素供给量

食物名称	能量/kcal	蛋白质/g	脂肪/g	碳水化合物/g	维生素 A/μgRAE	维生素 B_1/mg	维生素 B_2/mg	维生素 C/mg	钙/mg	铁/mg	锌/mg
猪肉	72.0	10.20	3.20	0.75	22.0	0.27	0.05	—	3.0	1.50	1.50
牛奶	135.0	7.50	8.00	8.50	60.0	0.08	0.35	2.5	260.0	0.75	1.05
鸡蛋	72.0	6.65	4.40	1.40	117.0	0.06	0.14	—	28.0	1.00	0.55
豆干	70.0	8.10	1.80	5.75	—	0.02	0.04	—	154.0	2.45	0.88
番茄	28.5	1.35	0.30	6.00	138.0	0.05	0.05	28.5	15.0	0.60	0.20
蘑菇	20.0	2.70	0.10	4.10	2.0	0.08	0.35	2.0	6.0	1.20	0.92
苋菜	46.5	4.20	0.60	8.40	372.0	0.05	0.15	45.0	267.0	4.35	1.05
芹菜	14.0	0.80	0.10	3.90	10.0	0.01	0.08	12.0	48.0	0.80	0.46
香蕉	136.5	2.10	0.30	33.00	15.0	0.03	0.06	12.0	10.5	0.60	0.27

续表

食物名称	能量/kcal	蛋白质/g	脂肪/g	碳水化合物/g	维生素A/μgRAE	维生素B_1/mg	维生素B_2/mg	维生素C/mg	钙/mg	铁/mg	锌/mg
桃子	48.0	0.90	0.10	12.20	3.0	0.01	0.03	7.0	6.0	0.80	0.34
松子仁	139.6	2.68	14.12	2.44	0.4	0.04	0.05	—	15.6	0.86	0.92
合计	782.1	47.18	33.02	86.44	739.4	0.70	1.35	109.0	813.1	14.91	8.14

表 8-15　调整后食谱中能量和营养素的供给量与标准

来源	能量/kcal	蛋白质/g	脂肪/g	碳水化合物/g	维生素A/μgRAE	维生素B_1/mg	维生素B_2/mg	维生素C/mg	钙/mg	铁/mg	锌/mg
主食	1183.3	30.90	5.10	255.90	—	0.59	0.23	—	110.4	10.29	5.94
副食	782.1	47.18	33.02	86.44	739.4	0.70	1.35	109	813.1	14.91	8.14
纯能量	288.0	—	32.00	—	—	—	—	—	—	—	—
合计	2253.4	78.08	70.12	342.34	739.4	1.29	1.58	109	923.5	25.20	14.08
供给量标准	2250.0	65.00	71.00	338.00	800.0	1.40	1.40	100	800.0	12.00	12.50
占标准的比例/(%)	100.2	120.1	98.8	101.28	92.4	92.1	112.9	109.0	115.4	210.0	112.6

由表 8-15 可知，食谱中每种能量或营养素都提供了标准供给量所要求的数量，并不超过可耐受最大摄入量。

4. 合理分配各餐食物，形成食谱

所形成营养食谱见表 8-16。

表 8-16　营养食谱示例一

餐次	食物名称	原料组成	能量/kcal	能量百分比
早餐	牛奶麦片粥	麦片 28 g，牛奶 1 瓶	240.6	31.5%
	花卷	小麦 80 g	279.2	
	番茄炒鸡蛋	番茄 150 g，鸡蛋 1 个，油 10 g	190.5	
中餐	米饭	大米 135 g	468.5	39.8%
	蘑菇肉片	瘦肉 50 g，蘑菇 100 g，油 7 g	155.0	
	清炒苋菜	苋菜 150 g，油 10 g	136.5	
	香蕉	香蕉 150 g	136.5	
晚餐	米饭	大米 75 g	260.2	28.7%
	小馒头	小麦 20 g	69.8	
	松仁芹菜炒香干	松子仁 20 g，芹菜 100 g，豆干 50 g，油 5 g	268.6	
	桃子	桃子 100 g	48	

食谱应根据本地区的主副食品的资源、市场供应情况，就餐人员的营养需求与消费

水平、饮食习惯与口味爱好以及技术条件和加工能力等情况来制订。食谱对健康人来说，是保证其合理营养的具体措施；对营养性疾病患者来说，是一项基本的辅助治疗的措施；同时，也是烹饪工作者配餐的依据。为了使编制的食谱除了符合平衡膳食的要求，还要更能被就餐者接受，要注意以下几个方面：

第一，早餐时，许多人因为时间比较紧张，往往食欲不佳，因此食物的量不宜过多，一般情况下，主食以1～2种为宜；我国居民早餐往往蛋白质的供给不足，因此，早餐中最好有鸡蛋或牛奶；另外，蔬菜也是不可少的，考虑到我国居民的生活习惯，可以用凉拌的方法供给，要逐步改变每天吃咸菜的习惯；早餐时身体内比较缺水，因此要有一定的水分供给，但也要注意胃容量，水分含量不宜太多。

第二，中餐在一天的食物和营养素供给中起着承上启下的作用，主食可以有1～2种，副食的品种可略多于晚餐，可以两荤两素再加汤。

第三，晚餐要尽量清淡。主食仍为1～2种，副食仍可以两荤两素，但在原料选择上应避免过多的畜禽肉类，可以鱼、虾为主。

第四，主食选择时，尽量选标准米、标准面，少选精白米、精白面；同时每周以吃3～4次粗粮、杂粮为宜。

编制一周食谱时，用同样的方法与步骤，应根据就餐者的膳食习惯，并了解与掌握本地区的食物资源，如对商店和集贸市场各种主副食的供应情况、价格变化状况等，都需要调查清楚。选择食物品种应注意来源和品种的多样性，做到有主有副、有精有粗、有荤有素、有干有稀，保证人体的各种营养需要。食物调整的基本原则是主食粗细合理安排，合理选择食物原料和烹调方法，菜肴品种、色、香、味、形要经常变化，尽量做到一周内没有过多的重复。

制订食谱的过程中要控制动物性食物的用量，应尽量增加蔬菜与豆类及其制品的使用量，以达到平衡膳食的要求。随着植物油和动物性食物的消费量增加，粮食消费量逐渐下降。瓜果类食物的摄入量增加，也会使蔬菜的摄入量降低。动物性食物每人每日总量可按200 g(牛奶等流质动物性食物除外)计划配餐。午餐使用动物性食物不少于100 g，但也不宜超过250 g，否则会引起动物性油脂摄入过多。蔬菜每日摄入量可按500 g(其中300 g以上为绿叶蔬菜)计划配餐，早餐食用少量，午餐晚餐约各占一半。豆制品在各餐均可分配食用(参见中国居民平衡膳食宝塔(2016))。油脂以每日25 g左右为宜，不应低于15 g，最高不宜超过50 g。膳食中不宜食用过多的甜食，菜肴中也不宜用过多的食糖调味。每日糖的用量不应超过50 g，包括零食糖果及牛奶、豆浆、糕点、烹调中的糖等。每日食盐用量不应超过6 g。

一些贫困地区的居民，膳食中的蛋白质尤其是动物性蛋白质和大豆蛋白质等优质蛋白质往往供给不足；钙、铁等矿物质、维生素A、维生素B_2也容易缺乏。食谱中的这些营养物质如果不能达到供给量标准的80%～90%，就需要设法弥补。合理利用大豆及其制品，优质蛋白质可以得到补充，而且钙和维生素的供给量也会相应增加。蛋类和动物内脏是蛋白质、钙、维生素A和B族维生素的重要食物来源。胡萝卜、绿色蔬菜及有色根茎类蔬菜含有丰富的胡萝卜素和维生素C。有时食谱中动物性食物数量较多，费用也较高，但蛋白质及其他营养素的供给可能并不能完全满足人体的需要，这主要是由于食谱中猪肉的比例过大造成的。若降低猪肉比例，增加蛋类、动物内脏、鱼类和其他肉类，合理利用豆制品，增加新鲜的绿色蔬菜，可以较好地改善营养素的供给状况。

对一些营养素不够合理的食谱，经过对品种和数量进行适当调整以后，将营养素供给量再次核定，如果仍不能满足要求时，则应继续调整，直至符合要求为止。

（三）食谱营养分析与评价

食谱编制完成以后一般会对其进行营养分析与评价，主要从以下五个方面进行：食物组成、营养供给水平、三大营养素比例、优质蛋白质供给水平和各餐能量分配。以上述食谱为例，进行食谱的营养分析与评价。

1. 食谱的食物组成

谷薯类：大米 210 g，小麦 100 g，麦片 28 g。

动物类食物：猪肉 50 g，牛奶 1 瓶，鸡蛋 1 个。

豆类及坚果：豆干 50 g，松子仁 20 g。

蔬菜水果类：番茄 150 g，蘑菇 100 g，苋菜 150 g，芹菜 100 g，香蕉 150 g，桃子 100 g。

纯能量食物：植物油 32 g。

根据以上分析，该食谱包含五大类食物，种类齐全。

2. 食谱营养供给水平

由表 8-15 可知，食谱供给的能量和营养素均已达到供给量标准，超过标准的营养素供给量在安全范围内。

3. 三大产能营养素的供能比例

蛋白质：78.08×4÷2253.4×100%=13.9%。

脂肪：70.12×9÷2253.4×100%=28.0%。

碳水化合物：342.34×4÷2253.4×100%=60.8%。

从以上分析可见，食谱中三大营养素的供能比符合平衡膳食要求。

4. 优质蛋白质占总蛋白质的比例

动物蛋白质供给量为 24.35 g，豆类蛋白质供给量为 8.1 g，则优质蛋白质占总蛋白质比例=(24.35+8.1)÷78.08×100%=41.6%。

从以上分析可见食谱中优质蛋白质比例占总蛋白质的比例接近 40%，符合平衡膳食要求。

5. 各餐能量分配比

食谱中早、中、晚餐能量分配比如下。

早餐：710.3÷2253.4×100%＝31.5%。

中餐：896.5÷2253.4×100%＝39.8%。

晚餐：646.6÷2253.4×100%＝28.7%。

可见食谱三餐能量分配比较适宜。

二、食物交换份法

食物交换份法是将含有等量主要营养素的同类食物进行交换使用的方法。

1. 食物交换份法食谱编制步骤

(1)食物分类。将日常食物分类，一般分为以下五类：谷薯类（碳水化合物类）、肉蛋豆类（优质蛋白质类）、乳类（高钙、高蛋白质类）、蔬菜水果类、纯能量类（油、糖）。

(2)确定各类食物"1 交换份"的营养标准。各类食物"1 交换份"的能量标准定为 90 kcal。选定代表食物，计算"1 交换份"的质量和主要营养素的含量。各类食物每交换份的能量及营养素含量见表 8-17。

表 8-17 各类食物每交换份的能量及营养素含量

食物类别	交换份	食物名称	质量/g	蛋白质/g	脂肪/g	碳水化合物/g	能量/kcal
谷薯类	1	大米 小麦	50	2	0.5	20	90
肉蛋豆类	1	瘦肉 鸡蛋 干豆 北豆腐	60 60/1 个 25 100	10	5	—	90
乳类	1	牛奶 酸奶	160 125	5	5	6	90
蔬菜水果类	1	蔬菜 水果	500 200	5 2	—	15 20	90
纯能量类	1	油脂 坚果 糖	10 15 20	—	10	— — 20	90

(3)确定同类中其他食物"1 交换份"的质量。根据"1 交换份"的营养（能量）标准，确定同类中其他食物"1 交换份"的质量，则同类食物之间，每交换份可进行等能量交换。将部分食物每交换份的质量列表，得到表 8-18 至表 8-23。

表 8-18　谷薯类食物每份交换代量表

名　　称	质量/g
谷类原料(大米、面粉、干挂面、粗杂粮等)	25
杂豆(红豆、绿豆、芸豆等)	25
干粉丝、粉条	25
小吃糕点(面包、饼干、蛋糕、油条、面窝)	25
面食(馒头、花卷、烙饼、湿切面等)	40
碱面(热干面、凉面)	50
米饭、面条(熟)	75
鲜玉米	80
薯类(马铃薯、红薯)	100
凉粉/淀粉类坚果	250

表 8-19　肉蛋豆类食物每份交换代量表

名　　称	质量/g	名　　称	质量/g
瘦肉(猪、牛、羊、鸡、鸭、鹅)	60	北豆腐	100
鱼虾蟹	80	南豆腐	150
贝类(生蚝、扇贝、蛏子、花甲等)	150	豆腐干/豆腐丝/油豆腐	50
肥瘦猪、牛、羊肉	25	豆浆	500
火腿香肠	20	腐竹	20
鸡蛋、鸭蛋	60/1 个		
猪肝、肾	70		

表 8-20　乳类食物每份交换代量表

名　　称	质量/g
牛奶	160
酸奶	125
全脂牛奶粉	20
奶酪	25

表 8-21　蔬菜类食物每份交换代量表

名　　称	质量/g
叶菜、瓜菜类	500
茄果、花、薹类	400
鲜蘑菇类、白萝卜	400
鲜豆类 1(豇豆、扁豆、四季豆、豆芽)	300
鲜豆类 2(蚕豆、鲜豌豆、毛豆)	80
胡萝卜、葱蒜类	250

续表

名　称	质量/g
山药、莲藕	150
芋头、慈菇	100

表 8-22　水果类食物每份交换代量表

名　称	质量/g
梨、苹果、桃、柑橘、葡萄、菠萝、樱桃	200
荔枝、龙眼、柿子、石榴	125
芒果、草莓、柠檬、哈密瓜	250
猕猴桃	150
西瓜	400
鲜枣	70
香蕉	100

表 8-23　纯能量类食物每份交换代量表

名　称	质量/g
各类植物油	10
白、红糖	20
油脂、坚果	15

(4)确定不同能量供给量食谱的食物交换份数。根据不同的能量供给量标准，按蛋白质、脂类、碳水化合物的供能比例，计算出所需食物总份数和各类食物的交换份数，见表 8-24。

表 8-24　不同能量供给量食物交换份数及分配

能量/kcal	总交换份	谷薯类	肉蛋豆类	乳类	蔬菜类	水果类	纯能量类
1600	17.5	9	2	1.5	1	1	3
1800	20	10	3.5	1.5	1	1	3
2000	22	11	4	1.5	1	1	3.5
2200	24.5	12	4.5	1.5	1	1	4.5
2400	26.5	13.5	5	1.5	1	1	4.5
2600	28.5	14.5	5.5	1.5	1	1	5
2800	31	15.5	6	1.5	1	1	6
3000	33	16.5	6.5	1.5	1	1	6.5
3400	37.5	19	7.5	1.5	1	1	7.5

(5)确定食物的品种和数量。

(6)将所选食物合理分配至各餐中，形成食谱。

2.食物交换份法食谱编制实例

某成年人一日能量需要量为2250 kcal,要求用食物交换份法为其设计编制食谱。

(1)确定各类食物份数。该例的总食物交换份为25份。其中,谷类食物12.5份、蛋肉豆类4.5份、乳类1.5份、蔬菜水果类2份、油脂3份、坚果1份、白糖0.5份。

(2)选定各类食物及数量。

①谷薯类:大米200 g、挂面75 g、土豆150 g。

②肉蛋豆类:瘦肉60 g、鱼80 g、猪肝35 g、豆腐100 g、鸡蛋1个。

③乳类:牛奶250 g。

④蔬菜水果类:大白菜50 g、芹菜100 g、番茄120 g、柿子椒80 g、冬瓜50 g、海带50 g、鸭梨100 g、橘子100 g。

⑤纯能量类:植物油30 g、核桃仁15 g、白糖10 g。

3.将以上食物编制成食谱,见表8-25。

表8-25　营养食谱示例二

餐次	食物名称	原料组成	能量/kcal	能量百分比
早餐	甜牛奶	牛奶250 g,白糖10 g	180	28.4%
	鸡蛋面条	挂面75 g,鸡蛋1个,白菜50 g,油5 g	414	
	橘子	橘子100 g	45	
中餐	米饭	大米100 g	360	40.4%
	桃仁肉丝	瘦肉60 g,核桃仁15 g,芹菜100 g,柿子椒40 g,油5 g	252	
	土豆丝	土豆150 g,柿子椒40 g,油5 g	189	
	猪肝汤	冬瓜50 g,海带50 g,猪肝35 g,油5 g	108	
晚餐	米饭	大米100 g	360	31.2%
	茄汁鱼片	鱼80 g,番茄120 g,油5 g	162	
	凉拌豆腐	豆腐100 g,油5 g	135	
	鸭梨	鸭梨100 g	45	

食物交换份法编制食谱时应注意以下几个方面:等能量的食品可以进行交换,一般是同类食品进行交换。在五组食品内部也可交换,但若跨组进行交换将可能影响平衡膳食原则。水果一般不和蔬菜进行交换,因为水果含糖量高。坚果类脂肪含量高,如食用少量坚果可减少烹调用油使用量。

食物交换份法是一种较为粗略的食谱编制方法。它的优点是简单、实用,并可根据等能量的原则,在蛋白质、脂肪、碳水化合物含量相近的情况下进行食物交换,可避免摄入食物种类太固定化,并可增加饮食和生活乐趣。

从20世纪50年代开始,美国将食物交换份法用于糖尿病的营养治疗。目前,该方法已被很多国家广泛采用,但设计内容有所不同。除糖尿病外,食物交换份法也适用于其他一些疾病患者的营养治疗以及健康人的食谱编制。

附录 A　中国居民膳食营养素参考摄入量(DRIs 2013)

表 A1　中国居民膳食能量需要量(EER)、宏量营养素可接受范围(AMDR)、蛋白质推荐摄入量(RNI)

人　群	EER/(kcal/d)*		AMDR				RNI	
	男	女	总碳水化合物/(%E)	添加糖/(%E)	总脂肪/(%E)	饱和脂肪酸U-AMDR/(%E)	蛋白质/(g/d)	
							男	女
0～6 个月	90 kcal/(kg・d)	90 kcal/(kg・d)	—	—	48(AI)	—	9(AI)	9(AI)
7～12 个月	80 kcal/(kg・d)	80 kcal/(kg・d)	—	—	40(AI)	—	20	20
1 岁	900	800	50～65	—	35(AI)	—	25	25
2 岁	1100	1000	50～65	—	35(AI)	—	25	25
3 岁	1250	1200	50～65	—	35(AI)	—	30	30
4 岁	1300	1250	50～65	<10	20～30	<8	30	30
5 岁	1400	1300	50～65	<10	20～30	<8	30	30
6 岁	1400	1250	50～65	<10	20～30	<8	35	35
7 岁	1500	1350	50～65	<10	20～30	<8	40	40
8 岁	1650	1450	50～65	<10	20～30	<8	40	40
9 岁	1750	1550	50～65	<10	20～30	<8	45	45

续表

人　群	EER/(kcal/d)*		AMDR				RNI	
							蛋白质/(g/d)	
	男	女	总碳水化合物/(%E)	添加糖/(%E)	总脂肪/(%E)	饱和脂肪酸 U-AMDR/(%E)	男	女
10 岁	1800	1650	50～65	<10	20～30	<8	50	50
11 岁	2050	1800	50～65	<10	20～30	<8	60	55
14～17 岁	2500	2000	50～65	<10	20～30	<8	75	60
18～49 岁	2250	1800	50～65	<10	20～30	<8	65	55
50～64 岁	2100	1750	50～65	<10	20～30	<8	65	55
65～79 岁	2050	1700	50～65	<10	20～30	<8	65	55
80 岁～	1900	1500	50～65	<10	20～30	<8	65	55
孕妇(早)	—	1800	50～65	<10	20～30	<8	—	55
孕妇(中)	—	2100	50～65	<10	20～30	<8	—	70
孕妇(晚)	—	2250	50～65	<10	20～30	<8	—	85
乳母	—	2300	50～65	<10	20～30	<8	—	80

注:①“—”表示未制订参考值;②%E 为占能量的百分比;③EER 表示能量需要量;④AMDR 表示宏量营养素可接受范围;⑤RNI 表示推荐摄入量;⑥ * 6 岁以上是轻体力活动水平。

表 A2　中国居民膳食矿物质推荐摄入量(RNI)或适宜摄入量(AI)

人群	钙/(mg/d)	磷/(mg/d)	钾/(mg/d)	钠/(mg/d)	镁/(mg/d)	氯/(mg/d)	铁/(mg/d)		碘/(μg/d)	锌/(mg/d)		硒/(μg/d)	铜/(mg/d)	氟/(mg/d)	铬/(μg/d)	锰/(mg/d)	钼/(μg/d)
	RNI	RNI	AI	AI	RNI	AI	RNI		RNI	RNI		RNI	RNI	AI	AI	AI	RNI
							男	女		男	女						
0岁～	200(AI)	100(AI)	350	170	20(AI)	260	0.3(AI)		85(AI)	2.0(AI)		15(AI)	0.3(AI)	0.01	0.2	0.01	2(AI)
0.5岁～	250(AI)	180(AI)	550	350	65(AI)	550	10		115(AI)	3.5		20(AI)	0.3(AI)	0.23	4.0	0.7	15(AI)
1岁～	600	300	900	700	140	1100	9		90	4.0		25	0.3	0.6	15.0	1.5	40
4岁～	800	350	1200	900	160	1400	10		90	5.5		30	0.4	0.7	20.0	2.0	50
7岁～	1000	470	1500	1200	220	1900	13		90	7.0		40	0.5	1.0	25.0	3.0	65
11岁～	1200	640	1900	1400	300	2200	15	18	110	10.0	9.0	55	0.7	1.3	30.0	4.0	90
14岁～	1000	710	2200	1600	320	2500	16	18	120	11.5	8.5	60	0.8	1.5	35.0	4.5	100
18岁～	800	720	2000	1500	330	2300	12	20	120	12.5	7.5	60	0.8	1.5	30.0	4.5	100
50岁～	1000	720	2000	1400	330	2200	12	12	120	12.5	7.5	60	0.8	1.5	30.0	4.5	100
65岁～	1000	700	2000	1400	320	2200	12	12	120	12.5	7.5	60	0.8	1.5	30.0	4.5	100
80岁～	1000	670	2000	1300	310	2000	12	12	120	12.5	7.5	60	0.8	1.5	30.0	4.5	100
孕妇(早)	800	720	2000	1500	370	2300	—	20	230	—	9.5	65	0.9	1.5	31.0	4.9	110
孕妇(中)	1000	720	2000	1500	370	2300	—	24	230	—	9.5	65	0.9	1.5	34.0	4.9	110
孕妇(晚)	1000	720	2000	1500	370	2300	—	29	230	—	9.5	65	0.9	1.5	36.0	4.9	110
乳母	1000	720	2400	1500	330	2300	—	24	240	—	12.0	78	1.4	1.5	37.0	4.8	113

注:“—”表示未制订参考值。

表 A3 中国居民膳食维生素推荐摄入量(RNI)或适宜摄入量(AI)

人群	维生素 A /(μg RAE/d)		维生素 D /(μg/d)	维生素 E /(mg α-TE/d)	维生素 K /(μg/d)	维生素 B_1 /(mg/d)		维生素 B_2 /(mg/d)		维生素 B_6 /(mg/d)	维生素 B_{12} /(μg/d)	泛酸 /(mg/d)	叶酸 /(μg DFE/d)	烟酸 /(mg NE/d)		胆碱 /(mg/d)		生物素 /(μg/d)	维生素 C /(mg/d)
	RNI		RNI	AI	AI	RNI		RNI		RNI	RNI	AI	RNI	RNI		AI		AI	RNI
	男	女				男	女	男	女					男	女	男	女		
0 岁～	300(AI)		10(AI)	3	2	0.1(AI)		0.4(AI)		0.2(AI)	0.3(AI)	1.7	65(AI)	2(AI)		120		5	40(AI)
0.5 岁～	350(AI)		10(AI)	4	10	0.3(AI)		0.5(AI)		0.4(AI)	0.6(AI)	1.9	100(AI)	3(AI)		150		9	40(AI)
1 岁～	310		10	6	30	0.6		0.6		0.6	1.0	2.1	160	6		200		17	40
4 岁～	360		10	7	40	0.8		0.7		0.7	1.2	2.5	190	8		250		20	50
7 岁～	500		10	9	50	1.0		1.0		1.0	1.6	3.5	250	11	10	300		25	65
11 岁～	670	630	10	13	70	1.3	1.1	1.3	1.1	1.3	2.1	4.5	350	14	12	400		35	90
14 岁～	820	630	10	14	75	1.6	1.3	1.5	1.2	1.4	2.4	5.0	400	16	13	500	400	40	100
18 岁～	800	700	10	14	80	1.4	1.2	1.4	1.2	1.4	2.4	5.0	400	15	12	500	400	40	100
50 岁～	800	700	10	14	80	1.4	1.2	1.4	1.2	1.6	2.4	5.0	400	14	12	500	400	40	100
65 岁～	800	700	15	14	80	1.4	1.2	1.4	1.2	1.6	2.4	5.0	400	14	11	500	400	40	100
80 岁～	800	700	15	14	80	1.4	1.2	1.4	1.2	1.6	2.4	5.0	400	13	10	500	400	40	100
孕妇(早)	—	700	10	14	80	—	1.2	—	1.2	2.2	2.9	6.0	600	—	12	—	420	40	100
孕妇(中)	—	770	10	14	80	—	1.4	—	1.4	2.2	2.9	6.0	600	—	12	—	420	40	115
孕妇(晚)	—	770	10	14	80	—	1.5	—	1.5	2.2	2.9	6.0	600	—	12	—	420	40	115
乳母	—	1300	10	17	80	—	1.5	—	1.5	1.7	3.2	7.0	550	—	15	—	520	50	150

注：①“—”表示未制订参考值；②视黄醇活性当量(RAE,μg)＝膳食或补充剂来源全反式视黄醇(μg)＋1/2 补充剂纯品全反式 β-胡萝卜素(μg)＋1/12 膳食全反式 β-胡萝卜素(μg)＋1/24 其他膳食维生素 A 原类胡萝卜素(μg)；③α-生育酚当量(α-TE)，膳食中总 α-TE 当量(mg)＝1×α-生育酚(mg)＋0.5×β-生育酚(mg)＋0.1×γ-生育酚(mg)＋0.02×δ-生育酚(mg)＋0.3×α-三烯生育酚(mg)；④膳食叶酸当量(DFE,μg)＝天然食物来源叶酸(μg)＋1.7×合成叶酸(μg)；⑤烟酸当量(NE,mg)＝烟酸(mg)＋1/60 色氨酸(mg)。

附录B 部分食物营养成分表

表B1 部分植物性食物营养成分表(以每100g可食部计)

食物名称	能量/kcal	蛋白质/g	脂肪/g	碳水化合物/g	胡萝卜素/μg	硫胺素/mg	核黄素/mg	烟酸/mg	维生素C/mg	总维生素E/mg	钙/mg	钾/mg	钠/mg	铁/mg	锌/mg	硒/μg
谷类及制品																
小麦粉(标准粉)	349	11.2	1.5	73.6	—	0.28	0.08	2.0	—	1.80	31	190	3.1	3.5	1.64	5.36
小麦胚芽粉	403	36.4	10.1	44.5	—	3.50	0.79	3.7	—	23.20	85	1523	4.6	0.6	23.40	65.20
麸皮	282	15.8	4.0	61.4	120	0.30	0.30	12.5	—	4.47	206	862	12.2	9.9	5.98	7.12
挂面	348	10.3	0.6	75.6	—	0.19	0.04	2.5	—	1.04	17	129	184.5	3.0	0.94	11.77
通心面	351	11.9	0.1	75.8	—	0.12	0.03	1.0	—	—	14	209	35.0	2.6	1.55	5.80
烙饼	259	7.5	2.3	52.9	—	0.02	0.04	—	—	1.03	20	141	149.3	2.4	0.94	7.50
馒头	223	7.0	1.1	47.0	—	0.04	0.05	—	—	0.65	38	138	165.1	1.8	0.71	8.45
烧饼	298	8.0	2.1	62.7	—	Tr	0.01	1.1	—	0.39	51	122	62.5	1.6	0.36	12.16
油条	388	6.9	17.6	51.0	—	0.01	0.07	0.7	—	3.19	6	227	585.2	1.0	0.75	8.60
水面筋	142	23.5	0.1	12.3	—	0.10	0.07	1.1	—	0.65	76	69	15.0	4.2	1.76	1.00
粳米	335	7.3	0.4	75.7	—	0.08	0.04	1.1	—	0.76	24	58	6.2	0.9	1.07	2.49
籼米(标准)	349	7.9	0.6	78.3	—	0.09	0.04	1.4	—	0.54	12	109	1.7	1.6	1.47	1.99

续表

食物名称	能量/kcal	蛋白质/g	脂肪/g	碳水化合物/g	胡萝卜素/μg	硫胺素/mg	核黄素/mg	烟酸/mg	维生素C/mg	总维生素E/mg	钙/mg	钾/mg	钠/mg	铁/mg	锌/mg	硒/μg
谷类及制品																
黑米	341	9.4	2.5	72.2	—	0.33	0.13	7.9	—	0.22	12	256	7.1	1.6	3.80	3.20
糯米	350	7.3	1.0	78.3	—	0.11	0.04	2.3	—	1.29	26	137	1.5	1.4	1.54	2.71
米饭	116	2.6	0.3	25.9	—	0.02	0.03	1.9	—	—	7	30	2.5	1.3	0.92	0.40
玉米(鲜)	112	4.0	1.2	22.8	—	0.16	0.11	1.8	16	0.46	—	238	1.1	1.1	0.90	1.63
玉米面	352	8.1	3.3	75.2	40	0.26	0.09	2.3	—	3.80	22	249	2.3	3.2	1.42	2.49
大麦	327	10.2	1.4	73.3	—	0.43	0.14	3.9	—	1.23	66	49	…	6.4	4.32	9.80
青稞	342	8.1	1.5	75.0	—	0.34	0.11	6.7	—	0.96	113	644	77.0	40.7	2.38	4.60
小米	361	9.0	3.1	75.1	—	0.33	0.10	1.5	—	3.63	41	284	4.3	5.1	1.87	4.74
荞麦	337	9.3	2.3	73.0	20	0.28	0.16	2.2	—	4.40	47	401	4.7	6.2	3.62	2.45
莜麦面	376	12.2	7.2	67.8	20	0.39	0.04	3.9	—	7.96	27	319	2.2	13.6	2.21	0.50
薏米	361	12.8	3.3	71.1	—	0.22	0.15	2.0	—	2.08	42	238	3.6	3.6	1.68	3.07
燕麦片	377	15.0	6.7	66.9	—	0.30	0.13	1.2	—	3.07	186	214	3.7	7.0	2.59	4.31
薯类、淀粉及制品																
马铃薯	77	2.0	0.2	17.2	30	0.08	0.04	1.1	27	0.34	8	342	2.7	0.8	0.37	0.78
红心甘薯	102	1.1	0.2	24.7	750	0.04	0.04	0.6	26	0.28	23	130	28.5	0.5	0.15	0.48
粉条	339	0.5	0.1	84.2	—	0.01	…	0.1	—	—	35	18	9.6	5.2	0.83	2.18
干豆及制品																
黄豆	390	35.0	16.0	34.2	220	0.41	0.20	2.1	—	18.90	191	1503	2.20	8.2	3.34	6.16
黑豆	401	36.0	15.9	33.6	30	0.20	0.33	2.0	—	17.36	224	1377	3.0	7.0	4.18	6.79
豆腐	82	8.1	3.7	4.2	—	0.04	0.03	0.2	—	2.71	164	125	7.2	1.9	1.11	2.30

续表

食物名称	能量/kcal	蛋白质/g	脂肪/g	碳水化合物/g	胡萝卜素/μg	硫胺素/mg	核黄素/mg	烟酸/mg	维生素C/mg	总维生素E/mg	钙/mg	钾/mg	钠/mg	铁/mg	锌/mg	硒/μg
干豆及制品																
豆腐脑	15	1.9	0.8	0	—	0.04	0.02	0.4	—	10.46	18	107	2.8	0.9	0.49	Tr
豆腐皮	410	44.6	17.4	18.8	—	0.31	0.11	1.5	—	20.63	116	536	9.4	13.9	3.81	2.26
豆腐干	142	16.2	11.5	0.8	—	0.03	0.07	0.3	—	—	308	140	76.5	4.9	1.76	0.02
绿豆	329	21.6	0.8	62.0	130	0.25	0.11	2.0	—	10.95	81	787	3.2	6.5	2.18	4.28
赤小豆	324	20.2	0.6	63.4	80	0.16	0.11	2.0	—	14.36	74	860	2.2	7.4	2.2	3.80
白芸豆	315	23.4	1.4	57.2	—	0.18	0.26	2.4	—	6.16	—	—	—	—	—	—
豆沙	247	5.5	1.9	52.7	—	0.03	0.05	0.3	—	4.37	42	139	23.5	8.0	0.32	0.89
蔬菜类及制品																
白萝卜	23	0.9	0.1	5.0	20	0.02	0.03	0.3	21	0.92	36	173	61.8	0.5	0.30	0.61
胡萝卜	39	1.0	0.2	8.8	4130	0.04	0.03	0.6	13	0.41	32	190	71.4	1.0	0.23	0.63
扁豆	41	2.7	0.2	8.2	150	0.04	0.07	0.9	13	0.24	38	178	3.8	1.9	0.72	0.94
豆角	34	2.5	0.2	6.7	200	0.05	0.07	0.9	18	2.24	29	207	3.4	1.5	0.54	2.16
荷兰豆	30	2.5	0.3	4.9	480	0.09	0.04	0.7	16	0.30	51	116	8.8	0.9	0.50	0.42
毛豆	131	13.1	5.0	10.5	130	0.15	0.54	1.4	27	2.44	135	478	3.9	3.5	1.73	2.48
四季豆	31	2.0	0.4	5.7	210	0.04	0.07	0.4	6	1.24	42	123	8.6	1.5	0.23	0.43
豌豆	111	7.4	0.3	21.2	220	0.43	0.09	2.3	14	1.21	21	332	1.2	1.7	1.29	1.74
豌豆尖	225	3.1	Tr	53.9	2710	0.07	0.23	Tr	11	0.22	17	160	3.2	5.1	0.93	1.94
黄豆芽	47	4.5	1.6	4.5	30	0.04	0.07	0.6	8	0.80	21	160	7.2	0.9	0.54	0.96
绿豆芽	19	2.1	0.1	2.9	20	0.05	0.06	0.5	6	0.19	9	68	4.4	0.6	0.35	0.50
茄子	23	1.1	0.2	4.9	50	0.02	0.04	0.6	5	1.13	24	142	5.4	0.5	0.23	0.48

续表

食物名称	能量/kcal	蛋白质/g	脂肪/g	碳水化合物/g	胡萝卜素/μg	硫胺素/mg	核黄素/mg	烟酸/mg	维生素 C/mg	总维生素 E/mg	钙/mg	钾/mg	钠/mg	铁/mg	锌/mg	硒/μg
蔬菜类及制品																
番茄	20	0.9	0.2	4.0	550	0.03	0.03	0.6	19	0.57	10	163	5.0	0.4	0.13	0.15
辣椒	27	1.4	0.3	5.8	340	0.03	0.04	0.5	62	0.88	15	209	2.2	0.7	0.22	0.62
秋葵	45	2.0	0.1	11.0	310	0.05	0.09	1.0	4	1.03	45	95	3.9	0.1	0.23	0.51
冬瓜	12	0.4	0.2	2.6	80	0.01	0.01	0.3	18	0.08	19	78	1.8	0.2	0.07	0.22
黄瓜	16	0.8	0.2	2.9	90	0.02	0.03	0.2	9	0.49	24	102	4.9	0.5	0.18	0.38
苦瓜	22	1.0	0.1	4.9	100	0.03	0.03	0.4	56	0.85	14	256	2.5	0.7	0.36	0.36
南瓜	23	0.7	0.1	5.3	890	0.03	0.04	0.4	8	0.36	16	145	0.8	0.4	0.14	0.46
大蒜	128	4.5	0.2	27.6	30	0.04	0.06	0.6	7	1.07	39	302	19.6	1.2	0.88	3.09
蒜苗	40	2.1	0.4	8.0	280	0.11	0.08	0.5	35	0.81	29	226	5.1	1.4	0.46	1.24
蒜薹	66	2.0	0.1	15.4	480	0.04	0.07	0.2	1	1.04	19	161	3.8	4.2	1.04	2.17
大葱	33	1.7	0.3	6.5	60	0.03	0.05	0.5	17	0.30	29	144	4.8	0.7	0.40	0.67
细香葱	39	2.5	0.3	7.2	460	0.04	—	0.5	14	—	54	—	—	2.2	—	—
洋葱	40	1.1	0.2	9.0	20	0.03	0.03	0.3	8	0.14	24	147	4.4	0.6	0.23	0.92
韭菜	29	2.4	0.4	4.6	1410	0.02	0.09	0.8	24	0.96	42	247	8.1	1.6	0.43	1.38
韭薹	37	2.2	0.1	7.8	480	0.04	0.07	0.2	1	0.96	11	121	1.0	4.2	1.34	2.28
大白菜	18	1.5	0.1	3.2	120	0.04	0.05	0.6	31	0.76	50	—	57.5	0.7	0.38	0.49
小白菜	17	1.5	0.3	2.7	1680	0.02	0.02	0.7	28	0.70	90	178	73.5	1.9	0.51	1.17
白菜薹	28	2.8	0.5	4.0	960	0.05	0.08	1.2	44	0.52	96	236	26.0	2.8	0.87	6.68
红菜薹	43	2.9	2.5	2.7	80	0.05	0.04	0.9	57	0.51	26	221	1.5	2.5	0.90	8.43
油菜	25	1.8	0.5	3.8	620	0.04	0.11	0.7	36	0.88	108	210	55.8	1.2	0.33	0.79

续表

食物名称	能量/kcal	蛋白质/g	脂肪/g	碳水化合物/g	胡萝卜素/μg	硫胺素/mg	核黄素/mg	烟酸/mg	维生素C/mg	总维生素E/mg	钙/mg	钾/mg	钠/mg	铁/mg	锌/mg	硒/μg
蔬菜类及制品																
甘蓝	24	1.5	0.2	4.6	70	0.03	0.03	0.4	40	0.50	49	124	27.2	0.6	0.25	0.96
菜花	26	2.1	0.2	4.6	30	0.03	0.08	0.6	61	0.43	23	200	31.6	1.1	0.38	0.73
西兰花	36	4.1	0.6	4.3	7210	0.09	0.13	0.9	51	0.91	67	17	18.8	1.0	0.78	0.70
芥菜	27	2.0	0.4	4.7	310	0.03	0.11	0.5	31	0.74	230	281	30.5	3.2	0.70	0.70
芥蓝	22	2.8	0.4	2.6	3450	0.02	0.09	1.0	76	0.96	128	104	50.5	2.0	1.30	0.88
菠菜	28	2.6	0.3	4.5	2920	0.04	0.11	0.6	32	1.74	66	311	85.2	2.9	0.85	0.97
苦菜	46	2.8	0.6	10.0	540	0.09	0.11	0.6	19	2.93	66	180	8.7	9.4	0.86	0.50
萝卜缨(白)	17	2.6	0.3	1.7	—	0.02	—	—	77	—	—	—	—	—	—	—
芹菜	17	0.8	0.1	3.9	60	0.01	0.08	0.4	12	2.21	48	154	73.8	0.8	0.46	0.47
生菜(油麦菜)	16	1.4	0.4	2.1	360	Tr	0.10	0.2	20	—	70	100	80.0	1.2	0.43	1.55
生菜	15	1.3	0.3	2.0	1790	0.03	0.06	0.4	13	1.02	34	170	32.8	0.9	0.27	1.15
香菜	33	1.8	0.4	6.2	1160	0.04	0.14	2.2	48	0.80	101	272	48.5	2.9	0.45	0.53
苋菜	30	2.8	0.3	5.0	2110	0.03	0.12	0.8	47	0.36	187	207	32.4	5.4	0.80	0.52
苋菜(紫)	35	2.8	0.4	5.9	1490	0.03	0.10	0.6	30	1.54	178	340	42.3	2.9	0.70	0.09
荠菜	31	2.9	0.4	4.7	2590	0.04	0.15	0.6	43	1.01	294	280	31.6	5.4	0.68	0.51
莴笋	15	1.0	0.1	2.8	150	0.02	0.02	0.5	4	0.19	23	212	36.5	0.9	0.33	0.54
空心菜	23	2.2	0.3	3.6	1520	0.03	0.08	0.8	25	1.09	99	243	94.3	2.3	0.39	1.20
竹笋	23	2.6	0.2	3.6	—	0.08	0.08	0.6	5	0.05	9	389	0.4	0.5	0.33	0.04
冬笋	42	4.1	0.1	6.5	80	0.08	0.08	0.6	1	—	22	—	—	0.1	—	—
金针菜	214	19.4	1.4	34.9	1840	0.05	0.21	3.1	10	4.92	301	610	59.2	8.1	3.99	4.22

续表

食物名称	能量/kcal	蛋白质/g	脂肪/g	碳水化合物/g	胡萝卜素/μg	硫胺素/mg	核黄素/mg	烟酸/mg	维生素 C/mg	总维生素 E/mg	钙/mg	钾/mg	钠/mg	铁/mg	锌/mg	硒/μg
蔬菜类及制品																
芦笋	22	1.4	0.1	4.9	100	0.04	0.05	0.7	45	—	10	213	3.1	1.4	0.41	0.21
藕	73	1.9	0.2	16.4	20	0.09	0.03	0.3	44	0.73	39	243	44.2	1.4	0.23	0.39
茭白	26	1.2	0.2	5.9	30	0.02	0.03	0.5	5	0.99	4	209	5.8	0.4	0.33	0.45
荸荠	61	1.2	0.2	14.2	20	0.02	0.02	0.7	7	0.65	4	306	15.7	0.6	0.34	0.70
莼菜	21	1.4	0.1	3.8	330	…	0.01	0.1	…	0.90	42	2	7.9	2.4	0.67	0.67
山药	57	1.9	0.2	12.4	20	0.05	0.02	0.3	5	0.24	16	213	18.6	0.3	0.27	0.55
芋头	81	2.2	0.2	18.1	160	0.06	0.05	0.7	6	0.45	36	378	33.1	1.0	0.49	1.45
姜	46	1.3	0.6	10.3	170	0.02	0.03	0.8	4	—	27	295	14.9	1.4	0.34	0.56
白薯叶	60	4.8	0.7	9.0	5968	0.13	0.28	1.4	56	—	174	495	41.6	3.4	0.32	—
槐花	82	3.1	0.7	17.0	400	0.04	0.18	6.6	30	—	83	—	—	3.6	—	—
罗勒	26	3.8	—	4.6	2460	—	—	—	5	0	285	576	5.7	4.4	0.52	—
马齿苋	28	2.3	0.5	3.9	2230	0.03	0.11	0.7	23	—	85	—	—	1.5	—	—
汤菜	24	1.8	0.5	3.4	410	Tr	0.68	0.6	57	1.55	131	239	28.0	5.8	0.12	—
香椿	50	1.7	0.4	10.9	700	0.07	0.12	0.9	40	0.99	96	172	4.6	3.9	2.25	0.42
苜蓿	64	3.9	1.0	10.9	2640	0.10	0.73	2.2	118	—	713	497	5.8	9.7	2.01	8.53
蕨菜	42	1.6	0.4	9.0	1100	—	—	—	23	0.78	17	292	—	4.2	0.60	—
水果及制品																
红富士苹果	49	0.7	0.4	11.7	60	0.01	—	—	2	1.46	3	115	0.7	0.7	—	0.98
黄元帅苹果	59	0.2	0.3	14.7	90	0.02	0.02	0.1	4	0.21	5	184	0.6	0.3	0.03	0.01
库尔勒梨	42	0.1	0.1	13.4	—	—	—	—	—	—	22	79	3.7	1.2	2.61	2.34

续表

食物名称	能量/kcal	蛋白质/g	脂肪/g	碳水化合物/g	胡萝卜素/μg	硫胺素/mg	核黄素/mg	烟酸/mg	维生素C/mg	总维生素E/mg	钙/mg	钾/mg	钠/mg	铁/mg	锌/mg	硒/μg
水果及制品																
雪梨	79	0.9	0.1	20.2	—	0.03	—	0.1	1	0.24	12	45	1.4	0.8	0.25	0.04
鳄梨	161	2.0	15.3	7.4	—	0.11	0.12	1.9	8	—	11	599	10.0	1.0	0.42	—
黄桃	57	0.5	0.1	14.0	90	—	0.01	0.3	9	0.92	—	—	—	—	—	0.38
蜜桃	43	0.9	0.2	9.8	10	0.02	0.03	1.0	4	1.00	10	169	2.9	0.5	0.06	0.23
杏	38	0.9	0.1	9.1	450	0.02	0.03	0.6	4	0.95	14	226	2.3	0.6	0.20	0.20
枣(鲜)	125	1.1	0.3	30.5	240	0.06	0.09	0.9	243	0.78	22	375	1.2	1.2	1.52	0.80
枣(干)	276	3.2	0.5	67.8	10	0.04	0.16	0.9	14	3.04	64	524	6.2	2.3	0.65	1.02
樱桃	46	1.1	0.2	10.2	210	0.02	0.02	0.6	10	2.22	11	232	8.0	0.4	0.23	0.21
巨峰葡萄	51	0.4	0.2	12.0	30	0.03	0.01	0.1	4	0.34	7	128	2.0	0.6	0.14	0.50
葡萄干	344	2.5	0.4	83.4	—	0.09	—	—	5	—	52	995	19.1	9.1	0.18	2.74
石榴($\overline{X}$)	73	1.4	0.2	18.7	—	0.05	0.03	—	9	4.91	9	231	0.9	0.3	0.19	—
柿	74	0.4	0.1	18.5	120	0.02	0.02	0.3	30	1.12	9	151	0.8	0.2	0.08	0.24
桑葚($\overline{X}$)	57	1.7	0.4	13.8	30	0.02	0.06	9.9	—	—	37	32	2.0	0.4	0.26	5.65
黑加仑	63	1.4	0.4	15.4	—	0.05	0.05	0.3	181	—	55	322	2.0	1.5	0.27	—
沙棘	120	0.9	1.8	25.5	3840	0.05	0.21	0.4	204	0.01	104	359	28.0	8.8	1.16	2.80
无花果	65	1.5	0.1	16.0	30	0.03	0.02	0.1	2	1.82	67	212	5.5	0.1	1.42	0.67
中华猕猴桃	61	0.8	0.6	14.5	130	0.05	0.02	0.3	62	2.43	27	144	10.0	1.2	0.57	0.28
草莓	32	1.0	0.2	7.1	30	0.02	0.03	0.3	47	0.71	18	131	4.2	1.8	0.14	0.70
橙	48	0.8	0.2	11.1	160	0.05	0.04	0.3	33	0.56	20	159	1.2	0.4	0.14	0.31
柑橘($\overline{X}$)	51	0.7	0.2	11.9	890	0.08	0.04	0.4	28	0.92	35	154	1.4	0.2	0.08	0.30

续表

食物名称	能量/kcal	蛋白质/g	脂肪/g	碳水化合物/g	胡萝卜素/μg	硫胺素/mg	核黄素/mg	烟酸/mg	维生素 C/mg	总维生素 E/mg	钙/mg	钾/mg	钠/mg	铁/mg	锌/mg	硒/μg
水果及制品																
芦柑	44	0.6	0.2	10.3	520	0.02	0.03	0.2	19	—	45	54	—	1.3	0.10	0.07
四川红橘	42	0.7	0.1	9.8	180	0.24	0.04	0.3	33	0.27	42	105	1.7	0.5	0.17	0.10
柚	42	0.8	0.2	9.5	10	—	0.03	0.3	23	—	4	119	3.0	0.3	0.40	0.70
柠檬	37	1.1	1.2	6.2	—	0.05	0.02	0.6	22	1.14	101	209	1.1	0.8	0.65	0.50
菠萝	44	0.5	0.1	10.8	20	0.04	0.02	0.2	18	—	12	113	0.8	0.6	0.14	0.24
菠萝蜜	105	0.2	0.3	25.7	18	0.06	0.05	0.7	9	0.52	9	330	11.4	0.5	0.12	4.17
刺梨	63	0.7	0.1	16.9	2900	0.05	0.03	0	2585	—	68	—	—	2.9	—	—
桂圆	71	1.2	0.1	16.6	20	0.01	0.14	1.3	43	—	6	248	3.9	0.2	0.40	0.83
桂圆(干)	277	5.0	0.2	64.8	—	—	0.39	1.3	12	—	38	1348	3.3	0.7	0.55	12.40
荔枝	71	0.9	0.2	16.6	10	0.10	0.04	1.1	41	—	2	151	1.7	0.4	0.17	0.14
芒果	35	0.6	0.2	8.3	897	0.01	0.04	0.3	23	1.21	Tr	138	2.8	0.2	0.09	1.44
木瓜	29	0.4	0.1	7.0	870	0.01	0.02	0.3	43	0.30	17	18	28.0	0.2	0.25	1.80
香蕉	93	1.4	0.2	22.0	60	0.02	0.04	0.7	8	0.24	7	256	0.8	0.4	0.18	0.87
杨桃	31	0.6	0.2	7.4	20	0.02	0.03	0.7	7	—	4	128	1.4	0.4	0.39	0.83
椰子	241	4.0	12.1	31.3	—	0.01	0.01	0.5	6	—	2	475	55.6	1.8	0.92	—
哈密瓜	34	0.5	0.1	7.9	920	—	0.01	—	12	—	4	190	26.7	—	0.13	1.10
西瓜	26	0.6	0.1	5.8	450	0.02	0.03	0.2	6	0.10	8	87	3.2	0.3	0.10	0.17
坚　果																
核桃	336	12.8	29.9	6.1	—	0.07	0.14	1.4	10	41.17	—	—	—	—	—	—
山核桃	612	7.9	50.8	34.6	—	0.02	0.09	1.0	…	14.08	133	241	430.3	5.4	12.59	…

续表

食物名称	能量/kcal	蛋白质/g	脂肪/g	碳水化合物/g	胡萝卜素/μg	硫胺素/mg	核黄素/mg	烟酸/mg	维生素C/mg	总维生素E/mg	钙/mg	钾/mg	钠/mg	铁/mg	锌/mg	硒/μg
坚果																
栗子(干)	348	5.3	1.7	78.4	30	0.08	0.15	0.8	25	11.45	—	—	8.5	1.2	1.32	—
松子仁	718	13.4	70.6	12.2	10	0.19	0.25	4.0	—	32.79	78	502	10.1	4.3	4.61	0.74
杏仁	578	22.5	45.4	23.9	—	0.08	0.56	—	26	18.53	97	106	8.3	2.2	4.30	15.65
腰果	559	17.3	36.7	41.6	49	0.27	0.13	1.3	…	3.17	26	503	251.3	4.8	4.30	34.00
榛子干	561	20.0	44.8	24.3	50	0.62	0.14	2.5	—	36.43	104	1244	4.7	6.4	5.83	0.78
胡麻子	450	19.1	30.7	39.5	—	0.29	0.28	1.0	—	12.93	228	408	48.8	19.7	4.84	—
生花生仁	574	24.8	44.3	21.7	30	0.72	0.13	17.9	2	18.09	39	587	3.6	2.1	2.50	3.94
葵花子仁	615	19.1	53.4	16.7	—	1.89	0.16	4.5	…	79.09	115	547	5.0	2.9	0.50	5.78
莲子(干)	350	17.2	2.0	67.2	—	0.16	0.08	4.2	5	2.71	97	846	5.1	3.6	2.78	3.36
南瓜子仁	576	33.2	48.1	4.9	—	0.23	0.09	1.8	Tr	13.25	16	102	20.6	1.5	2.57	2.78
西瓜子仁	566	32.4	45.9	8.6	—	0.20	0.08	1.4	Tr	27.37	…	186	9.4	4.7	0.39	11.00
芝麻(白)	536	18.4	39.6	31.5	—	0.36	0.26	3.8	—	38.28	620	266	32.2	14.1	4.21	4.06
芝麻(黑)	599	19.1	46.1	24.0	—	0.66	0.25	5.9	—	50.40	780	358	8.3	22.7	6.13	4.70

表 B2　部分动物类食物营养成分表

食物名称	能量/kcal	蛋白质/g	脂肪/g	碳水化合物/g	胆固醇/mg	视黄醇/μg	硫胺素/mg	核黄素/mg	烟酸/mg	总维生素 E/mg	钙/mg	钾/mg	钠/mg	铁/mg	锌/mg	硒/μg
畜肉类及制品																
猪肉(肥)	807	2.4	88.6	0	109	29	0.08	0.05	0.9	0.24	3	23	19.5	1.0	0.69	7.78
猪肉(里脊)	155	20.2	7.9	0.7	55	5	0.47	0.12	5.2	0.59	6	317	43.2	1.5	2.30	5.25
猪肉(奶脯)	349	7.7	35.3	0	98	39	0.14	0.06	2.0	0.49	5	53	36.7	0.8	0.73	2.22
猪肉(瘦)	143	20.3	6.2	1.5	81	44	0.54	0.10	5.3	0.34	6	305	57.5	3.0	2.99	9.50
猪蹄	260	22.6	18.8	0	192	3	0.05	0.10	1.5	0.01	33	54	101.0	1.1	1.14	5.85
猪小排	278	16.7	23.1	0.7	146	5	0.3	0.16	4.5	0.11	14	230	62.6	14	3.36	11.05
猪肚	110	15.2	5.1	0.7	165	3	0.07	0.16	3.7	0.32	11	171	75.1	2.4	1.92	12.76
猪肝	129	19.3	3.5	5.0	288	4927	0.21	2.08	15.0	0.45	6	210	81.4	5.3	1.21	10.77
猪脑	131	10.8	9.8	0	2571	—	0.11	0.19	2.8	0.96	30	259	130.7	1.9	0.99	12.65
猪肾	96	15.4	3.2	1.4	354	41	0.31	1.14	8.0	0.34	12	217	134.2	6.1	2.56	111.77
猪血	55	12.2	0.3	0.9	51	—	0.03	0.04	0.3	0.20	4	56	56.0	8.7	0.28	7.94
腊肉(培根)	181	22.3	9.0	2.6	46	—	0.90	0.11	4.5	0.11	2	294	51.2	2.4	2.26	5.50
猪肉松	396	23.4	11.5	49.7	111	44	0.04	0.13	3.3	10.02	41	313	469.0	6.4	8.77	8.77
火腿肠	212	14.0	10.4	15.6	57	5	0.26	0.43	2.3	0.71	9	217	771.2	4.5	3.22	9.20
香肠	508	24.1	40.7	11.2	82	—	0.48	0.11	4.4	1.05	14	453	2309.2	5.8	7.61	8.77
金华火腿	318	16.4	28.0	0.1	98	20	0.51	0.18	4.8	0.18	9	389	233.4	2.1	2.26	13.00
牛肉(里脊)	107	22.2	0.9	2.4	63	4	0.05	0.15	7.2	0.80	3	140	75.1	4.4	6.92	2.76
牛肉(瘦)	106	20.2	2.3	1.2	58	6	0.07	0.13	6.3	0.35	9	284	53.6	2.8	3.71	10.55
牛蹄筋	151	34.1	0.5	2.6	—	—	0.07	0.13	0.7	—	5	23	153.6	3.2	0.81	1.70

续表

食物名称	能量/kcal	蛋白质/g	脂肪/g	碳水化合物/g	胆固醇/mg	视黄醇/μg	硫胺素/mg	核黄素/mg	烟酸/mg	总维生素E/mg	钙/mg	钾/mg	钠/mg	铁/mg	锌/mg	硒/μg
畜肉类及制品																
牛鞭	117	27.2	0.9	0	—	—	—	—	—	—	10	4	32.0	3.0	1.05	2.03
牛肚	72	14.5	1.6	0	104	2	0.03	0.13	2.5	0.51	40	162	60.6	1.8	2.31	9.07
牛肉干	550	45.6	40.0	1.9	120	—	0.06	0.26	15.2	—	43	510	412.4	15.6	7.26	9.80
羊肉(肥瘦)	203	19.0	14.1	0	92	22	0.05	0.14	4.5	0.26	6	232	80.6	2.3	3.22	32.20
羊肉(后腿)	110	19.5	3.4	0.3	83	8	0.05	0.19	6.0	0.34	6	143	60	2.7	2.18	4.49
羊肉(里脊)	103	20.5	1.6	1.6	107	5	0.06	0.20	5.8	0.52	8	161	74.4	2.8	1.98	5.53
山羊肉	293	8.7	24.5	9.4	81	8	0.06	0.12	4.7	—	135	744	160.6	13.7	10.42	8.20
羊肚	87	12.2	3.4	1.8	124	23	0.03	0.17	1.8	0.33	38	101	66.0	1.4	2.61	9.68
驴肉(瘦)	116	21.5	3.2	0.4	74	72	0.03	0.16	2.5	2.76	2	325	46.9	4.3	4.26	6.10
兔肉	102	19.7	2.2	0.9	59	26	0.11	0.10	5.8	0.42	12	284	45.1	2.0	1.30	10.93
禽肉类及制品																
鸡(土鸡)	124	20.8	4.5	0	106	64	0.09	0.08	15.7	2.02	9	276	74.1	2.1	1.06	12.75
乌骨鸡	111	22.3	2.3	0.3	106	Tr	0.02	0.20	7.1	1.77	17	323	64	2.3	1.60	7.73
鸡胸脯肉	133	19.4	5.0	2.5	82	16	0.07	0.13	10.8	0.22	3	338	34.4	0.6	0.51	10.50
鸡翅	194	17.4	11.8	4.6	113	68	0.01	0.11	5.3	0.25	8	205	50.8	1.3	1.12	10.98
鸡腿	181	16.0	13.0	0	162	44	0.02	0.14	5.3	0.25	8	205	50.8	1.3	1.12	10.98
鸡爪	254	23.9	16.4	2.7	103	37	0.01	0.13	2.4	0.32	36	108	169	1.4	0.90	9.95
鸡肝	121	16.6	4.8	2.8	356	10414	0.33	1.10	11.9	1.88	7	222	92	12.0	2.40	38.55
鸭	240	15.5	19.7	0.2	94	52	0.08	0.22	4.2	0.27	6	191	69	2.2	1.33	12.25
鸭舌	245	16.6	19.7	0.4	118	35	0.01	0.21	1.6	0.23	13	44	81.5	2.2	0.65	12.50

续表

食物名称	能量/kcal	蛋白质/g	脂肪/g	碳水化合物/g	胆固醇/mg	视黄醇/μg	硫胺素/mg	核黄素/mg	烟酸/mg	总维生素 E/mg	钙/mg	钾/mg	钠/mg	铁/mg	锌/mg	硒/μg
禽肉类及制品																
鸭血(白鸭)	108	13.6	0.4	12.4	95	—	0.06	0.06	—	0.34	5	166	173.6	30.5	0.50	—
鹅	251	17.9	19.9	0	74	42	0.07	0.23	4.9	0.22	4	232	58.8	3.8	1.36	17.68
鹅肝	129	15.2	3.4	9.3	285	6100	0.27	0.25	—	0.29	2	336	70.2	7.8	3.56	—
火鸡腿	91	20.0	1.2	0	58	…	0.07	0.06	8.3	0.07	12	708	168.4	5.2	9.26	15.50
鸽子	201	16.5	14.2	1.7	99	53	0.06	0.20	6.9	0.99	30	334	63.6	3.8	0.82	11.08
鹌鹑	110	20.2	3.1	0.2	157	40	0.04	0.32	6.3	0.44	48	204	48.4	2.3	1.19	11.67
乳类及制品																
牛乳	54	3.0	3.2	3.4	15	24	0.03	0.14	0.1	0.21	104	109	37.2	0.3	0.42	1.94
鲜羊乳	59	1.5	3.5	5.4	31	84	0.04	0.12	2.1	0.19	82	135	20.6	0.5	0.29	1.75
人乳	65	1.3	3.4	7.4	11	11	0.01	0.05	0.2	—	30	—	—	0.1	0.28	—
全脂牛奶粉	478	20.1	21.2	51.7	110	141	0.11	0.73	0.9	0.48	676	449	260.1	1.2	3.14	11.80
酸奶	84.7	2.5	2.7	9.3	15	26	0.03	0.15	0.2	0.12	118	150	39.8	0.4	0.53	1.71
奶酪	328	25.7	23.5	3.5	11	152	0.06	0.91	0.6	0.60	799	75	584.6	2.4	6.97	1.50
奶油	879	0.7	97.0	0.9	209	297	…	0.01	0	1.99	14	226	268.0	1.0	0.09	0.70
蛋类及制品																
鸡蛋	144	13.3	8.8	2.8	585	234	0.11	0.27	0.2	1.84	56	154	131.5	2.0	1.10	14.34
鸡蛋(土鸡)	138	14.4	6.4	5.6	—	199	0.12	0.19	Tr	1.36	76	244	174.0	1.7	1.28	11.50
鸭蛋	180	12.6	13.0	3.1	565	261	0.17	0.35	0.2	4.98	62	135	106.0	2.9	1.67	15.68
松花蛋	171	14.2	10.7	4.5	608	215	0.06	0.18	0.1	3.05	63	152	542.7	3.3	1.48	25.24
咸鸭蛋	190	12.7	12.7	6.3	647	134	0.16	0.33	0.1	6.25	118	184	2706.1	3.6	1.74	24.04

续表

食物名称	能量/kcal	蛋白质/g	脂肪/g	碳水化合物/g	胆固醇/mg	视黄醇/μg	硫胺素/mg	核黄素/mg	烟酸/mg	总维生素E/mg	钙/mg	钾/mg	钠/mg	铁/mg	锌/mg	硒/μg
蛋类及制品																
鹌鹑蛋	160	12.8	11.1	2.1	515	337	0.11	0.49	0.1	3.08	47	138	106.6	3.2	1.61	25.48
鱼虾蟹贝类																
草鱼	113	16.6	5.2	0	86	11	0.04	0.11	2.8	2.03	38	312	46.0	0.8	0.87	6.66
黄鳝	89	18.0	1.4	1.2	126	50	0.06	0.98	3.7	1.34	42	263	70.2	2.5	1.97	34.56
泥鳅	96	17.9	2.0	1.7	136	14	0.10	0.33	6.2	0.79	299	282	74.8	2.9	2.76	35.30
青鱼	118	20.1	4.2	0	108	42	0.03	0.07	2.9	0.81	31	325	47.4	0.9	0.96	37.69
乌鳢	85	18.5	1.2	0	91	26	0.02	0.14	2.5	0.97	152	313	48.8	0.7	0.80	24.57
湟鱼	124	17.1	3.2	6.7	98	10	Tr	0.05	2.8	1.10	42	372	42.0	1.2	1.28	24.10
鲫鱼	108	17.1	2.7	3.8	130	17	0.04	0.09	2.5	0.68	79	290	41.2	1.3	1.94	14.31
鳊鱼	135	18.3	6.3	1.2	94	28	0.02	0.07	1.7	0.52	89	215	41.1	0.7	0.89	11.59
鳜鱼	117	19.9	4.2	0	124	12	0.02	0.07	5.9	0.87	63	295	68.6	1.0	1.07	26.50
鳟鱼	99	18.6	2.6	0.2	102	206	0.08	—	—	3.55	34	688	110.0	—	4.30	20.40
带鱼	127	17.7	4.9	3.1	76	29	0.02	0.06	2.8	0.82	28	280	150.1	1.2	0.70	36.57
黄鱼(小)	99	17.9	3.0	0.1	74	…	0.04	0.04	2.3	1.19	78	228	103.0	0.9	0.94	55.20
面包鱼	83	18.1	0.6	1.2	45	15	0.02	0.05	3.0	103.00	54	291	80.5	0.9	1.44	38.18
鲈鱼	105	18.6	3.4	0	86	19	0.03	0.17	3.1	0.75	138	205	144.1	2.0	2.83	33.06
鲑鱼	139	17.2	7.8	0	68	45	0.07	0.18	4.4	0.78	13	361	63.3	0.3	1.11	29.47
对虾	93	18.6	0.8	2.8	193	15	0.01	0.07	1.7	0.62	62	215	165.2	1.5	2.38	33.72
河虾	87	16.4	2.4	0	240	48	0.04	0.03	…	5.33	325	329	133.8	4.0	2.24	29.65
基围虾	101	18.2	1.4	3.9	181	Tr	0.02	0.07	2.9	1.69	83	250	172.0	2.0	1.18	39.70

续表

食物名称	能量/kcal	蛋白质/g	脂肪/g	碳水化合物/g	胆固醇/mg	视黄醇/μg	硫胺素/mg	核黄素/mg	烟酸/mg	总维生素 E/mg	钙/mg	钾/mg	钠/mg	铁/mg	锌/mg	硒/μg
鱼虾蟹贝类																
鳌虾	93	14.8	3.8	0	—	—	0.02	0.18	2.7	4.31	85	550	225.2	6.4	1.45	7.90
河蟹	103	17.5	2.6	2.3	267	389	0.06	0.28	1.7	6.09	126	181	193.5	2.9	3.68	56.72
梭子蟹	95	15.9	3.1	0.9	142	121	0.03	0.30	1.9	4.56	280	208	481.4	2.5	5.50	90.96
鲍鱼	84	12.6	0.8	6.6	242	24	0.01	0.16	0.2	2.20	266	136	2011.7	22.6	1.75	21.38
蛏子	40	7.3	0.3	2.1	131	59	0.02	0.12	1.2	0.59	134	140	175.9	33.6	2.01	55.14
生蚝	57	10.9	1.5	0	94	Tr	0.04	0.13	1.5	0.13	35	375	270.0	5.0	71.20	41.40
扇贝	60	11.1	0.6	2.6	140	…	Tr	0.10	0.2	11.85	142	122	339.0	7.2	11.69	20.22
海参	78	16.5	0.2	2.5	51	…	0.03	0.04	0.1	3.14	285	43	502.9	13.2	0.63	63.93
海蜇皮	33	3.7	0.3	3.8	8	—	0.03	0.05	0.2	2.13	150	160	325.0	4.8	0.55	15.54
鱿鱼	313	60.0	4.6	7.8	871	—	0.02	0.13	4.9	9.72	87	1131	965.3	4.1	11.24	156.12

注:①“—”表示未制订参考值;② $\bar{X}$ 表示该条数据为几种相同食物数据的平均值;③“…”或 Tr 表示未检出,或低于方法检出限,含量极微。

附录C 常见身体活动强度和能量消耗表

活动项目		身体活动强度(MET)		能量消耗量/(kcal/(标准体重·10 min))	
		<3为低强度;3～6为中强度;7～9为高强度;10～11为极高强度		男(66 kg)	女(56 kg)
家务活动	整理床,站立	低强度	2.0	22.0	18.7
	洗碗,熨烫衣服	低强度	2.3	25.3	21.5
	收拾餐桌,或准备食物	低强度	2.5	27.5	23.3
	擦窗户	低强度	2.8	30.8	26.1
	手洗衣服	中强度	3.3	36.3	30.8
	扫地、扫院子,拖地板、吸尘	中强度	3.5	38.5	32.7
步行	慢速(3 km/h)	低强度	2.5	27.5	23.3
	中速(5 km/h)	中强度	3.5	38.5	32.7
	快速(5.5～6 km/h)	中强度	4.0	44.0	37.3
	很快(7 km/h)	中强度	4.5	49.5	42.0
	下楼	中强度	3.0	33.0	28.0
	上楼	高强度	8.0	88.0	74.7
	上下楼	中强度	4.5	49.5	42.0
跑步	走跑结合(慢跑成分不超过10min)	中强度	6.0	66.0	56.0
	慢跑,一般	高强度	7.0	77.0	65.3
	8 km/h,原地	高强度	8.0	88.0	74.7
	9 km/h	极高强度	10.0	110.0	93.3
	跑,上楼	极高强度	15.0	165.0	140.0
自行车	12～16 km/h	中强度	4.0	44.0	37.3
	16～19 km/h	中强度	6.0	66.0	56.0
球类	保龄球	中强度	3.0	33.0	28.0
	高尔夫球	中强度	5.0	55.0	47.0
	篮球,一般	中强度	6.0	66.0	56.0
	篮球,比赛	高强度	7.0	77.0	65.3

续表

活动项目		身体活动强度(MET)		能量消耗量/(kcal/(标准体重·10 min))	
		<3为低强度;3～6为中强度;7～9为高强度;10～11为极高强度		男(66 kg)	女(56 kg)
球类	排球,一般	中强度	3.0	33.0	28.0
	排球,比赛	中强度	4.0	44.0	37.3
	乒乓球	中强度	4.0	44.0	37.3
	台球	低强度	2.5	27.5	23.3
	网球,一般	中强度	5.0	55.0	46.7
	网球,双打	中强度	6.0	66.0	56.0
	网球,单打	高强度	8.0	88.0	74.7
	羽毛球,一般	中强度	4.5	49.5	42.0
	羽毛球,比赛	高强度	7.0	77.0	65.3
	足球,一般	高强度	7.0	77.0	65.3
	足球,比赛	极高强度	10.0	110.0	93.3
跳绳	慢速	高强度	8.0	88.0	74.7
	中速,一般	极高强度	10.0	110.0	93.3
	快速	极高强度	12.00	132.0	112.0
舞蹈	慢速	中强度	3.0	33.0	28.0
	中速	中强度	4.5	49.5	42.0
	快速	中强度	5.5	60.5	51.3
游泳	踩水,中等用力,一般	中强度	4.0	44.0	37.3
	爬泳(慢),自由泳,仰泳	高强度	8.0	88.0	74.7
	蛙泳,一般速度	极高强度	10.0	110.0	93.3
	爬泳(快),蝶泳	极高强度	11.0	121.0	102.7
其他活动	瑜伽	中强度	4.0	44.0	37.3
	单杠	中强度	5.0	55.0	46.7
	俯卧撑	中强度	4.5	49.5	42.0
	太极拳	中强度	3.5	38.5	32.7
	健身操(轻或中等强度)	中强度	5.0	55.0	46.7
	轮滑旱冰	高强度	7.0	77.0	65.3

注:1MET相当于每千克体重每小时消耗1 kcal能量(1 kcal/(kg·h))。

主要参考文献

[1] 中国营养学会. 中国居民膳食营养素参考摄入量(2013 版)[M]. 北京:科学出版社,2014.

[2] 中国营养学会. 中国居民膳食指南(2016)[M]. 北京:人民卫生出版社,2016.

[3] 杨月欣,王光亚,潘兴昌. 中国食物成分表(第一册)[M]. 2 版. 北京:北京大学医学出版社,2009.

[4] 杨月欣. 中国食物成分表(第二册)[M]. 北京:北京大学医学出版社,2004.

[5] 葛可佑. 中国营养师培训教材[M]. 北京:人民卫生出版社,2005.

[6] 范志红. 食物营养与配餐[M]. 北京:中国农业大学出版社,2010.

[7] 郝建新,眭红卫. 公共营养师国家职业资格考试教程[M]. 西宁:青海人民出版社,2008.

[8] 高永清,吴小南,蔡美琴. 营养与食品卫生学[M]. 北京:科学出版社,2008.

[9] 霍军生. 营养学[M]. 北京:中国林业出版社,2008.

[10] 彭景. 烹饪营养学[M]. 北京:中国纺织出版社,2008.

[11] 周旺. 烹饪营养学[M]. 2 版. 北京:中国轻工业出版社,2015.

[12] 许荣华. 烹饪基础营养[M]. 北京:清华大学出版社,2009.

[13] 谢笔钧. 食品化学[M]. 3 版. 北京:科学出版社,2011.

[14] 钱敏,白卫东,赵文红,等. 不同氨基酸和糖对美拉德反应产物的影响[J]. 食品科学,2016,37(13):31-34.

[15] 张晓溪,曾艳,张泽生,等. 果糖与氨基酸美拉德反应产物的抗氧化性研究[J]. 食品工业科技,2011,32(6):175-178.

[16] 王振宇,刘欢,马俪珍,等. 热处理下的猪肉蛋白质特性[J]. 食品科学,2008,29(5):74-76.

[17] 徐传骏,吴东和,陈正荣. 蔗糖的最佳拔丝温度区域[J]. 扬州大学烹饪学报,2002,19(1):35-36.

[18] 王竹,杨月欣,王国栋,等. 淀粉的消化特性与血糖生成指数[J]. 卫生研究,2003,32(6):622-624.

[19] 赵力超,于荣,刘欣,等. 大米抗性淀粉制备工艺优化及特性分析[J]. 农业工程学报,2013,29(12):278-283.

[20] 韩付龙，臧庆佳，张炳文. 粉丝生产中抗性淀粉生成因素的研究进展[J]. 中国食物与营养，2013，19(12)：32-35.

[21] 张焕新，张伟，金征宇. 抗性淀粉饼干的研制及血糖指数评价[J]. 中国粮油学报，2013，28(9)：32-37.

[22] 朱平，孔祥礼，包劲松. 抗性淀粉在食品中的应用及功效研究进展[J]. 核农学报，2015，29(2)：327-336.

[23] 吴汝林，王丽红. 加工处理对食品中类胡萝卜素顺反异构化作用的影响[J]. 食品科技，2016，37(13)：127-129.

[24] 莫慧平，贝惠玲，杜淑霞，等. 影响猪蹄姜醋罐头钙含量的主要因素[J]. 食品研究与开发，2008，29(5)：93-95.

[25] 熊丽娜，陆柏益. 农产品中生氰糖苷安全性及减控技术研究进展[J]. 中国食品学报，2014，14(2)：208-213.

[26] 王诚，李波，张卫东，等. 进口水果果皮表面农药等有毒有害物质残留对于食用安全性的研究[J]. 检验检疫科学，2006，16(1)：55-58.

[27] 田莹，侯建设，李丹. 不同冷藏温度对采后菠菜叶片衰老和活性氧代谢的影响[J]. 保鲜与加工，2013，13(1)：9-14.

[28] 杨华，张李玲，梅清清. 不同腌制工艺处理对美国红鱼品质的影响[J]. 食品科学，2013，34(11)：126-129.

[29] 朱俊，李秀娟，胡云峰，等. 烫漂时间对速冻马铃薯的影响研究[J]. 天津农业科学，2012，18(5)：39-41.

[30] 周振，周能. 烹饪前处理对苦瓜中草酸含量的影响[J]. 湖北农业科学，2014，53(6)：1391-1394.

[31] 王广峰. 苯并芘对人体的危害和食品中苯并芘的来源及防控[J]. 菏泽学院学报，2014，36(2)：66-70.

[32] 金文娟，程鹏，胡志雄，等. 食用油烹饪过程中苯并[a]芘含量的变化[J]. 武汉工业学院学报，2012，31(4)：9-12.

[33] 姚瑶，彭增起，邵斌，等. 加工肉制品中杂环胺的研究进展[J]. 食品科学，2010，31(23)：447-453.

[34] 吕美，曾茂茂，陈洁. 烹调肉制品中杂环胺的检测技术和控制手段研究进展[J]. 食品科学，2011，32(13)：345-349.

[35] 郑宗平，秦川，兰山等. 食品体系中丙烯酰胺的研究进展：抑制剂及其抑制机理[J]. 食品科学，2014，35(1)：282-288.

[36] 陈旭明，李婷，王侠文，油炸型膨化食品中丙烯酰胺含量的结果分析[J]. 食品研究与开发，2013，34(19)：75-78.

[37] 王薇. 切片型油炸薯片丙烯酰胺控制[D]. 合肥：安徽农业大学，2012.

[38] 邓静娟.不同贮藏与烹饪处理对水芹食用品质的影响[D].扬州:扬州大学,2014.
[39] 杜治波.几种植物油高温老化的研究[D].杭州:浙江工业大学,2014.
[40] 黄欣.冷藏链中易腐食品冷藏运输品质安全与能耗分析[D].长沙:中南大学,2011.
[41] 姚镭栓.预处理、冻藏及解冻方法对速冻青花菜营养品质的影响[D].杭州:浙江大学,2014.
[42] 陈园顺.米糠混合油精炼及营养米糠油生产工艺研究[D].郑州:河南工业大学,2014.
[43] 戚浩彧.烹饪对蔬菜中功能成分及其营养评价的影响[D].郑州:河南工业大学,2016.
[44] 王萌蕾.烹调和贮藏对果蔬有效营养和功能效价的影响[D].郑州:河南工业大学,2014.
[45] 葛可佑.中国营养科学全书[M].北京:人民卫生出版社,2006.
[46] 何志谦.人类营养学[M].2版.北京:人民卫生出版社,2000.